高等职业教育中医药类创新教材

中医外科学

（供中医学、针灸推拿、中医骨伤、中医养生保健、医学美容技术等专业用）

主　编　刘洪波　宫少波

副主编　王　娇　罗红柳　姜　蕾　邢　舸

编　委　（以姓氏笔画为序）

王　娇（遵义医药高等专科学校）

邢　舸（南阳医学高等专科学校）

刘洪波（南阳医学高等专科学校）

江雪沁（江苏卫生健康职业学院）

张　正（山东中医药高等专科学校）

陈冬雪（南阳医学高等专科学校）

罗红柳（重庆三峡医药高等专科学校）

姜　蕾（山东中医药高等专科学校）

宫少波（山东中医药高等专科学校）

莫长忍（重庆三峡医药高等专科学校）

彭　圆（重庆医药高等专科学校）

中国健康传媒集团

中国医药科技出版社

内容提要

本教材是"高等职业教育中医药类创新教材"之一，根据《中医外科学》教材大纲的基本要求和课程特点编写而成，内容涵盖中医外科学概况、中医外科疾病的病因病机、中医外科疾病的辨证、中医外科疾病的治法，以及疮疡、乳房疾病、皮肤病、性传播疾病等临床常见病的病因病机、临床诊治等。本教材为书网融合教材，配有习题库、目标检测答案、教学课件等数字化资源，使教学资源更多样化、立体化。本教材供高等职业教育中医学、针灸推拿、中医骨伤、中医养生保健、医学美容技术等专业用。

图书在版编目（CIP）数据

中医外科学 / 刘洪波，宫少波主编 . —北京：中国医药科技出版社，2022.8
高等职业教育中医药类创新教材
ISBN 978-7-5214-3185-8

Ⅰ.①中… Ⅱ.①刘… ②宫… Ⅲ.①中医外科学—高等职业教育—教材 Ⅳ.① R26

中国版本图书馆 CIP 数据核字（2022）第 078607 号

美术编辑 陈君杞
版式设计 南博文化

出版 **中国健康传媒集团** | 中国医药科技出版社
地址 北京市海淀区文慧园北路甲 22 号
邮编 100082
电话 发行：010-62227427 邮购：010-62236938
网址 www.cmstp.com
规格 889×1194mm $^1/_{16}$
印张 18
字数 509 千字
版次 2022 年 8 月第 1 版
印次 2023 年 7 月第 2 次印刷
印刷 三河市万龙印装有限公司
经销 全国各地新华书店
书号 ISBN 978-7-5214-3185-8
定价 **55.00 元**

获取新书信息、投稿、为图书纠错，请扫码联系我们。

代爱英（菏泽医学专科学校教务处处长）

刘　亮（遵义医药高等专科学校教务处副处长）

兰作平（重庆医药高等专科学校教务处处长）

王庭之（江苏医药职业学院教务处处长）

张炳盛（山东中医药高等专科学校教务教辅党总支原书记）

张明丽（南阳医学高等专科学校中医系党委书记）

苏绪林（重庆三峡医药高等专科学校中医学院院长）

王　旭（菏泽医学专科学校中医药系主任）

于立玲（山东医学高等专科学校科研处副处长）

冯育会（遵义医药高等专科学校中医学系副主任）

万　飞（重庆医药高等专科学校中医学院院长）

周文超（江苏医药职业学院医学院党总支书记）

办公室主任

范志霞（中国医药科技出版社副总编辑、副经理）

徐传庚（山东中医药高等专科学校中医系原主任）

数字化教材编委会

主　编　刘洪波　宫少波

副主编　王　娇　罗红柳　姜　蕾　邢　舸

编　委　（以姓氏笔画为序）

王　娇（遵义医药高等专科学校）

邢　舸（南阳医学高等专科学校）

刘洪波（南阳医学高等专科学校）

江雪沁（江苏卫生健康职业学院）

张　正（山东中医药高等专科学校）

陈冬雪（南阳医学高等专科学校）

罗红柳（重庆三峡医药高等专科学校）

姜　蕾（山东中医药高等专科学校）

宫少波（山东中医药高等专科学校）

莫长忍（重庆三峡医药高等专科学校）

彭　圆（重庆医药高等专科学校）

出版说明

中医药职业教育是医药职业教育体系的重要组成部分，肩负着培养中医药行业多样化人才、传承中医药技术技能、促进就业创业的重要职责。为深入贯彻落实国务院印发的《中医药发展战略规划纲要（2016—2030年）》《国家职业教育改革实施方案》和教育部等九部门印发的《职业教育提质培优行动计划（2020—2023年）》等文件精神，充分体现教材育人功能，适应"互联网+"新时代要求，满足中医药事业发展对高素质技术技能中医药人才的需求，在"高等职业教育中医药类创新教材"建设指导委员会的指导下，中国医药科技出版社启动了本套教材的组织编写工作。

本套教材包含21门课程，主要特点如下。

一、教材定位明确，强化精品意识

本套教材认真贯彻教改精神，强化精品意识，紧紧围绕专业培养目标要求，认真遵循"三基""五性"和"三特定"的原则，在教材内容的深度和广度上符合中医类专业高职培养目标的要求，与特定学制、特定对象、特定层次的培养目标相一致，力求体现"专科特色、技能特点、时代特征"。以中医药类专业人才所必需的基本知识、基本理论、基本技能为教材建设的主题框架，充分体现教材的思想性、科学性、启发性、先进性和适用性，注意与本科教材和中职教材的差异性，突出理论和实践相统一，注重实践能力培养。

二、落实立德树人，体现课程思政

党和国家高度重视职业教育事业的发展，落实立德树人是教材建设的根本任务。本套教材注重将价值塑造、知识传授和能力培养三者融为一体，在传授知识和技能的同时，有机融入中华优秀传统文化、创新精神、法治意识，弘扬劳动光荣、技能宝贵、创造伟大的时代风尚，注重加强医德医风教育，着力培养学生"敬佑生命、救死扶伤、甘于奉献、大爱无疆"的医者精神，弘扬精益求精的专业精神、职业精神、工匠精神和劳模精神，以帮助提升学生的综合素质和人文修养。

三、紧跟行业发展，精耕教材内容

当前职业教育已经进入全面提质培优的高质量发展阶段。教育部印发的《"十四五"职业教育规划教材建设实施方案》强调：教材编写应遵循教材建设规律和职业教育教学规律、技术技能人才成长规律，紧扣产业升级和数字化改造，满足技术技能人才需求变化，依据职业教育国家教学标准体系，对接职业标准和岗位能力要求。本套教材编写以学生为本，以岗位职业需求为标准，以促进就业和适应产业发展需求为导向，以实践能力培养为重点，增加实训内容和课时的设置，力争做到课程内容与职业标准对接、教学过程与生产过程对接，突出鲜明的专业特色。内容编写上注意与时俱进，注重吸收融入行业发展的新知识、新技术、新方法，以适应当前行业发展的趋势，实现教材与时代的融合，以提高学生创造性解决实际问题的能力。

四、结合岗位需求，体现学考结合

为深入贯彻执行《国家职业教育改革实施方案》中推动的1+X证书制度，本套教材充分考虑学生考取相关职业资格证书、职业技能等级证书的需要，将岗位技能要求、劳动教育理念、国家执业助理医师资格考试等有关内容有机融入教材，突出实用和实践。教材理论内容和实训项目的设置涵盖相关考试内容和知识点，做到学考结合，满足学生在学习期间取得各种适合工作岗位需要的职业技能或资格证书的需求，以提升其就业创业本领。

五、配套数字教材，丰富教学资源

本套教材为书网融合教材，编写纸质教材的同时，重视数字资源配套增值服务的建设，通过教学课件PPT、思维导图、视频微课、题库等形式，丰富教学资源，利用中国医药科技出版社成熟的"医药大学堂"智能化在线教学平台，能够实现在线教学、在线评价、在线答疑、在线学习、在线作业、在线考试、在线互动等功能，极大提升教学手段，满足教学管理需要，为提高教育教学水平和质量提供支撑。

六、以学生为本，创新编写形式

本套教材在编写形式上坚持创新，在内容设置上注重模块化编写形式，整套教材设立相对统一的编写模块，模块设计分为"必设模块"和"选设模块"两种类型。"必设模块"是每本教材必须采用的栏目，使整套教材整齐划一。"选设模块"是每本教材根据课程的特点自行设计，目的是增强课堂互动和教材的可读性，提高学习的目的性和主动性。模块设置注重融入中医经典，融入课程思政，融入职业技能与中医助理执业医师资格考试内容，凸显本轮中医学专业教材编写的"传承创新"特色。

为编写出版一套高质量的精品教材，本套教材建设指导委员会的专家给予了很多宝贵的、建设性的指导意见，参编的几十所院校领导给予了大力支持和帮助，教材的编写专家均为一线优秀教师，他们业务精良，经验丰富，态度认真严谨，为本套教材的编写献计献策、精益求精、无私奉献，付出了辛勤的汗水和努力，在此一并表示衷心感谢。

本套教材目标明确，以满足高等职业院校中医药类专业教育教学需求和应用型中医药学人才培养目标要求为宗旨，旨在打造一套与时俱进、教考融合、特色鲜明、质量优良的中医类高职教材。希望本套教材的出版，能够得到广大师生的欢迎和支持，为促进我国中医类相关专业的职业教育教学改革和人才培养做出积极贡献。希望各院校师生在教材使用中提出宝贵意见或建议，以便不断修订完善，为下一轮教材的修订工作奠定坚实基础。

中国医药科技出版社

2022年6月

　　《中医外科学》是高等职业教育中医类专业的主干课程之一，是实践技能要求比较高的一门专业临床课。该教材的编写以落实立德树人为根本任务，以培养高层次应用型人才为导向，以促进学生就业为目的，推行模块学习、案例学习，尝试书网融合，注重吸收本学科发展的新知识、新技术、新方法，充分体现《中医外科学》教材在提高中医药类专业专科学生培养质量中的基础性作用。本教材为学生提供外科病的基本知识、基本理论和基本技能，使学生掌握常见外科病的病因、临床表现、诊断和防治，树立良好的职业道德；在外科理论知识必须、够用的基础上，对接职业标准和岗位要求，注重基本技能和实践能力培养，为基层培养高素质医疗人才。

　　本教材分总论与各论两大部分：总论重点介绍中医外科的基本理论、基本知识和基本操作方法，其内容包括中医外科学概况、中医外科疾病的病因病机、中医外科疾病的辨证和中医外科疾病的治法等，突出中医外治法的特色和优势；各论按中医外科的传统分类方法，介绍临床常见疾病的诊断、治疗、预防等内容。同时本着与岗位需求对接、与执业考试接轨的目的，融入数字内容，有教学课件、目标测试、习题库等，学生可通过扫描二维码学习使用，实现融合教材效应。

　　本教材的编写分工如下：总论由南阳医学高等专科学校邢舸老师、陈冬雪老师编写；疮疡由江苏卫生健康职业学院江雪沁老师、山东中医药高等专科学校张正老师编写；乳房疾病由重庆医药高等专科学校彭圆老师编写；皮肤病由山东中医药高等专科学校宫少波老师、姜蕾老师编写；性传播疾病由重庆三峡医药高等专科学校罗红柳老师编写；男性前阴疾病由重庆三峡医药高等专科学校莫长忍老师编写；肛门直肠疾病由南阳医学高等专科学校刘洪波老师编写；其他外科疾病由遵义医药高等专科学校王娇老师编写。数字化内容的编写分工同纸质教材。南阳医学高等专科学校邢舸老师作为主编助理在本教材的专家沟通、编写进度、质量审核等方面做出了很大贡献。

　　由于编者水平及时间所限，教材可能仍存在不足，希望老师和同学们在该教材的使用过程中多提宝贵意见，以便下一版修订时改进。

《中医外科学》编委会

2022 年 5 月

总 论

各　论

总　论

第一章 中医外科学概况

PPT

○ 学习目标

知识要求：

1. 掌握中医外科三大学术流派代表人物、著作及主要学术成就。
2. 熟悉中医外科疾病命名规律和基本分类。
3. 了解中医外科不同发展历史阶段代表人物及著作。

技能要求：

熟练掌握中医外科不同发展历史阶段代表人物及著作并讲述。熟练掌握常见中医外科疾病的命名规律和基本分类情况并讲述。

第一节 发展概况

中医外科学是中医学的重要组成部分，属于中医学的二级学科，历史悠久，内容丰富。其主要研究外科疾病的病因病机、诊断、治疗及预防。几千年来，中医外科学伴随着整个中医学的历史发展过程逐渐形成，经历了起源、形成、发展、成熟等不同阶段，日渐成为一门学科体系成熟、学科特色鲜明的临床学科。

一、起源时期

在原始社会，由于生存环境恶劣，人类穴居野外，既要与恶劣的自然环境抗争，又要与野兽搏斗，再加上使用的劳动工具极其简陋，所以出现创伤的机会较多。于是就产生了用野草包扎伤口、清除体内异物、压迫伤口止血等方法来治疗这些创伤性疾病，这就是最原始的中医外科治疗方法，也是中医外科学的起源。以后又发展到用砭石、石针切开排脓治疗脓肿。考古发现，早在新石器时代，我们的祖先就开始使用"砭石"治疗疾病，这是最早的外科手术器械。《山海经·东山经》中就有记载："高氏之山，其上多玉，其下多箴石。"箴石即砭石，可做成砭针用以治疗痈肿。到了殷商时期，已经有专门的外科病名的记载，如这一时期的甲骨文中就记载有"疾自（鼻）""疾耳""疾止（趾或指）""疾舌""疾足""疥"等文字。周代时，外科即已逐渐发展成为独立的专科，在《周礼·天官》中将医分为疾医、疡医、食医和兽医四大类，其中的疡医即指外科医生，主治肿疡、溃疡、金疡和折疡。长沙马王堆汉墓出土的帛书《五十二病方》是我国现存最早的一部医学文献，反映了中国古代的部分医学成就，也是我国一份珍贵的医学遗产。书中专门记载外科相关疾病约30种，并记载了用滑润的"铤"作为检查治疗瘘管的探针、用小绳结扎"牝痔"、用地胆等药物外敷"牝痔"等外治工具和外治方法。战国时期著名的外科医生医䱏，是我国历史上有记载的第一位外科名医。据《尸子》记载，其为"宣王割痤，给惠王割痔，皆愈"。可见这一时期中医外科的治疗已具一定的水平。

二、形成时期

中医外科虽很早就有文字记载，但直至汉代才成为一门独立的学科。《黄帝内经》是我国最早的医学理论著作，其为中医外科乃至整个中医学的发展奠定了理论基础。如在对外科疾病痈疽的病因病机认识方面，《素问·生气通天论篇》云："高粱之变，足生大丁……营气不从，逆于肉理，乃生痈肿。"《灵枢·痈疽》更是一篇痈疽的专论，记载外科病名17种，并最早提出用截趾术治疗脱疽，这是世界上关于截肢术的最早记载。西汉前后成书的《金疮疭瘲方》是我国第一部外科专著，可惜现已失传。东汉名医华佗史称"外科鼻祖"，精通内、外、妇、儿、针灸各科，尤其擅长外科技术，发明了全身麻醉药——麻沸散，作为全身麻醉剂，在做剖腹术、死骨剔除术时使用。虽然麻沸散的配方没有传世，但华佗的麻醉思想对后世外科学的发展产生了深远影响。同一时期，具有"医圣"之称的张仲景所著的《伤寒杂病论》系统论述了外治的理论，而且其辨证论治思想体系对后世外科学的发展同样有重要的指导意义，书中记述用大黄牡丹皮汤治疗肠痈、薏苡附子败酱散排脓消肿、乌梅丸治疗蛔厥等至今仍为临床所采用。另外，张仲景还创造了诸多中医外治法，为后世外治法的发展和运用开了先河，并产生了深远的影响。如在外治时，采用坐药、药熏、洗浴、扑粉、佩戴、膏摩，以及脐疗、足疗、鼻疗、滴耳、灌肠等疗法。到了汉代，中医外科有了系统的理论体系，有了丰富的实践经验，并有杰出的外科医家及著作的问世，标志着中医外科已成为一门独立的学科。

✐ 知识拓展

"膏摩"一词首见于张仲景的《金匮要略》："若人能养慎，不令邪风干忤经络，适中经络，未流传脏腑，即医治之，四肢才觉重滞，即导引、吐纳、针灸、膏摩，勿令九窍闭塞。"张仲景在文中将膏摩疗法与诸法并列，是将疾病遏制在萌芽阶段重要的预防治疗手段。膏摩疗法一方面有中药外涂后的药物作用，同时又有按摩疗法疏通经脉、调和气血的功效。今天膏摩疗法作为一种绿色外治疗法，已广泛用于临床各科疾病的治疗和预防保健。

三、发展时期

从两晋南北朝至隋唐宋及金元时期，中医外科学进入全面发展阶段。晋代葛洪所著《肘后备急方》对中医外科学的发展有很大贡献，书中总结了许多具有价值的外科治疗经验。如用海藻治疗瘿病，是世界上最早用含碘药物治疗甲状腺疾病的记载；用狂犬的脑浆敷治疗狂犬病，开创了中医外科被动免疫疗法的先河，也是世界免疫学的先驱；记载了疥虫和沙虱，指出它们的生长环境和传播途径。南北朝时期，龚庆宣所著《刘涓子鬼遗方》是我国现存最早的外科专著，主要论述了金疮、痈疽、疥癣、湿疹等疾病的诊断和治疗，载有内、外治法处方100余种。

隋代由巢元方等编写的《诸病源候论》是我国第一部病因证候学专著。其中有6卷专门阐述外科疾病的病因病机，包括瘿瘤、痈疽、疔疮、痔漏、毒肿、皮肤病等，共记载病种达40余种。尤其对皮肤病论述较详，如漆疮与体质有关，疥疮是由疥虫引起，癣病是由癣虫引起等。唐代孙思邈的《备急千金要方》是我国现存最早的一部临床百科全书，其中记载了丰富的外科学内容。书中提倡饮食疗法，如吃动物肝脏治疗夜盲症，吃牛羊乳治疗脚气病，吃羊靥、鹿靥治疗瘿病。书中关于用葱管导尿的论述比1860年法国发明的橡皮管导尿早1200多年，是世界上关于导尿术的最早记载。唐代王焘的《外台秘要》记载了痈疽、瘿瘤、脚气、痔瘘、金疮、恶疾六卷外科疾病，收方1300多首，亦是外科方药的重要参考文献。宋代时，中医学进入一个较快的发展时期，病机上更加重视整体和局部的关系，治疗上注重扶正和祛邪相结合。如《太平圣惠方》在诊断方面，总结了前人的经验，第一次系统提出了"五善七恶"学说，在治疗上提出了内消和托里的方法，并首先提出用砒剂治疗痔核，用烧灼法消毒手术器械等。另外，东轩居士的《卫济宝书》、李迅的《集验背疽方》、陈自明的《外科精要》、魏岘的《魏氏家藏方》均对中医外科学发展有较大的贡献。

元代危亦林编著的《世医得效方》为危氏五世家传经验医方，内容包括中医内、外、妇、儿、骨伤、五官等各科疾病231种，其中卷十八专门论述了骨折、脱臼、残伤等疾病的诊治。该书对全身麻醉药的组成、剂量、适应证均有详细的记载，是世界上最早的麻醉文献，比日本的华冈青州在1805年用曼陀罗汁麻醉要早450年。书中记载用悬吊复位法治疗脊椎骨折，这是世界创伤治疗史上的创举。齐德之所著《外科精义》是这一时期外科著作的代表，该书总结了金元以前多部外科著作的经验，从整体出发，指出外科病是由阴阳不和、气血凝滞所致。在治疗方面，主张治疗疮疡必须先审阴阳虚实，脉证结合，然后采用内外相辅的综合方法。内治方面以消、托、补三法为主；外治方面应用追蚀法、贴敷法、溻渍法、针烙法、灸疗法、砭镰法等多种方法。

总之，这一时期中医外科学走上了整体辨证论治，内外治法结合的道路。大量外科专著的出现，各种急救手术的发展，许多具有世界先进水平学术成就的涌现，标志着中医外科学有了重大发展。

四、成熟时期

明清时期，中医外科的发展逐渐进入成熟时期，主要表现在外科名医名著辈出，专科分工愈来愈细，有了专病专治的著述，更重要的是出现了不同的学术流派。其中，薛己的《外科枢要》记载了许多有关外科疾病的理论、经验和方药，第一次详述了新生儿破伤风的诊治。汪机的《外科理例》倡导"治外必本诸内"思想，主张外病内治。申斗垣的《外科启玄》、陈文治的《疡科选粹》、窦梦麟的《疮疡经验全书》等均为这一时期的外科名著。另外，清代陈士铎的《洞天奥旨》记载使用内服药消散疮疡，组方严谨，主药突出。顾世澄的《疡医大全》内容丰富，分门别类，查阅方便。吴谦的《医宗金鉴》集历代医书精华，全书共90卷，并专设外科心法要诀16卷。

这一时期外科的分科愈来愈细，医家注重专科专病的研究。其中陈司成的《霉疮秘录》是我国第一部论述梅毒的专书，指出此病由性交传染且会遗传，该书中应用雄黄、朱砂等药物制成丸丹内服，是世界上用含汞、砷的药物治疗梅毒的最早记载。吴师机的《理瀹骈文》，专论膏药在内、外、妇、儿、骨伤、五官等诸科中的应用，总结了许多民间治疗学上的成就。

另一方面，明清时期学术活跃，著作如林，并且逐渐形成了具有代表性的三大外科学术流派——正宗派、全生派、心得派，标志着中医外科这一学科的成熟。

正宗派代表人物是明代陈实功，代表著作为《外科正宗》，该书是陈实功外科临床经验的总结，体现了唐代到明代外科的最高水平，后人赞其"列证最详，论治最精"。其学术上重视脾胃，指出外科疾病治疗尤以调理脾胃为要。记载了很多手术方法，如气管缝合术、腹腔穿刺排脓术、鼻痔摘除术等，且善用腐蚀药以放通脓管，开门逐寇；对脓肿已成者，倡导行开放性治疗，脓成则切，且位置宜低，切口宜大，若腐肉不脱则割，肉芽过长则剪，并用刀针清除坏死组织。这些操作直至今天在临床上仍然具有指导价值。

全生派代表人物是清代王维德，代表著作为《外科全生集》，学术上创立以阴阳为主的辨证论治法则，把复杂的外科疾病分为阴阳两类，如痈阳、疽阴，治疗上主张"以消为贵，以托为畏"，反对滥用刀针和腐蚀药。尤其对阴证疮疡有独到见解，应用"阳和通腠""温补气血"的法则治疗阴证，公开家传秘方阳和汤、醒消丸、犀黄丸、小金丹等名方，至今在临床上仍被广泛应用。

心得派代表人物是清代高秉钧，代表著作为《疡科心得集》。其立论以鉴别诊断为主，是中医外科学中鉴别诊断方面的重要文献。高秉钧辨证立法受温病学派的影响，提出了部位求因的理论，认为"外科之证在上部者俱属风温、风热；在中部者多属气郁、火郁；在下部者俱属湿火、湿热"，论述了外科致病原因与发病部位的联系。对疔毒的内陷分火陷、干陷、虚陷三型，应用犀角地黄汤、紫雪丹、至宝丹治疗走黄、内陷，开拓了治疗思路，提高了治疗效果，至今仍为临床辨证所应用。

新中国成立以后，中医外科学进入了一个全新的发展时期。1956年开始，全国各地相继建立了中医学院，并开始了中医外科学的系统教育。1960年、1964年、1983年上海中医学院（现上海中医药大学）先后3次主编了《中医外科学》教材，1980年广州中医学院（现广州中医药大学）主编中医专业用的《外科学》并作为全国中医学院外科教学的统一教材。1988年，南京中医学院（现南京中医药大学）首次开设中医外科专业，使国内中医外科学的教育走上了较高层次。近年来，国内的中医研究和医疗机构均设有中医外科，许多地方设立了中医外科专病研究所及医院。如今，中医外科在临床医疗方面取得了可喜的发展，某些领域已走到了世界的前列。例如，中西医结合治疗急腹症、红斑狼疮、硬皮病等的研究成果，烧伤的中药制痂法和湿润疗法的临床研究，肛肠病的结扎、注射、挂线疗法的改良应用，男性病中前列腺疾病的临床研究等。

总之，中医外科学的发展历史悠久，有着丰富的内涵和广阔的发展前景，对世界医学发展做出了应有的贡献。我们应当努力学习，守正创新，传承弘扬，为人类健康事业做出更大贡献。

第二节　中医外科范围和疾病命名及分类

一、中医外科的范围

中医外科历史悠久，随着历史的发展变迁，以及历代医事制度上分科的变动，其疾病研究的范围也不断发生变化。学习中医外科首先需要了解该学科的研究范围，熟悉外科与其他各科之间的关系。

《周礼·天官》将医分为四科，即食医、疾医、疡医、兽医，其中疡医即指外科医生，主治肿疡、溃疡、金疡和折疡。未溃为肿疡，已溃为溃疡，包括痈、疽、疖、流注等疾病。金疡是指被刀斧剑矢等所伤，折疡是指击仆坠跌等所伤。唐代将医分为五科，外科称疮肿科，其治疗范围包括一切肿毒、脓疡、创伤、骨伤、皮肤病等，并将耳、目、口齿、咽喉病另立一科。元代之前骨伤科一直隶属于外科，到了元代危亦林著《世医得效方》专辟正骨兼金镞科，外科始与骨伤科分家，从此骨伤科成为一门独立的专科。明清时期，医事分科更细，共分十三科，骨伤、耳鼻咽喉、眼科等疾病均设立专科分治，其中外科称疮疡科，这一时期外科范围以疮疡、皮肤和肛肠疾病为主体。正如明代汪机所著《外科理例》中谓："以其痈疽疮疡皆见于外，故以外科名之。"今天，中医外科的研究范围主要是生于人体体表、能够用肉眼直接诊察到或触诊诊察到的且局部有症状可凭的病症，主要包括疮疡、皮肤病、肛肠病、乳房疾病、男性外生殖器疾病、瘿、瘤、岩、外周血管病、外伤、水火烫伤、虫兽咬伤等。

二、中医外科疾病的命名

早在殷商时期的甲骨文中就已有中医外科的专有病名，但由于我国历史悠久，地域有别，方言不同，发展有异，历代医家对疾病的观察角度不同，所以外科疾病的命名不尽统一，既有相同病名包括了多种疾病的情况，也有相同疾病却又存在多种病名的情况，这也为现代中医标准化的工作带来了一定困难。但中医外科比较强调对病的认识，疾病的命名取决于从不同的角度来认识疾病，所以也有一定的规律可循。一般是依据病程长短、范围大小、部位、穴位、脏腑、颜色、形态、病因、特征、传染性等加以命名。现举例如下。

依据病程长短命名：如千日疮等。

依据范围大小命名：如小者为疖，大者为痈，更大者为发。

依据部位命名：如乳核、肛裂、颈痈、股肿等。

依据穴位命名：如迎香疗、环跳疽、委中毒等。

依据脏腑命名：如肺风粉刺、肠痈等。

依据颜色命名：如丹毒、白疕、白癜风等。

依据形态命名：如蛇头疗、鹅掌风、青蛇毒、乳岩等。

依据病因命名：如破伤风、漆疮、烧伤、毒蛇咬伤等。

依据疾病特征命名：如流注、石瘿、烂疗等。

依据传染性命名：如疫疗、天疱疮等。

三、中医外科疾病的分类

在外科疾病的研究范畴内进一步分化归类，有利于研究探索同一类疾病发展的共同规律，从而指导临床以提高疗效，同时也能进一步规范外科疾病的命名。《黄帝内经》以痈疽概括外科疾病的分类，并以脏腑隶之。后世有依据疮疡的病程发展，按肿疡和溃疡分类者；有以病变不同部位和临床特征，按阴阳分类者；有后世医家依据自己的认识和经验不断增入病名，并加以分类者。但这些分类较为笼统，也不能分清疾病的性质，现代通常多采用以下的分类方法。

1. 疮疡类　主要指狭义的疮疡，既一切感染因素引起的体表的化脓性疾患。根据疾病性质分阴、阳两大类。阳证包括疖、痈、发、疗、有头疽、丹毒、走黄、内陷等疾病；阴证包括瘰疬、流痰等疾病。

2. 乳房病类　包括感染类如乳痈、乳发等疾病，以及肿瘤类如乳核、乳癖、乳岩等疾病。

3. 皮肤病类　包括皮肤及其附属器官，如毛发、汗腺、皮脂腺、指（趾）甲病变，一般情况下性传播疾病也可归为这一大类。

4. 男性前阴病类　包括常见的子痈、水疝、精癃、精浊等疾病，主要涵盖与男性外生殖器及前列腺相关的疾病。

5. 肛门直肠病类　包括常见的痔、肛痈、肛漏、肛裂、脱肛、锁肛痔等疾病，主要涵盖与肛门及直肠相关的疾病。

6. 瘿病　包括常见的气瘿、肉瘿、石瘿、瘿痈等，主要涵盖与甲状腺相关的疾病。

7. 瘤　包括常见的气瘤、肉瘤、筋瘤等疾病，主要涵盖瘀血、痰饮、浊气停留于人体组织中所形成的赘生物、体表的良性肿瘤等相关疾病。

8. **岩**　包括肾岩、舌岩、失荣等疾病，主要涵盖与体表恶性肿瘤相关的疾病。

9. **外周血管病类**　包括脱疽、股肿、青蛇毒等疾病，主要涵盖与躯干、四肢等处血管相关的疾病。

10. **外伤性病类**　包括烧伤、冻伤、虫蛇咬伤等疾病。主要涵盖因各种外部理化因素，直接作用于人体而引起的体表受损，甚至导致脏腑功能失调的一类疾病。

岗位对接

　　本章主要介绍中医外科研究范围的历史演变，中医外科疾病的命名规律以及中医外科疾病现在的分类。其中难点在于从复杂的中医外科疾病名称中找到基本规律，即依据部位、穴位、脏腑、病因、形态、颜色、特征、范围大小、传染性、病程等加以命名，同时这也是本章的核心考点。另外一个重点知识点是掌握现在中医外科疾病分类、概念及每一类中主要疾病。通过本章学习对中医外科常见病有初步的概念，为学习各论打下良好的基础。

目标检测

答案解析

一、单项选择题

1. 我国医学史中有外科专职医生的记载是（　　）
   A. 原始社会　　　B. 殷商　　　　C. 周代　　　　D. 春秋　　　　E. 汉代

2. 我国医学史中第一位有记载的外科名医是（　　）
   A. 医缓　　　　　B. 扁鹊　　　　C. 华佗　　　　D. 刘涓子　　　E. 张仲景

3. 我国医学史中被后人誉为"医圣"的医家是（　　）
   A. 孙思邈　　　　B. 华佗　　　　C. 张仲景　　　D. 巢元方　　　E. 龚庆宣

4. 在我国医学界有"外科鼻祖"美誉的医家是（　　）
   A. 医缓　　　　　B. 华佗　　　　C. 陈世功　　　D. 高秉钧　　　E. 王维德

5. 我国现存最早的外科学专著是（　　）
   A.《刘涓子鬼遗方》　　　　B.《金创瘛疭方》　　　　C.《外科全生集》
   D.《外科正宗》　　　　　　E.《疡科心得集》

6. 世界上第一位进行死骨剔除术的医家是（　　）
   A. 扁鹊　　　　　B. 淳于意　　　C. 华佗　　　　D. 张仲景　　　E. 以上都不是

7. 世界上最早提出含碘药物治疗甲状腺疾病的医家是（　　）
   A. 华佗　　　　　B. 淳于意　　　C. 葛洪　　　　D. 张仲景　　　E. 以上都不是

8. 开创免疫法治疗狂犬病的医家是（　　）
   A. 龚庆宣　　　　B. 葛洪　　　　C. 张仲景　　　D. 巢元方　　　E. 以上都不是

9. 我国的第一部外科专著是（　　）
   A.《刘涓子鬼遗方》　　　　B.《诸病源候论》　　　　C.《金创瘛疭方》
   D.《伤寒杂病论》　　　　　E.《肘后备急方》

10. 第一次提出"五善七恶"的著作是（　　）
    A.《伤寒杂病论》　　　　　B.《肘后备急方》　　　　C.《诸病源候论》

D.《备急千金要方》   E.《太平圣惠方》

11. 中医外科与骨伤科分家始于（   ）

    A. 夏   B. 商   C. 周   D. 秦汉   E. 元

12.《周礼·天官》中将医分四科，其中疡医即指外科，下列不是其所主治的是（   ）

    A. 肿疡   B. 疮疡   C. 溃疡   D. 金疡   E. 折疡

13. 蛇头疔的命名依据是（   ）

    A. 形态   B. 发病部位   C. 疾病颜色   D. 范围大小   E. 疾病特征

14. 肛裂的命名依据是（   ）

    A. 形态   B. 发病部位   C. 疾病颜色   D. 范围大小   E. 疾病特征

15. 烂疔的命名依据是（   ）

    A. 形态   B. 发病部位   C. 疾病颜色   D. 范围大小   E. 疾病特征

16. 疖的命名依据是（   ）

    A. 形态   B. 发病部位   C. 疾病颜色   D. 范围大小   E. 疾病特征

17. 丹毒的命名依据是（   ）

    A. 形态   B. 发病部位   C. 疾病颜色   D. 范围大小   E. 疾病特征

18. 下列依据形态命名的疾病是（   ）

    A. 鹅掌风   B. 白癜风   C. 破伤风   D. 痈   E. 烂疔

19. 下列依据范围大小命名的疾病是（   ）

    A. 千日疮   B. 白癜风   C. 蛇头疔   D. 痈   E. 肛裂

20. 下列依据病因命名的疾病是（   ）

    A. 丹毒   B. 流注   C. 风疹块   D. 乳痈   E. 烂疔

二、简答题

1. 试述张仲景在中医外科发展上有哪些贡献？

2. 试述明清时期外科三大学术流派的代表人物、主要著作及主要学术贡献。

3. 试述现代中医外科学研究的范围是什么？

4. 试述中医外科疾病命名的依据有哪些？

（邢　舸　陈冬雪）

书网融合……

知识回顾   习题

第二章 中医外科疾病的病因病机

PPT

学习目标

知识要求：

1. 掌握中医外科疾病总的发病机制。

2. 熟悉不同病因所致外科疾病的临床特点。

3. 了解中医外科疾病与气血、经络、脏腑的关系。

技能要求：

熟练掌握中医外科疾病总的发病机制。熟练掌握六淫所致外科疾病的诊断要点。

大部分中医外科疾病生于体表，易于诊断，而各种疾病的致病因素有不同，人之体质有强弱，感邪程度有深浅，因此发病机制和症状亦各异。审察外科疾病的发病原因和致病特点，分析发病的内在机制和变化规律，对诊治外科疾病有十分重要的意义。

第一节 致病因素

一、外感六淫

自然界中风、寒、暑、湿、燥、火六气的异常变化，谓之六淫。六淫均可导致外科疾病的发生，如《外科启玄·明疮疡当分三因论》说："天地有六淫之气，乃风寒暑湿燥火，人感受之则营气不从，逆于肉理，变生痈肿疔疖。"六淫致病多具有一定的季节性和地域性，但同时六淫所致外科病又呈现各自不同的临床特点。

1. 风　风为春季主气，为阳邪，易袭人体阳位，故多侵袭人体上部，发为疟腮、发颐等病症。风善行而数变，故发病迅速，变化多端，如瘾疹，其症的风团呈游走性，发生快，消退快，消退后不留任何痕迹。总之，风邪所致外科疾病的特点主要为：多发于人体上部或皮肤，其肿宣浮，痛无定处，患处皮色发红或不变，病情发展迅速，病势游走不定，常伴有恶风、头痛等症状。

2. 寒　寒为冬季主气，为阴邪，"寒主收引""寒胜则痛"，故侵袭人体而致局部气血凝滞、经络受阻，易生冻疮、流痰等病症。总之，寒邪所致外科疾病的特点主要为：患处肿势散漫，皮色紫暗，痛有定处，得温则减，常伴有恶寒喜温、四肢不温等症状。

3. 暑　暑为夏季主气，为阳邪，多伤人体头面、肌腠，致营卫失和，气血阻滞，化腐成脓而为疖肿。暑多夹湿，外感暑邪，汗出不畅，暑湿停留而生痱，复加挠抓破损染毒；暑湿毒邪客于营卫、流注全身各处而发暑湿流注。总之，暑邪所致外科疾病的特点主要为：患处多见焮红灼热、肿胀糜烂、流脓或伴滋水，或痒或痛，遇冷则减，常伴口渴、胸闷、神疲乏力等症状。

4. 湿　湿为长夏主气，为阴邪，其性重浊黏腻，外侵肌肤，易现肿胀光亮、疱疹、糜烂、痒如虫行皮中，病情日久缠绵，如湿疮、脓疱疮等。湿热结合而易于下注，多发下肢丹毒、臁疮等病。总之，湿邪所致外科疾病的特点主要为：患处肿胀明显，沉重如裹，有渗出倾向，糜烂瘙痒，常伴食欲不振、胸闷、腹胀、大便黏滞等症状。

5. 燥　燥为秋季主气。燥有温燥、凉燥之分。"燥胜则干"，燥邪外袭，易伤津液，肌肤失润，则肌肤干燥皲裂，如白屑风、老年性风瘙痒、肛裂等。总之，燥邪所致外科疾病的特点主要为：患处可见干燥、脱屑、皲裂、瘙痒、毛发干枯，常伴口干唇燥、咽喉干燥等症状。

6. 火　火为阳邪，热为火之渐，火为热之极，二者性质相同，程度不同。火邪致病，其性炎上，发病迅速，蕴结肌肤则发为疖、痈、丹毒、有头疽等；火毒炽盛，内攻脏腑，则见疔疮走黄、疽毒内陷等。总之，火邪所致外科疾病的特点主要为：患处多焮红肿胀、灼热疼痛，易化脓腐烂，常伴口渴喜饮、大便秘结、小便短赤等症状。

六气皆能化热生火，所以火毒、热毒之邪是外科疾病中最主要的外感致病因素。正如《医宗金鉴·外科心法要诀》所说："痈疽原是火毒生。"

二、情志内伤

七情之喜、怒、忧、思、悲、恐、惊属于人体正常的精神活动，若七情太过，超过人体正常的生理调节范围，就会使人体气机紊乱，脏腑功能失调，引发各种疾患，从而变成了致病的因素。其中就会导致很多外科疾病的发生。例如，忧思伤脾，脾失健运，痰湿内生，致使痰湿阻络，结聚成块而成外科结核之症，如瘰疬、痰核等。情志内伤所导致的外科疾病多发于颈之两侧、胸胁、乳房等肝胆经循行部位，且多伴精神抑郁或性情急躁易怒，梅核气等症状。

三、饮食所伤

《素问·生气通天论篇》曰："高粱之变，足生大丁。"首论饮食与外科疾病发病的关系，明确指出恣食膏粱厚味、醇酒肥甘辛辣之品，可内生湿热，湿热火毒内蕴肌肤则发疔疮、痈疽；湿热下注肛门则发肛门直肠周围脓肿、痔疮等。饮食不节制、饮食有偏嗜、饮食不洁净这三方面，均可导致外科疾病的发生。其所致外科疾病常伴脘腹胀满、纳谷不馨、大便异常等伤食症状。

四、劳伤虚损

劳伤虚损多分为房劳所伤和劳倦所伤。成人可由早婚、房劳或生育过多等因素，致肾气亏损、冲任失调；小儿多由先天不足，肾精不充，而导致身体衰弱、虚损，从而易为外邪所侵，发为外科疾病。如流痰，多因肾亏，骨骼空虚，风寒痰浊乘虚侵入骨骼而发。又如脱疽，多因肝肾不足，外受寒湿，凝聚经络，郁阻不通，气血不运而发。劳倦所伤多为劳力、劳神过度。劳则伤气，元气虚弱，卫气不固，或发为外疡，或生肿瘤；中气下陷，肛门失摄，或生痔疾，或成脱肛。

五、外来伤害

凡跌打损伤、沸水、火焰、寒冷、刀具、竹木创伤以及强酸、强碱等一切物理、化学因素均可伤害人体。一方面这些外来伤害因素可直侵人体，引起局部气血凝滞、化热成脓等，如烧伤、冻伤、瘀血流注、静脉炎等；另一方面也可间接引起外科疾病，如肌肤受伤后再染毒邪而引起手足疔疮、丹毒、破伤风等。

六、感受特殊之毒

毒邪致病学说是中医病因学说的一个重要组成部分。前人将不能统括于六淫邪毒之内的外邪致病因素另立为毒邪学说，包括虫蛇毒、疯犬毒、漆毒、药毒、食物毒及疫疠之毒等。如虫兽咬伤感受特殊之毒而发的蛇伤、狂犬病；由于禀赋不耐，接触某种物质而引起的漆疮、膏药风（接触性皮炎）；摄入某种食物引起的荨麻疹；使用某些药物引起的药毒等。另外，凡未能找到明确致病的病邪者，亦称之为毒，如无名肿毒。还有一种因天时而流行的疫疠之毒，其引起的外科疾病来势急剧，一气一病，具有传染性，如痄腮、白喉等。

以上各种致病因素既可单独致病，亦可相兼致病，临证时，对每一种外科疾病的致病因素应该综合分析、具体对待。另外，发病原因与发病部位也有一定的联系，例如凡发于人体上部者多由风温、风热所引起；凡发于人体中部者多由气郁、火郁所引起；凡发于人体下部者多由寒湿、湿热下注所致。以上是一般的情况，临证时须四诊合参，局部症状结合全身症状综合分析，方能审清病因，推断病机。

第二节　发病机制

中医认为人体是一个有机的整体，有诸形于内，必形于外，因此中医外科疾病的发病机制与人体内在的气血、经络、脏腑也有密不可分的关系。

一、外科疾病与气血的关系

1. 气血与外科疾病发生、发展、预后的关系　外科疾病的发生与否与人体气血的盛衰有密切的关系，其基本的病理变化是邪正交争。气血盛者，即使外感六淫之邪或内伤致病因素，作用于人体也不一定发病，即使发病，病势表现亦轻；气血衰者，当内外致病因素作用于人体则更易发病，病势亦较重。

外科疾病的病程发展，亦受到气血盛衰的影响。气血盛者，外疡不仅易于起发破溃，而且容易生肌收口；气血衰者，外疡发生后则难于起发破溃，不易生肌收口。因此，在治疗外科疾病的过程中常用扶正托毒、补益气血之法，以促进疾病早日愈合。

另外，外科疾病的预后也受到气血盛衰的影响。气血盛者在邪正交争中，人体正气能战胜邪气，临床表现多为阳证、实证、顺证，预后良好；气血衰者在邪正交争中，人体正气不能战胜邪气，临床表现为阴证、虚证、逆证，预后较差。

2. 气血凝滞是外科疾病的基本病机　人体气血循环不息、周流全身，由于各种致病因素的作用，导致了气血运行失常，形成局部的气血凝滞，或阻于肌肤，或留于筋骨，或致脏腑失调，从而产生各种外科疾病。故气血凝滞是外科疾病的基本病机之一。

二、外科疾病与经络的关系

经络阻塞也是外科疾病总的发病机制之一。经络分布于人体各部，内联五脏六腑，外络四肢百骸，当各种致病因素引起局部气血凝滞，经络阻塞，毒邪壅遏时，病变局部可出现红、肿、热、痛等诸多症状以及功能障碍。病邪炽盛时，可通过经络的传导，由外传里，内侵脏腑；而脏腑内在的病变也可以由里出表，表现出局部各种不同的症状。同时经络受损亦可作为外科发病的条件，如外伤瘀阻后形成瘀血流注，斑秃的发生与头皮局部的外伤史有关，某一部位损伤后复加毒邪外侵而成痈肿等。可见经络与外科疾病的发生、发展有着密切的联系。

三、外科疾病与脏腑的关系

虽然大部分外科疾病发于皮、肉、筋、骨、脉之处，但与脏腑也有密切联系。一方面皮、肉、筋、骨、脉处的毒邪可引起脏腑病变，如颜面部疔疮走黄、有头疽内陷，均由毒邪炽盛或正不胜邪，邪毒内攻脏腑而成。另一方面，脏腑功能失调亦可致毒邪外发，导致外疡的发生，如肝郁犯脾，气火郁滞，痰湿内生，外疡多循肝胆经而发，如颈之两侧、胸胁、乳房部位出现瘰疬、瘿、乳癖等病。同时脏腑功能失调还可引起脏腑本身病变，如肠道运化失司，气血凝滞，导致肠痈。此外，在外科疾病发展的过程中，脏腑受损与否还可作为判断预后的一个重要依据，古代医家总结的"五善""七恶"就是对外科疾病预后判断的重要指征。

知识拓展

中医外科学的"五善""七恶"学说，是其特有的用于临床判断疮疡类疾病预后转归的重要指征。《太平圣惠方》归纳总结了历代医家的经验，最早创立了"五善""七恶"学说。而《外科正宗》首创"五善""七恶"学说以配合五脏之说。"五善"是指心、肝、脾、肺、肾五脏之善证。"七恶"为心恶、肝恶、脾恶、肺恶、肾恶，以及脏腑衰败、气血衰竭，见于临床的七种恶候。历代医家在长期的医疗实践过程中，总结出一套判断外科疾病预后的具体内容，提出了"五善七恶""顺逆吉凶"的辨证。这里的善与恶是指全身症状，顺与逆是指局部情况，医家通过观察局部症状的顺逆，结合全身症状的善恶，进而综合分析疾病的预后与转归。

总之，外科疾病的发生、发展、预后，与气血、脏腑、经络有密切的关系。局部的气血凝滞、经络阻塞、营气不从、脏腑功能失调是外科疾病总的发病机制，通过对外科疾病发病机制的研究，可揭示外科疾病的本质，并进一步为临床辨证论治提供根据。

岗位对接

本章主要介绍中医外科疾病的致病因素和总的发病机制。其中每一种致病因素均有各自的致病特点，尤其是外感六淫、情志内伤的致病特点是重点知识点和核心考点。另外发病原因与发病部位的关系和临床实践联系紧密，也需明确掌握。中医外科疾病总的发病机制：气血凝滞、经络阻塞、营气不从、脏腑功能失调。掌握理解总的发病机制对于认识外科疾病的发生、发展、变化和预后有着重要意义，对于临床诊治外科疾病亦很重要。

答案解析

目标检测

一、单项选择题

1. 外疡最常见的致病因素是（ ）
   A. 风邪 　　　 B. 寒邪 　　　 C. 燥邪 　　　 D. 暑邪 　　　 E. 火毒

2. 下列不属于寒邪常致外科病症的是（ ）
   A. 冻疮 　　　 B. 脱疽 　　　 C. 流痰 　　　 D. 痹证 　　　 E. 瘾疹

3. "痈疽原是火毒生" 的所见著作为（ ）
   A.《医宗金鉴》 　　　　 B.《肘后备急方》 　　　　　 C.《伤寒杂病论》
   D.《备急千金要方》 　　 E.《太平圣惠方》

4. 多引起面部及上肢外疡的邪气是（ ）
   A. 风邪 　　　 B. 寒邪 　　　 C. 燥邪 　　　 D. 暑邪 　　　 E. 火邪

5. 多引起人体下部外疡的邪气是（ ）
   A. 湿邪 　　　 B. 寒邪 　　　 C. 燥邪 　　　 D. 火邪 　　　 E. 风邪

6. 外疡中具有发病急、病情变化快、有传染性的邪气是（ ）
   A. 六淫邪毒 　　 B. 疫疬之毒 　　 C. 外来伤害 　　 D. 饮食不节 　　 E. 以上都不是

7. 下列多发生由情志内伤所导致的外科疾病的经络是（ ）
   A. 脾经 　　　 B. 胃经 　　　 C. 肝胆经 　　　 D. 膀胱经 　　　 E. 肺经

8. 下列不属于外科疾病总的发病机制的是（ ）
   A. 气血凝滞 　　　　 B. 经络阻塞 　　　　　 C. 营气不从
   D. 外感六淫 　　　　 E. 脏腑功能失和

9. 判断外科疾病预后的一个重要依据是（ ）
   A. 气血凝滞 　　　　 B. 经络阻塞 　　　　　 C. 营气不从
   D. 外感六淫 　　　　 E. 脏腑受害与否

10. 下列多不属于情志内伤所致的疾病是（ ）
    A. 丹毒 　　　 B. 瘰疬 　　　 C. 瘿病 　　　 D. 乳核 　　　 E. 乳癖

二、简答题

1. 试述中医外科疾病总的发病机制及意义。
2. 试述火邪所致外科疾病的临床特点。

（邢 舸　陈冬雪）

书网融合……

知识回顾　　　习题

第三章 中医外科疾病的辨证

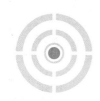

学习目标

知识要求：

1. 掌握辨阴证阳证，辨肿、痛、痒、脓的方法。
2. 熟悉外科局部症状的四诊检查要点、善恶顺逆辨证。
3. 了解辨病与辨证相结合的重要性。

技能要求：

1. 掌握外科疾病的辨病、辨证方法，提高临床诊疗水平。
2. 学会四诊在外科中的应用、阴阳辨证方法、辨脓的操作方法。

第一节 辨病与辨证

中医外科诊疗疾病的特点是辨病与辨证相结合，正如《疡科心得集·疡证总论》谓："凡治痈肿，先辨虚实阴阳……又当辨其是疔、是痈、是疽、是发、是疖。"明确提出，外科疾病的诊断不仅要求辨证，而且应当进行辨病，即辨证与辨病相结合，这是外科疾病的辨证特点之一。一般在临证时，往往先辨病、后辨证，即先明确诊断，然后就同一疾病在发病的不同阶段，或由于患者个体差异所表现的不同临床症状进行辨证分析，进而根据不同的证型采取相应的治疗措施。

所谓辨病，就是认识和掌握疾病的现象、本质及其变化规律，并与相关疾病进行鉴别诊断。如局部红肿热痛是阳证疮疡的共同特征，而痈是局部光软无头，结块范围多在6~9cm，易脓，易溃，易敛，一般不会造成陷证；有头疽初起即在肿块上有粟粒状脓头，疮面渐渐腐烂，形似蜂窝，范围常超过9~12cm，难脓，难溃，常可合并内陷；肉瘤与石瘤虽均为瘤，但前者是良性肿瘤，后者是恶性肿瘤，其转归和预后决然不同，必须及早分明。所以，在外科领域中，辨病尤为重要。

所谓辨证是在中医辨证理论指导下，运用正确的思维方法和四诊来收集与疾病有关的临床资料，然后依据八纲、卫气营血、脏腑、经络等辨证方法对症状进行综合分析和归纳，了解疾病的发生、发展、转归及预后，从而得出正确的诊断，确立正确的治则与方药。外科疾病大多生于肤腠，都有局部的病灶，但根源在脏腑，又具全身的症状。所以外科疾病辨证的另一特点是局部辨证与全身辨证相结合，但应以局部辨证为主。如流痰发病缓慢，局部不红不热，化脓也迟，溃后脓稀薄如痰，不易收口，以阴阳辨证来辨属阴证，但结合全身症状来辨，疾病后期，如日渐消瘦、精神萎靡、面色无华、形体畏寒、心悸、失眠、自汗、舌淡红、苔薄白，脉细或虚大者，属气血两亏；如午后潮热、夜间盗汗、口燥咽干、食欲减退，或咳嗽痰血，舌红少苔，脉细数者，则属阴虚火旺。

任何疾病都有一个发生发展和转变传化的过程。中医外科疾病多有局部症状可凭，因此更易直观地划分出不同的阶段。比如化脓性疾病多有初期、成脓、溃后三个明显不同的阶段；皮肤病同样具有较为明显的阶段性；在肛门直肠疾病中，内痔有三期、肛裂分早期和陈旧两类。此外，周围血管疾病、男性外生殖器疾病以及外伤性疾病等都有明显的阶段性，均提示要重视分期辨证。

第二节 四诊在外科中的应用

望、闻、问、切四诊，是诊断外科疾病的重要手段。四诊的内容虽有不同，但彼此之间相互联系、不可分割，临床运用时必须相互参合，综合分析，才能对疾病做出正确的诊断和辨证。

一、望诊

望诊是指医生应用视觉观察患者的全身和局部及排出物的情况。包括望局部、望精神、望形态、望舌等几个方面。外科疾病局部多出现有形之症，所以望局部是望诊的重点。

（一）望局部

首先观察局部颜色的变化。青色多为瘀血，如外伤皮下瘀血等；赤色多为火热，如疖、疔等；白色多为寒证，如脱疽、冻疮等；黑色多为肾亏，或死肌，如黧黑斑、脱疽坏疽期等。此外还须观察局部形态，如高肿局限、焮红为阳证，平塌漫肿、皮色不变为阴证。疔疮疮顶高突、皮色鲜红，忽见疮顶陷黑、肿势扩散为走黄。溃疡疮面状如翻花或如岩穴，为岩证表现；臁疮溃疡形如"缸口"，皮肤乌黑；有头疽溃后疮面状如蜂窝。还有某些外科疾病有各自的好发部位，如暑疖多发于头面部；蛇串疮多发于胁肋部；脱疽好发于四肢末端，尤以下肢为多。

（二）望神色

神是人体生命活动的外在表现。望神主要包括观察眼神、语言、呼吸、动作反应等。若患者精神振作、目光有神、呼吸均匀、形动自如，为虽病但正气未衰，预后良好；若精神委顿、目光暗然、呼吸急促或不均匀、形容憔悴，是正气已衰，无论急、慢性疾病，均预后不良。若神昏谵语、烦躁不安为邪入心包，多见于疔疮走黄、疽毒内陷，证属凶险。望色主要观察面色，对异常面色应引起注意，如疮疡高热时面色多红赤；剧痛时面色多青白；面色苍白多见于大量失血或晕厥；久病气血大亏则见面色萎黄；岩肿晚期多见面色晦暗不泽。

（三）望形态

望形态主要观察患者外形及体态。形体健壮、发育正常者为体质强；形体消瘦、发育不良者为体质弱。肥胖之人多痰湿，瘦人多虚火。在体态方面注意观察患者的被动体态及功能障碍。如行走脚跛者为下肢的骨关节有病变；颈项强直不能转侧者为颈项部有病变；患者以手托乳房缓慢而行，多为乳痈。

（四）望舌

舌为心之苗，胃气熏蒸上承于舌面所成的薄苔为舌苔，而五脏六腑之气禀受于胃气，故脏腑气血之虚实、病邪之深浅、津液之盈亏均可在舌象上反映出来。

1. **望舌质**　舌质红在外科急性病中多属热证，慢性疾病见之则多属阴虚。舌质红而起刺者属热极；舌质红而干燥者属热盛而少津；舌质绛为邪热入于营分，多见于疔疮走黄、疽毒内陷、烧伤后期等。舌质淡白一般为气血两虚，如果淡嫩而胖，多属阳虚，常见于疮疡溃后脓出过多者，或为慢性消耗性疾病（流痰）。舌胖嫩而舌边有齿痕，多属气虚、阳虚，如系统性红斑狼疮后期或应用大量激素后常见到此舌象。舌光如镜，舌质红绛，伴有口糜，为病久阴伤胃虚，应用抗生素后亦可见到此舌象。青紫舌为瘀血，常见于瘀血流注。

2. **望舌苔**　白苔见于外科疾病兼有表证，或属寒证，或属脾胃有湿。黄苔多为邪热蕴结，外科疮疡在化脓阶段多见此苔。腻苔多为湿重征象，白腻为寒湿征象，黄腻为湿热征象。若黄腻不化，舌绛起刺，体温升高，疮疡兼见疮陷色暗，则为病情恶化或并发走黄、内陷之象。黑苔有寒热之分，热者是苔黑乌燥，为热极似火，犹如火过炭黑；寒者见苔黑而湿润，为阳虚、命门火衰所致。望舌苔时应注意因服药或饮食而染色的假苔；另外，某些患者有刷牙时刷舌苔的习惯，尤其是舌苔与证不相符时，应注意询问。

二、闻诊

闻诊包括听与嗅两方面的内容。听主要包括听患者的语言、呼吸、呕吐、呃逆及疮面音等；嗅主要包括嗅患者的体臭及分泌物的气味，如脓液、痰涕等。

（一）耳闻

患者谵语、狂言，多为疮疡热毒炽盛而走黄或内陷之候；呻吟呼号多为疮疡酿脓或溃烂时的剧烈疼痛。气粗喘急是走黄或内陷毒邪传肺的危险证候；气息低微是正气不足虚脱之象，如岩证晚期、系统性红斑狼疮脾肾阳虚之久病者。若急性患者由气粗喘急转为气息低微，为病情转危之象。呕吐、呃逆出现在肿疡初起且患者声高有力，为邪热炽盛；出现在溃疡后期且患者声低无力，为阴伤胃虚；若大面积烧伤、岩证后期见之多为胃气已绝，预后不良。另外须注意听疮面发出的声音，如烂疔疮面发出捻发音，附骨疽溃后探之内有骨摩擦音，是提示有死骨的存在；胸腹疮疡透膜后可有儿啼音或气泡破碎音。

（二）鼻嗅

有头疽、疔、痈患者若伴有烂苹果样的呼吸气味，应注意是否伴有消渴病；疮疡患者有口臭，多因内有肺胃积热；患者腋下发出异味为腋臭；咳吐黄色腥臭痰常提示有肺痈；肛周脓肿溃破臭秽则易成瘘管；儿童头部糜烂结黄痂、发出鼠尿味是肥疮；指疔损骨、脂瘤的脓液及分泌物多臭秽。总之，溃疡脓液无异常气味者容易治愈；若脓液腥臭难闻，病在深里，则较难治愈。

三、问诊

问诊是指通过医患之间的交流以获得病史资料的一种诊断方法。可以通过询问患者或患者家属以了解疾病的发生经过和自觉症状，这是诊断疾病的首要方法之一。包括问主诉、现病史、既往史、个人史、家族史、经孕胎产史等内容。

主诉即患者此次发病最主要或最明显的症状和体征，如"颈部结块红肿疼痛2天"。现病史是指患者患病后的全过程，即发生、发展、治疗经过等。再收集与现病有关的既往病史、家族病史及个人的职业、经孕胎产等情况。《景岳全书》总结了问诊的十项重要内容，今摘取与外科有关的各项分述如下。

（一）问寒热

形寒发热是人体与疾病抗争的反应，外科疾病有寒热的反应标志着病邪鸱盛。阳证疮疡初起恶寒、发热，是由火毒内发、外感风寒所致；中期高热不退，提示处于酿脓阶段；溃后脓毒外泄则表现为发热渐降。若脓泄而发热不退，是毒邪未去、正不胜邪之征。若疮疡中后期出现寒战高热，多为毒邪走黄或内陷。阴证疮疡初起一般不发热，中期可有低热，后期可为往来潮热、五心烦热，为阴虚发热之征。

（二）问汗

疮疡患者若表现为自汗提示为气血不足，盗汗提示为阴虚火旺。若汗出如油、气粗者，当防虚脱。痈者若汗出热退，为邪随汗解，是消散之势；痈者汗出热不退则提示病情有继续发展的可能。

（三）问二便

有大、小便改变者先考虑泌尿生殖系、肛肠病变。如血尿常由血热妄行所致，此时要注意有无石淋；小便次数增多，排尿困难，小便淋沥不尽或小便不通，多为精癃；尿道常有白浊排出，多为精浊；尿急、尿频、尿痛、会阴疼为急性前列腺炎的表现。大便带血、鲜红不痛多为内痔、息肉出血；大便带脓血，大便变扁变细，排便习惯改变，多为锁肛痔的表现。另外，外科疾患兼见大便秘结、小便短赤黄浊是火毒湿热内盛的表现；若兼见大便溏薄、小便清长是寒湿内蕴的表现。

（四）问饮食

问饮食时一方面要注意询问外科疾病发病后对患者饮食的影响，一般外疡患者纳食有味为脾胃运化功能正常，病轻预后佳；若病后纳谷不思为脾胃已衰，病情较重或疮疡病势进展。另一方面要注意询问饮食与外科疾病发病的关系，如瘾疹常与食海鱼、虾蟹有直接的关系。

（五）问病因

注意询问发病有无明显起因。如漆疮是由禀赋不耐，接触油漆而发；药毒是由禀赋不耐，口服、肌内注射、外用某种药物而发。手足部疔疮多由外伤引起；面部疔疮如果挤压、碰撞、挑刺可出现"走黄"。乳中结核多由长期情志所伤而引起。

（六）问既往病史

问既往史包括问患者既往的健康状况和过去曾经患过的疾病，特别是了解与现病有密切关系的疾病。如瘰疬、流痰患者曾经患过肺痨，治疗较困难；痈、有头疽、疔病等患者若有消渴病，病情多顽固难愈；男子乳房异常发育与肝、肾宿疾有关。另外，有肝、肾宿疾且功能不佳者均禁止外用、内服砒制剂及内服黄药子。

（七）问家族史

问家族史对有遗传与传染性疾病的诊断治疗具有重要的参考价值。如头癣、疥疮可由家人相互传染；乳岩、白疕具明显的家族遗传倾向；梅毒可由先天遗传而得。

（八）问职业

许多外科病与职业有关。如畜牧业、皮毛制革业工人易发疫疔；长期站立工作者易发筋瘤；久坐伏案者易便秘而发生痔疮。

（九）问经孕胎产史

有些外科疾病与妇女经孕胎产有关。如某些瘾疹常于月经来潮前发作，经后自愈；乳癖的乳房肿块、胀痛经前加重，经后减轻，常伴月经不调。经产妇易发脱肛、肛裂。另一方面，月经、妊娠属妇女特殊生理时段，外科用破瘀活血、行气通络之类的药物有碍胎气和影响月经，应注意用药上的禁忌，临证时应审慎。

四、切诊

（一）切脉

外科疾病的发生、发展与脏腑功能、气血盛衰有密切关系，脉象的变化可以反映人体脏腑气血的变化。通过切脉能了解疾病的深浅、邪气的盛衰、正气的强弱，从而对疾病做出准确的判断，所以切脉对外科疾病的诊断有重要意义。现将外科常见脉象归纳分述如下。

1. 浮脉　肿疡脉浮有力，为风寒、风热在表或风热邪毒客于上焦；脉浮无力为气血不足。溃疡脉浮为外邪未尽，有续发可能；若外感之邪已散，疡无续发可能时出现脉浮则为气从外泄，是正虚而邪未去。

2. 沉脉　肿疡脉沉是邪气深闭，病在深部，为寒凝脉道、气血壅塞；溃疡脉沉是毒邪深闭内伏，气血凝滞未解。

3. 数脉　肿疡脉数为热毒蕴结、邪热炽盛，或为酿脓；溃疡脉数为邪热未尽，毒邪未化。

4. 迟脉　肿疡脉迟为寒邪内蕴，气血衰少；溃疡脉迟为脓毒已泄，邪去正衰。

5. 滑脉　肿疡脉滑为邪盛为主，滑而数为痰热，滑而洪数为酿脓，脉滑而迟是有寒凝；溃疡脉滑为邪热未退或痰多气虚。

6. 涩脉　肿疡脉涩为寒邪壅塞、气血凝滞；溃疡脉涩为阴血不足。

7. 大脉　肿疡脉大为邪盛正实；溃疡脉大为邪盛病进，其毒难化。

8. 小脉　肿疡脉小为正不胜邪；溃疡脉小而细属气血两虚。

以上几种脉象为外科临床上常见的脉象。浮沉属浅深，表明病位；迟数属速度，说明寒热；滑涩属搏动爽利度，表气血是否流通；大小属幅度，标志气血之盛衰。浮数多见表病，沉迟则属里病。浮数滑大，为阳脉，多为热、实、阳证；沉迟涩小，为阴脉，多为寒、虚、阴证。热实阳者易治，寒虚阴者难疗。外科疾病乃邪正相搏而成，邪毒内结，成肿疡，溃脓之后毒去正虚。反映于脉象，主要分为有余之脉与不足之脉。一般来说，疮疡在未溃前邪盛正实，应见有余之脉；溃后邪去正衰，应见不足之脉。若未溃见不足之脉，则为气血衰弱，毒深邪盛；溃后见有余之脉，则为邪盛气滞难化。若疮疡在未溃或已溃之时见到结、代、散、促脉，则为不良征象。

（二）触诊

外科疾病多有体表病损可见，通过触诊检查，可以了解病损的形态、深浅、质地、大小、范围、皮温、是否有感觉异常等，从而确定疾病的性质、是否成脓等，对疾病的诊断与鉴别诊断有重要意义。疮疡肿高、局限、灼热，轻按即痛，重按剧痛拒按者，为阳证；如触之平塌漫肿，不热或微热，重按隐痛或不痛或喜按者，多为阴证。若疮疡按之大坚而无应指感者为无脓；按之软陷而应指者为有脓。肿瘤触之坚硬如石，表面高低不平，推之不动，皮核粘连者，多为恶性；触之质韧或有囊性感，表面光滑，推之活动者，多为良性。按触皮肤麻木不仁而无感觉者可能为麻风，按触指（趾）发凉且趺阳脉弱或消失，可能为脱疽。肛门指诊对肛门直肠癌的早期发现有非常重要的意义。

第三节 辨阴证阳证

辨阴阳是八纲辨证的总纲,阴阳辨证也是外科疾病的辨证总纲。《外科正宗》《外科大成》《医宗金鉴·外科心法要诀》等外科重要文献着重论述阴证阳证,而简略表里、寒热、虚实,《外科证治全生集》仅以阴阳论治。因此外科疾病的辨证,必须首先辨清它的阴阳属性,抓住了这个辨证纲领,则在治疗和预后的判断上至少不会发生原则性错误。现将阴证、阳证的辨别要点分述如下。

发病缓急:急性发作属阳;慢性发作属阴。

病位深浅:发于皮肉属阳;发于筋骨属阴。

皮肤颜色:红活焮赤属阳;紫暗或皮色不变属阴。

皮肤温度:灼热者属阳;不热或微热者属阴。

肿形高度:高肿突起属阳;平塌下陷属阴。

肿胀范围:根盘收束属阳;根盘软漫属阴。

肿块硬度:软硬适度,溃后渐消属阳;坚硬如石或柔软如棉属阴。

疼痛感觉:疼痛剧烈属阳;不痛、隐痛、酸痛或抽痛属阴。

脓液稀稠:脓质稠厚属阳;稀薄或纯血水属阴。

病程长短:阳证的病程比较短;阴证的病程比较长。

全身症状:阳证疮疡初起常伴有形寒发热、口渴、纳呆、便秘、溲赤、溃后症状逐渐消失;阴证初起一般无明显症状,酿脓时有骨蒸潮热、颧红或面色㿠白、神疲自汗、盗汗等症状,溃脓后尤甚。

预后顺逆:阳证易消、易溃、易敛,预后多顺;阴证难消、难溃、难敛,预后多逆。

第四节 局部辨证

局部症状的存在是外科疾病最显著的特征,包括局部自觉症状和他觉症状,为临床辨证提供了客观依据。外科辨证,多先从局部辨证着手,以局部症状为重要辨证依据,再结合阴阳辨证、脏腑辨证、气血津液辨证等,重视整体观,审证求因,抓住证候的主要病因病机,综合分析,才能制订出最佳治疗方案。

一、辨肿

肿是由各种致病因素引起经络阻塞、气血凝滞而成。肿势的缓急、集散常为诊断病情虚实、轻重的依据。由于患者体质强弱与致病原因的不同,发生肿的症状也有所差异。

(一)辨肿的性质

1. 热肿 肿而色红,皮薄光泽,焮热疼痛,肿势急剧。常见于阳证疮疡,以及疖、疔、痈、丹毒等。
2. 寒肿 肿而不硬,皮色不泽,苍白或紫暗,皮温低,常伴酸痛,得暖则舒。常见于冻疮、脱疽等。
3. 风肿 发病急骤,漫肿宣浮,或游走无定。常见于痄腮、大头瘟等。
4. 湿肿 皮肉重垂胀急,深按凹陷,指起难复,如股肿;或肿胀光亮,黄水浸淫皮肤,如湿疮等。
5. 痰肿 肿软如棉,或硬如馒,大小不一,形态各异,皮色不变,皮温如常。常见于瘰疬、脂瘤等。

6. **气肿** 皮紧内软，按之凹陷，抬手即起，似皮下藏气，富有弹性，不红不热，或随喜怒消长。常见于气瘿、乳癖等。

7. **瘀血肿** 肿而胀急，发病较快，色初暗褐，后转青紫，渐变黄消退，也有因血肿染毒、化脓而肿者。

8. **脓肿** 肿势高突，皮肤光亮，焮红灼热，剧烈跳痛，按之应指。常见于化脓性疾病，如乳痈等。

9. **实肿** 肿势高突，根盘收束。常见于正盛邪实之疮疡。

10. **虚肿** 肿势平坦，根盘散漫。常见于正虚不能托毒之疮疡。

（二）辨肿的病位与形色

由于局部组织有疏松和致密的不同，深浅的不同，肿的情况也有差异。表浅部位，如皮毛、肌肉之间者，多色红，肿势高突，根盘收束，肌肤焮热，发病较快，并易脓、易溃、易敛；手指部因组织致密，故局部肿势不甚，但其疼痛剧烈：病发手掌、足底等处，组织较疏松，肿势易于蔓延；在筋骨、关节之间，发病较缓，并有难脓、难溃、难敛的特点；病发皮肉深处，肿势平坦，皮色不变者居多，至脓熟仅透红一点；疮疡发于腿部等肌肉丰厚处者，肿势虽甚，但外观可不明显，而发于颜面部等肌肉菲薄处者则显而易见。若脓未溃时，由红肿色鲜转向暗红而无光泽，由高肿转为平塌下陷，可能是走黄内陷之危候。

二、辨痛

痛主要由于气血凝滞、阻塞不通而致，正所谓不通则痛。痛为外科疾病常见的自觉症状，其增剧与减轻常为病势进展与消退的标志。临床上需辨别疼痛的成因，并根据疼痛的发作情况、疼痛的性质，与肿势等结合分析病情。

（一）辨成因

1. **风痛** 痛无定处，忽彼忽此，走注甚速。
2. **寒痛** 皮色不变，不热酸痛，得温则痛缓。
3. **热痛** 皮色焮红，灼热疼痛，遇冷则痛减。
4. **气痛** 攻痛无常，时感抽掣，喜缓怒甚。
5. **瘀血痛** 初起隐痛、微胀、微热、皮色暗褐，继则皮色青紫而胀痛。
6. **化脓痛** 肿势急胀，痛无止时，如同鸡啄，按之中软应指。

（二）辨发作情况

1. **卒痛** 突然发作，疼痛剧烈，多见于急性疾患。
2. **阵发痛** 忽痛忽止，发无定常，时轻时重，多见于石淋及胆道疾患。
3. **持续痛** 痛无休止，持续不减，多见于阳证未溃。病势和缓、持续较久者多见于阴证初起。

（三）辨性质

1. **刺痛** 痛如针刺，病变多在皮肤。
2. **灼痛** 痛而有灼热感，病变多在肌肤。如疖、丹毒、有头疽。
3. **裂痛** 痛如撕裂，病变多在皮肉。如手足皲裂较深、肛裂。
4. **钝痛** 疼痛滞钝，病变多在骨与关节间。如流痰、附骨疽转入慢性阶段。
5. **酸痛** 又酸又痛，病变多在关节。如流痰。
6. **抽掣痛** 除疼痛有抽掣外，并伴有放射痛，传导于邻近部位。如乳岩、石瘿、失荣晚期。

7. 啄痛 如鸡啄，并伴有节律性疼痛，病变多在肌肉，多在阳证疮疡化脓阶段出现。如手部疔疮、乳痈。

（四）疼痛与肿结合辨

1. 先肿后痛，其病浅在肌肤。如颈痈。
2. 先痛后肿，其病深在筋骨。如附骨疽。
3. 痛发数处，同时肿胀并起，或先后相继者。如流注。
4. 肿势蔓延而痛在一处者，是毒已渐聚；肿势散漫而无处不痛者，是毒邪四散，其势鸱张。

三、辨痒

痒是皮肤病主要的自觉症状，且多有不同程度的局部表现，如皮肤脱屑、潮红、丘疹、水疱、风团等；在疮疡的肿疡、溃疡阶段也时有发生。中医认为"热微则痒"，即痒是因风、湿、热、虫之邪客于皮肤肌表，引起皮肉间气血不和，郁而生微热所致；或由于血虚风燥阻于皮肤，肤失濡养，内生虚热而发。由于发生痒的原因不一，以及病变的发展过程不同，故痒的临床表现也各异。

（一）辨痒的原因

1. 风胜 走窜无定，遍体作痒，抓破血溢，随破随收，多为干性，如风瘙痒、瘾疹等。
2. 湿胜 浸淫四窜，黄水淋漓，易糜烂，越腐越痒，多为湿性，如湿疹；或有传染性，如脓疱疮。
3. 热胜 皮疹红，灼热作痒，如接触性皮炎；若夹湿邪，则多见糜烂渗液，如湿疹、糜烂型足癣。
4. 虫淫 浸淫蔓延，黄水频流，痒如虫行皮中，易传染，如手足癣、疥疮等。
5. 血虚 瘙痒伴皮肤粗厚、干燥、脱屑，很少糜烂渗液，如神经性皮炎、慢性湿疹等。

（二）疮疡辨痒

1. 肿疡作痒

（1）肿疡毒势炽盛，病变有发展的趋势。如有头疽、疔疮初起，局部肿势平坦，根脚散漫，尚未化脓之时，可有作痒的感觉。特别是疫疔，只痒不痛，则病情更重。

（2）病变有消散趋势。如乳痈等治疗后局部肿痛已减，余块未消之时，也有痒的感觉，这是毒势已衰，气血通畅的表现。

2. 溃疡作痒 痈疽溃后肿痛渐消，忽然患部感觉发热奇痒，常由于脓区不洁，脓液浸渍皮肤，护理不善所致；或因外用药物等引起皮肤过敏而痒；或在腐肉已脱、新肌渐生之际，而皮肉间感觉微微作痒，是毒邪渐化，气血渐充，助养新肉，将要收口的佳象。

四、辨脓

脓是外科疾病中常见的病理产物，因皮肉之间热胜肉腐蒸酿而成。及时正确辨别脓的有无、脓肿部位深浅，然后才能进行适当的处理；依据脓液性质、色泽、气味等变化，有助于正确判断疾病的预后顺逆，这是外科疮疡发展与转归的重要环节。

（一）成脓的特点

1. 疼痛 阳证肿疡，成脓时疼痛加剧，呈跳痛或鸡啄样痛，拒按；老年体弱者，反应迟钝，痛感缓和；阴证脓疡则痛热不甚而酸胀明显。

2. 肿胀 皮肤肿胀，皮薄光亮为有脓。深部脓肿者，皮肤变化不明显，但胀感较甚。

3. **温度**　阳证脓疡，与周围正常皮肤相比，局部皮温增高。

4. **硬度**　肿块已软为脓成。《外科理例》谓："按之牢硬未有脓，按之半软半硬已成脓，大软方是脓成。"

（二）辨脓的操作方法

1. **按触法**　医者把两手食指的指端轻放于脓肿患部，相隔适当的距离，然后以一手指端稍用力反复按压，另一手指端即有一种波动的感觉，这种波动感称为应指。经多次及左右相互交替试验，若应指明显者为有脓。在检查时注意两手指端应放于相对的位置，并且在上下左右四处互相垂直的方向检查。若脓肿范围较小，用左手拇、食指两指固定于脓肿的两侧，以右手的食指按压脓肿中央，如有应指为有脓。

2. **透光法**　医者用左手遮住患指（趾），同时用右手把手电筒放在患指（趾）下面，对准患指（趾）照射，然后注意观察指（趾）部上面，如见深黑色的阴影为有脓。不同部位的脓液积聚则阴影可在不同的部位显现，如蛇眼疔、甲根后的脓液积聚可在指甲根部见到轻度的遮暗；蛇头疔脓液在骨膜部，则沿指骨的走向有增强的阴影，而周围则清晰；在骨部的，沿着骨有黑色遮暗，并在感染区有明显的轮廓；在腱鞘部的有轻度遮暗，其走向沿整个手指的掌面；在全手指尖部、整个手指的则呈一片显著遮暗。如尚未化脓，则可见清晰潮红。此法仅适用于指（趾）部的辨脓。

3. **点压法**　手指部的脓肿在脓液很少的情况下可用点压法检查，简单易行。用大头针尾或火柴头等小的圆钝物在感染区域轻轻点压，如测得有局限性的剧痛点，显示有脓肿形成，而剧痛的压痛点即为脓肿部位。

4. **穿刺法**　深部疮疡当脓已成而脓液不多，用按触法辨脓有困难时，可采用注射器穿刺抽脓的方法。这种方法不仅可以用来辨别脓的有无，而且可以用来采集脓液标本。在操作时必须注意严格消毒以及穿刺部位进针的深度等。

5. **超声波探查**　超声波探查可作为辅助的辨脓手段，见液平面者为有脓。该法还可测知脓腔大小、位置，一般多用于内脏脓肿的探查。

（三）辨脓之深浅

辨脓位置的深浅，对切开引流时进刀深浅的准确把握有重要的指导意义。

1. **浅部脓肿**　高突坚硬，中有软陷，皮薄灼热焮红，轻按便痛而应指。

2. **深部脓肿**　散漫坚硬，按之隐隐软陷，皮厚，不热或微热，不红或微红，重按方痛而应指。

（四）辨脓的形质、色泽和气味

1. **脓的形质**　脓稠厚者为元气较充；淡薄者为元气虚弱。如先出黄色稠厚脓液，次出黄稠滋水，为将敛佳象。如脓由稠厚转为稀薄，为体质渐衰，一时难敛。如脓成日久不溃，一旦溃破，脓质虽如水直流，但其色不晦，其气不臭，不一定为败象；如脓稀似粉浆污水，或夹有败絮状物质而色晦腥臭者，为气血衰竭，属败象。

2. **脓的色泽**　脓黄白质稠，色泽鲜明，为气血充足，属于佳象。如黄浊质稠，色泽不净，为气火有余，尚属顺证；如黄白质稀，色泽洁净，气血虽虚，未为败象。如脓色绿黑稀薄，为蓄毒日久，有损筋伤骨的可能。如脓中夹有瘀血，色紫成块者，为血络损伤。如脓色如姜汁，则每多兼患黄疸，病势较重。

3. **脓的气味**　脓液一般略带腥味，脓液稠厚，大多是顺证；脓液腥秽恶臭的，其质必薄，大多是逆证，而且常是穿膜损骨之征。

五、辨溃疡

（一）辨溃疡的色泽

阳证疮疡的溃疡色泽红活鲜润，脓液稠厚黄白，腐肉易脱，新肉易生，疮口易敛；阴证溃疡疮面色泽灰暗，脓液清稀，或时流血水，腐肉难脱，新肉不生，疮口难敛。如疮顶突然陷黑无脓，四周皮肤暗红，肿势扩散，多为疔疮走黄之象。如疮面腐肉已脱而脓水灰薄，新肉不生，状如镜面，光白板亮，为虚陷之象。

（二）辨溃疡的形态

化脓性溃疡，疮面边缘整齐，周围皮肤微有红肿，一般口大底小，内有少量脓性分泌物。压迫性溃疡，初期皮肤暗紫，很快变黑坏死、液化、渗液、腐烂，脓液恶臭，多见于压疮。结核性溃疡，疮口多呈凹陷形或潜行空洞或漏管，疮面肉色不鲜，脓水清稀，并夹有败絮状物，愈合缓慢或反复溃破，经久难愈。癌性溃疡，疮面多呈翻花状如岩穴，内有紫黑坏死组织，渗流血水，伴腥臭味。梅毒性溃疡，多呈半月形，边缘整齐削直如凿，略微内凹，基底面高低不平，存有稀薄臭秽分泌物。

六、辨麻木

麻木是由于气血失调或毒邪炽盛，以致经脉阻塞，气血不达，肌肤失养而成。病因不同，则表现各异。如疔疮、有头疽坚肿色褐，麻木不仁，伴有较重的全身症状，为毒邪炽盛，壅塞脉道，气血不运，常易导致走黄和内陷；如麻风病患部皮肤增厚，麻木不仁，不知痛痒，为气血失和；脱疽早期，患肢麻木而冷痛，为气血不畅，脉络阻塞，四肢末端失养所致。

第五节　辨经络部位

人是一个有机的整体，局部的表现与脏腑经络有密切的联系，通过辨病变部位的经络所属，掌握其特性，可以按经络给药，提高疗效。

一、人体各部所属经络

头顶：正中属督脉，两旁属足太阳膀胱经。
面部、乳部：属足阳明胃经，乳房属胃经，乳外属足少阳胆经，乳头属足厥阴肝经。
耳部前后：属足少阳胆经和手少阳三焦经。
手、足心部：手心属手厥阴心包经；足心属足少阴肾经。
背部：总属阳经（因背为阳，中行为督脉之所主，两旁为足太阳膀胱经）。
臂部：外侧属手三阳经；内侧属手三阴经。
腿部：外侧属足三阳经；内侧属足三阴经。
腹部：总属阴经（因腹为阴，中行为任脉之所主）。
其他：如目部为肝经所主；耳内为肾经所主；鼻部为肺经所主；舌部为心经所主；口唇为脾经所主。

二、经络辨证的应用

1. **循经用药**　辨别外科疾病的经络所属，可以选用引经药，使药力直达病之所在，提高疗效。

如手太阳经用黄柏、藁本；足太阳经用羌活；手阳明经用升麻、石膏、葛根；足阳明经用白芷、升麻、石膏；手少阳经用柴胡、连翘、地骨皮（上）、青皮（中）、附子（下）；足少阳经用柴胡、青皮；手太阴经用桂枝、升麻、白芷、葱白；足太阴经用升麻、苍术、白芍；手厥阴经用柴胡、丹皮；足厥阴经用柴胡、青皮、川芎、吴茱萸；手少阴经用黄连、细辛；足少阴经用独活、知母、细辛。

古人通过长期的临床实践，观察到某些药物对某些脏腑、经络有着特殊的治疗作用，揭示了引经药的用药规律，从而创立了"药物归经"的理论，进一步提高了中医治疗的效果。

2. 经络特性　手足十二经脉有气血多少之分，手阳明大肠经、足阳明胃经为多气多血之经；手太阳小肠经、足太阳膀胱经、手厥阴心包经、足厥阴肝经为多血少气之经；手少阳三焦经、足少阳胆经、手少阴心经、足少阴肾经、手太阴肺经、足太阴脾经为多气少血之经。

凡外疡发于多血少气之经者，血多则凝滞必甚，气少则外发较缓，故治疗时注重破血，注重补托。发于多气少血之经者，气多则结必甚，血少则收敛较难，故治疗时要注重行气，注重滋养。发于多气多血之经者，病多易溃易敛，实证居多，故治疗时要注重行气活血。如乳痈所患部位属足阳明胃经，治宜行气通乳；瘰疬属足少阳胆经者，治宜行滞、滋养等。

第六节　辨善恶顺逆

辨善恶顺逆，即指判断外科疾病的预后好坏。所谓"善"就是好的现象，"恶"就是坏的现象；"顺"就是正常的现象，"逆"就是反常的现象。善、恶、顺、逆，系指病理过程的相对而言，其中的"善"和"顺"并不是指生理性的正常情况。外科疾病在其发展过程中，按着顺序出现应有症状者，称为顺证；反之，凡不以顺序而出现不良症状者，称为逆证。在病程中出现善的症状者，表示预后较好；出现恶的症状者，表示预后较差。善恶大多指全身的表现，顺逆多指局部情况。历代医家总结出的"五善七恶""顺逆吉凶"的辨证方法，给外科疾病的判断预后提供了可遵循的指标。判断预后的好坏，既要观察局部症状的顺逆，又要结合全身症状的善恶，两者必须综合参看，加以分析，才能进行全面的判断。

一、善证、顺证

（一）五善

1. 心善　精神爽快，言语清亮，舌润不渴，寝寐安宁。
2. 肝善　身体轻便，不怒不惊，指甲红润，二便通利。
3. 脾善　唇色滋润，饮食知味，脓黄而稠，大便和调。
4. 肺善　声音响亮，不喘不咳，呼吸均匀，皮肤润泽。
5. 肾善　并无潮热，口和齿润，小便清长，夜卧安静。

（二）顺证

1. 初起　由小渐大，疮顶高突，焮红疼痛，根脚不散。
2. 已成　顶高根收，皮薄光亮，易脓易腐。
3. 溃后　脓液稠厚黄白，色鲜不臭，腐肉易脱，肿消痛减。
4. 收口　疮面红活鲜润，新肉易生，疮口易敛，知觉正常。

二、恶证、逆证

（一）七恶

1. 心恶　神志昏糊，心烦舌燥，疮色紫黑，言语呢喃。
2. 肝恶　身体强直，目难正视，疮流血水，惊悸时作。
3. 脾恶　形容消瘦，疮陷脓臭，不思饮食，纳药呕吐。
4. 肺恶　皮肤枯槁，痰多音暗，呼吸喘急，鼻翼扇动。
5. 肾恶　时渴引饮，面容惨黑，咽喉干燥，阴囊内缩。
6. 脏腑衰败　身体浮肿，呕吐呃逆，肠鸣泄泻，口糜满布。
7. 气血衰竭（阳脱）　疮陷色暗，时流污水，汗出肢冷，嗜卧声低。

（二）逆证

1. 初起　形如黍米，疮顶平塌，根脚散漫，不痛不热。
2. 已成　疮顶软陷，肿硬紫暗，不脓不腐。
3. 溃后　皮烂肉坚无脓，时流血水，肿痛不减。
4. 收口　脓水清稀，腐肉虽脱，新肉不生，色败臭秽，疮口经久难敛，疮面不知痛痒。

临床上应注意即使见到预后良好的善证、顺证，也不能疏忽，应时刻预防转成预后不良的恶证、逆证；若见到恶证、逆证，也不可惊慌，应及时进行救治，如治疗得当，也能转为善证、顺证。

🧍 岗位对接

　　外科疾病具有三个辨证特点：局部辨证与整体辨证相结合，分期辨证，辨病与辨证相结合。本章围绕外科的辨证特点，具体从阴阳辨证、局部辨证、部位辨证、经络辨证、善恶顺逆等方面分别论述辨证内容，其中局部辨证是需要重点理解的内容。本章又从肿、痛、痒、脓、麻木等方面详细讲解了在外科疾病中的具体应用。

目标检测

答案解析

一、单项选择题

1. 肿而色红，皮薄光泽，灼热疼痛，肿势急剧，属（　　）
   A. 湿肿　　　　　B. 瘀肿　　　　　C. 热肿　　　　　D. 脓肿　　　　　E. 寒肿
2. 瘙痒而见皮肤变厚、干燥、脱屑，很少糜烂流滋水，属（　　）
   A. 风胜　　　　　B. 血虚　　　　　C. 热胜　　　　　D. 虫淫　　　　　E. 湿胜
3. 寒痛表现为（　　）
   A. 胀痛　　　　　B. 酸痛　　　　　C. 痛而喜按　　　　　D. 跳痛　　　　　E. 灼痛
4. 下列辨外疡阴证、阳证的主要依据，不正确的是（　　）
   A. 患部皮肤颜色红活与否　　　　B. 肿势高突还是平塌　　　　C. 局部灼热与否
   D. 病发于皮肉还是筋骨　　　　E. 脓液之有无
5. 风肿的特点是（　　）

A. 肿块硬如棉、馒，有囊性感　　B. 坚硬如石　　　　　　C. 皮色发白微肿

D. 漫肿宣浮　　　　　　　　E. 肿而木硬

6. 痰肿的特点是（　　）

A. 坚硬如石，皮色不变　　　　　　　　B. 皮紧内软随喜怒而消长

C. 肿块硬如棉、馒，或硬如结核，不红不热　　D. 漫肿，色先青紫后变黄褐

E. 肿势平坦

7. 外疡辨善恶顺逆的临床意义是（　　）

A. 判断病情轻重程度　　B. 判断外疡局部发展是否顺利　　C. 判断外疡的预后好坏

D. 判断外疡的发展阶段　　E. 以上都不是

8. 外科辨肿，"肿而皮肉重垂胀急，深则按之如烂棉不起，浅则光亮如水疱，破流黄水"，其成因属（　　）

A. 风　　　　　B. 虚　　　　　C. 火　　　　　D. 湿　　　　　E. 痰

9. 下列表现中属于阴证的是（　　）

A. 皮肤红活焮赤　　B. 肿胀范围局限　　C. 皮色紫暗　　D. 肿势高突　　E. 以上均非

10. 下列关于辨脓的方法，错误的是（　　）

A. 按触法　　　　B. 透光法　　　　C. 穿刺法　　　　D. 切脉法　　　　E. 切开法

11. 外疡阳证、热证、实证，多表现为（　　）

A. 根脚收束　　　B. 平塌　　　　C. 色白　　　　D. 根脚散漫　　　E. 以上都不是

12. 啄痛或跳痛多为（　　）

A. 风痛　　　　B. 寒痛　　　　C. 湿痛　　　　D. 火痛　　　　E. 化脓痛

13. 溃疡腐肉脱，新肉生之际作痒多为（　　）

A. 余毒不清　　　B. 护理不当　　　C. 药物过敏　　　D. 收口佳象　　　E. 病势发展

14. 辨浅部脓疡的操作方法是（　　）

A. 按触法　　　　B. 透光法　　　　C. 穿刺法　　　　D. 点压法　　　　E. B超

15. 辨脏腑脓疡的操作方法是（　　）

A. 按触法　　　　B. 透光法　　　　C. 穿刺法　　　　D. 点压法　　　　E. B超

二、简答题

1. 脓的形成机制是什么？出脓的意义是什么？

2. 如何辨别阴证、阳证？

（邢　舸　陈冬雪）

书网融合……

知识回顾　　　习题

PPT

第四章　中医外科疾病的治法

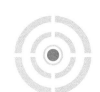

学习目标

知识要求：

1. 掌握消、托、补三大内治法在外科疾病不同阶段的具体应用，掌握外治法中药物疗法各种剂型的应用及注意事项。

2. 熟悉手术疗法的适应证及注意事项。

3. 了解外治法中其他疗法的应用及注意事项。

技能要求：

1. 熟练掌握内治法的应用及其代表方。

2. 学会应用外治法中药物疗法的各种剂型、手术疗法等。

外科病的治疗方法分内治和外治两大类。内治之法，基本与内科相同，多从整体观点出发，进行辨证施治。只是针对外科疾病病程发展的特点应用消、托、补三法，与内科又有不同。外治法则是针对不同病变应用药物疗法、手术疗法和其他一些物理疗法，此为外科所独有。临证时，由于病种不同，病情不一。病轻时专恃外治而可竟全功，亦有专用内治而获痊愈者。但一般说来，大部分外科疾病多宜外治与内治结合，相辅相成，以增强疗效。

第一节　内治法

中医外科疾病的内治法除了从整体观念进行辨证施治外，还要依据外科疾病的发生发展过程，按照疮疡初起、成脓、溃后三个不同发展阶段，确立消、托、补三个总的治疗原则。然后循此治则运用具体的治疗方法，选用适当的方药，才能做到有的放矢，取得更好的疗效。

一、内治法的三个总则

（一）消法

消法是运用不同的治疗方法和方药，使初起的肿疡得以消散，是一切肿疡初起的治疗总则。适用于尚未成脓的初期肿疡、外科非化脓肿块性疾患及皮肤病。具体可用解表、通里、清热、温通、祛痰、化湿、行气、和营之法。若疮形已成脓，则不可概用此法，以防毒散不收，气血受损，迁延难愈。

（二）托法

托法是用补益气血和透脓的药物扶助正气，托毒外出，以免毒邪内陷的治疗法则。本法适用于外疡中期成脓阶段，局部血肉在热毒作用下酿腐成脓、尚未溃破，或由于正气虚弱，不能托毒外出，采用透托和补托的方法使脓毒外出，肿消痛减。补托法适用于正虚毒盛，不能托毒外达，疮形平塌，根脚散漫，难溃难腐之虚证；透托法适用于邪盛正气未衰者，应用透脓的药物促其脓出毒泄，以免脓毒旁窜深溃。如毒邪炽盛，加用清热解毒之品。

（三）补法

补法是用补养的药物扶助正气，助养新生，促进疮口早日愈合的治疗法则。此法适用于溃疡后期邪去正衰、疮口难敛者，症见精神衰疲，元气虚弱，脓水清稀，疮色不泽等，如凡气血虚弱者宜补养气血，脾胃虚弱者宜理脾和胃，肝肾不足者宜补养肝肾等。若毒邪未尽，切勿遽用补法，以免留毒为患，助邪鸱张而犯"实实之戒"。

二、内治法的具体应用

（一）解表法

解表法是用解表发汗的药物，使邪从汗解的一种治法。正如《黄帝内经》所说"汗之则疮已"之意。因邪有风热、风寒之分，故解表法又分为辛凉解表法与辛温解表法两种。

1. **方剂举例**　辛凉解表方，如牛蒡解肌汤、银翘散、消风散；辛温解表方，如荆防败毒散、桂枝汤、麻黄汤。

2. **常用药物**　辛凉解表药，如薄荷、桑叶、蝉蜕、连翘、浮萍、菊花等；辛温解表药，如荆芥、防风、麻黄、桂枝、羌活、葱白、生姜等。

3. **适应证**　辛凉解表用于外感风热证，疮疡焮红肿痛，或咽喉疼痛，或皮肤间出现急性泛发性皮损，皮疹色红，伴有恶寒轻，发热重，汗少，口渴，小便黄，苔薄黄，脉浮数者。如颈痈、乳痈初起，瘾疹（风热型），药毒等。辛温解表用于外感风寒证，疮疡肿痛酸楚，或皮肤间出现急性泛发性皮损，皮疹色白，或皮肤麻木，伴有恶寒重，发热轻，头痛，身痛，口不渴，苔白，脉浮者。如瘾疹（风寒型），无汗者为风寒表实证，可用麻黄汤加减；有汗者为风寒表虚证，用桂枝汤加减。

4. **注意事项**　疮疡溃后，日久不敛，体质虚弱者，即使有表证存在，也不宜发汗太过，否则汗出过多，体质更虚，易引起痉厥、亡阳之变。

（二）通里法

通里法是用泻下的药物使蓄积在脏腑内部的毒邪得以疏通、排出的一种治法，分攻下和润下两大类。

1. **方剂举例**　攻下法方，如大承气汤、内疏黄连汤、凉膈散；润下法方，如润肠汤。

2. **常用药物**　攻下药，如大黄、枳实、槟榔、芒硝、番泻叶；润下药，如瓜蒌仁、火麻仁、郁李仁、蜂蜜等。

3. **适应证**　攻下法用于表证已罢，热毒入腑，内结不散。如外科疾病的实证、热证，见焮红高肿，疼痛剧烈，皮损焮红灼热，伴口干饮冷，壮热烦躁，呕恶便秘，苔黄腻或黄糙，脉沉数有力者。润下法用于阴虚肠燥便秘。如疮疡、肛肠病、皮肤病等阴虚火旺，津液不足，口干食少，大便秘结，脘腹痞胀，苔黄腻或薄黄，舌干红，脉细数者。

4. 注意事项　运用时，须严格掌握适应证，年老体衰、妇女妊娠或月经期更宜慎用。中病即止，不宜过剂，否则会损耗正气，尤其在化脓阶段，过下之后，正气一虚，则脓腐难透，疮势不能起发，反使病情恶化。且若用之不当，能损伤肠胃，耗伤正气，易使毒邪内陷。

（三）清热法

清热法是用寒凉的药物使内蕴的热毒得以清解的一种方法。根据热之盛衰、火之虚实可分为清热解毒、清气分热、清营血分热、养阴清热几大类。

1. 方剂举例　清热解毒方，如五味消毒饮；清热泻火方，如黄连解毒汤；清热凉血方，如犀角地黄汤、清营汤；养阴清热方，如知柏地黄丸；清骨蒸潮热方，如清骨散。

2. 常用药物　清热解毒药，如蒲公英、紫花地丁、金银花、野菊花等；清热泻火药，如黄连、山栀、石膏、知母等；清热凉血药，如水牛角、鲜生地、牡丹皮、赤芍、紫草、大青叶等；养阴清热药，如大生地、玄参、麦冬、龟甲、知母等；清骨蒸潮热药，如地骨皮、青蒿、鳖甲、银柴胡等。

3. 适应证　清热泻火法适用于红肿或皮色不变，灼热肿痛的阳证疮疡，皮肤病之皮损焮红灼热、脓疱、糜烂，伴发热、口渴，喜冷引饮，大便燥结，小便短赤，苔薄黄或黄腻，脉数或滑数者，如颈痈、流注、脓疱疮等。清热解毒法用于红肿热痛的阳证，如疮疡中的疔疮、疖、痈等。在临床上，清热解毒与清气分热有时不能截然分清，常合并应用；而清实火、清气分热、清营血分热在热毒炽盛时亦往往同用。若邪陷心包，宜配合清心开窍法。

4. 注意事项　应用清热药物切勿太过，必须兼顾胃气，若过用苦寒，势必损伤胃气而致纳呆、泛酸、便溏等症状，尤在疮疡溃后勿过投寒凉而影响收口。

（四）温通法

温通法是用温经通络、散寒化痰的药物以驱散阴寒凝滞之邪一种治法，为治疗寒证的主要治法。临床分温经通阳、散寒化痰和温经散寒、祛风化湿两大法。

1. 方剂举例　温经通阳、散寒化痰方，如阳和汤、温经汤；温经散寒、祛风化湿方，如独活寄生汤。

2. 常用药物　温经通阳、散寒化痰药，如附子、肉桂、干姜、桂枝、麻黄、芥子等；温经散寒、祛风化湿药，如细辛、桂枝、生姜、羌活、独活、桑寄生等。

3. 适应证　温经散寒、祛风化湿法，适用于体虚风寒湿邪袭于筋骨，出现患处酸痛麻木、漫肿、不红不热，伴恶寒重，发热轻，苔白腻，脉迟紧等外寒者。温经通阳、散寒化痰法，适用于体虚寒痰阻于筋骨，出现患处隐隐酸痛、漫肿不显、不红不热，伴口不作渴，形体恶寒，小便清利，苔白，脉迟等内寒者，如脱疽。

以上两法中的阳和汤用于阳虚寒凝者，温经汤用于冲任虚寒者；而独活寄生汤是祛邪补虚并重，对于体实者，只要去其补虚之品，仍可应用。

4. 注意事项　阴虚有热者不可施用本法，因温燥之药能助火劫阴，若应用不当，能造成其他变证。

（五）祛痰法

祛痰法是用咸寒化痰软坚的药物使痰凝聚之肿块得以消散的一种方法。临证分疏风化痰、解郁化痰、养营化痰等法。

1. 方剂举例　疏风化痰方，如牛蒡解肌汤合二陈汤；解郁化痰方，如逍遥散合二陈汤；养营化痰方，如香贝养营汤。

2. **常用药物** 疏风化痰药，如牛蒡子、薄荷、夏枯草、陈皮、半夏、杏仁等；解郁化痰药，如柴胡、川楝子、郁金、海藻、贝母等；养营化痰药，如当归、白芍、丹参、熟地黄、桔梗、瓜蒌等。

3. **适应证** 疏风化痰法，适用于风热夹痰的病症，如颈痈结块肿痛。解郁化痰法，适用于气郁夹痰的病症，如瘰疬、乳癖等。养营化痰法，适用于体虚夹痰的病症，如瘰疬、乳岩日久体虚者。

4. **注意事项** 因痰所致的外科病，每与气滞、火热相合，故慎用温化之品，以免助火生热之弊。

（六）理湿法

理湿法是用燥湿或淡渗利湿的药物以祛除湿邪的一种治法。外科疾病中由湿邪而致者多夹热，其次为夹风、夹寒。因此，理湿法很少单独使用，多与清热、祛风、散寒法等合用。

1. **方剂举例** 清热利湿方，如二妙丸、萆薢渗湿汤、五神汤、龙胆泻肝汤等；祛风除湿方，如羌活胜湿汤、豨莶丸；散寒祛湿方，如麻黄加术汤。

2. **常用药物** 燥湿药，如苍术、厚朴、半夏、陈皮等；淡渗利湿药，如萆薢、滑石、薏苡仁、茯苓、车前草等；祛风湿药，如白鲜皮、地肤子、豨莶草、威灵仙等。

3. **适应证** 兼有胸闷呕恶，腹胀腹满，神疲乏力，食欲缺乏，苔厚腻者，用燥湿法。下肢疮疡，皮肤病有糜烂渗液者，多用利湿法。清热利湿法，适用于湿热并见之证，如湿疮、接触性皮炎等。肌肤焮红作痒，滋水淋漓者，用二妙丸、萆薢渗湿汤；患处灼热肿痛，热重于湿，如委中毒、附骨疽等，可选用五神汤；若病变在肝经部位，且为因湿热引起的乳发、脐痈、囊痈、蛇串疮等病，则宜清泻肝火湿热，可用龙胆泻肝汤。祛风除湿法，适用于风湿袭于肌表之病，如白驳风。外寒内有湿邪者，宜散寒化湿，可用麻黄加术汤。

4. **注意事项** 湿性黏腻，易聚难化，常与热、风、寒、暑等邪相合而发病，故治疗时必须同时配合清热、祛风、散寒、清暑等法。理湿药过用每能伤阴，故阴虚、津液亏损者宜慎用或不用。

（七）行气法

行气法是用行气的药物宣通气机、调和气血，以达到解郁散结、消肿止痛的一种治法。临床分理气活血法、疏肝解郁法。

1. **方剂举例** 理气活血方如十全流气饮、活瘀理气汤；疏肝解郁方如逍遥散、清肝解郁汤。

2. **常用药物** 理气活血药如陈皮、僵蚕、红花、香附；疏肝解郁药如柴胡、青皮、木香、乌药、金铃子、延胡索等。

3. **适应证** 理气活血法适用于疮疡初起，气滞血壅者；疏肝解郁法适用于因气机郁滞，肿块坚硬，或肿势皮紧内软，随喜怒而消长者，如气瘿、乳癖、乳岩等病。

4. **注意事项** 行气药多香燥辛温，易耗气伤阴，故气虚、阴虚或火盛者慎用。此外，行气法在临床上常与祛痰、和营等法配合使用。

（八）和营法

和营法是用调和营血的药物，使经络疏通，血脉调畅，从而达到疮疡肿消痛止目的的一种治法。适用于疮疡、肿瘤、皮肤病有气血凝滞之证候者。

1. **方剂举例** 如桃红四物汤、活血化坚汤。

2. **常用药物** 如桃仁、红花、当归、赤芍、丹参、川芎、泽兰等。

3. **适应证** 凡经络阻隔，瘀血凝滞，肿疡或溃后肿硬疼痛不减，结块色淡、不红或青紫者，皆可应用。皮肤病中有血瘀证者，皮损表现有结节、赘生物、肿块、毛细血管扩张、皮肤肥厚等均可应用。

4. **注意事项**　和营法在临床上常需与其他治法合并应用，有寒者祛寒，血虚者养血，痰、气、瘀互结者，宜与理气化痰药同用。和营祛瘀的药品，性多温热，所以火毒炽盛者慎用，以防助火；对气血亏损者，破血药也不宜过用，以免伤血。

（九）内托法

内托法是用补益和透脓的药物，扶助正气，托毒外出，使疮疡毒邪移深居浅，早日液化成脓，或使病灶趋于局限化，使邪盛者不致脓毒旁窜深溃，正虚者不致毒邪内陷，从而达到脓出毒泄，肿痛消退目的的一种方法。临床上根据病情虚实情况，可分为透托法和补托法两类，其中补托法又可分为益气托毒法和温阳托毒法。

1. **方剂举例**　透托方，如透脓散；益气托毒方，如托里消毒散；温阳托毒方，如神功内托散。

2. **常用药物**　透脓托毒药物，如黄芪、当归、川芎、皂角刺等；益气托毒药物，如党参、白术、茯苓等；温阳托毒药物，如附子、干姜、人参、白术等。

3. **适应证**　透托法用于肿疡已成，毒盛正气不虚，肿势高突，根脚收束，肿疡脓成但尚未溃破或溃破后脓出不畅，多用于实证；补托法用于肿疡毒势方盛，正气已虚，不能托毒外出者，如见疮形平塌，根盘散漫，难溃难腐，或溃后脓水稀少，坚肿不消，并出现精神不振、面色无华、脉数无力等症，可用益气托毒法；如见疮形漫肿无头，疮色灰暗不泽，化脓迟缓，或局部肿势已退，腐肉已尽，而脓水灰薄，或偶带绿色，新肉不生，不知疼痛，伴自汗肢冷、腹痛便泄、脉沉细等症，可用温阳托毒法。

4. **注意事项**　透脓法不宜用之过早，肿疡初起未成脓时不宜用；邪盛正实的情况下不可施用补托法，以免犯"实实之戒"。此外，脓乃气血凝滞、热盛肉腐而成，故内托法多与和营、清热等法同用。

（十）补益法

补益法是用补虚扶正的药物，使正气恢复，助养新肉生长，使疮口早日愈合的一种重要治法。通常分益气、养血、滋阴、温阳等四法。

1. **方剂举例**　益气方，如四君子汤；养血方，如四物汤；滋阴方，如六味地黄丸；温阳方，如附桂八味丸。

2. **常用药物**　益气药，如党参、黄芪、白术、茯苓；养血药，如当归、熟地黄、白芍、鸡血藤；滋阴药，如生地黄、玄参、麦冬、女贞子、墨旱莲；温阳药，如附子、肉桂、仙茅、淫羊藿、巴戟天、鹿角片等。

3. **适应证**　凡具有气虚、血虚、阳虚、阴虚症状者，均可用补法。适用于疮疡中后期、皮肤病等凡有气血不足及阴阳虚损者。若肿疡疮形平塌散漫，顶不高突，成脓迟缓，溃疡日久不敛，脓水清稀，神疲乏力者，宜补益气血；若面色苍白或萎黄，唇色淡白，头晕眼花，心悸失眠，手足发麻，脉细无力者，宜补血；若呼吸气短，语声低微，疲乏无力，自汗，饮食不振，舌淡苔少，脉虚无力者，宜补气；若皮肤病皮损出现干燥、脱屑、肥厚、粗糙、皲裂、苔藓样变，毛发干枯脱落，伴有头晕目花、面色苍白等全身症状者，宜养血润燥；疮疡或皮肤病等症见口干咽燥，耳鸣目眩，手足心热，午后潮热，形体消瘦，舌红少苔，脉细数者，宜滋阴；疮疡肿形散漫，不易酿脓腐溃，溃后肉色灰暗，新肉难生，舌淡，苔薄，脉微细，宜温阳。此外，乳房病或皮肤病中兼冲任不调者，用补肾法以调冲任。

4. **注意事项**　在应用时应以"虚则补之"为原则，一般阳证溃后多不应用补法，如需应用，多以清热养阴醒胃之法，当确显虚象时方加补益。若火毒未消而显虚象者，当以清理为主，佐以补益之品，切忌大补。若元气虽虚、胃纳不振者，应先以健脾醒胃为主，而后再行补益。另外，疾病有气虚或血虚、阴虚或阳虚，也有气血两亏、阴阳两虚的情况，应用补法时也宜灵活应用。

（十一）养胃法

养胃法是用调补脾胃的药物，使纳谷旺盛，从而促进气血生化的一种治法。气血充足为疮疡痊愈之本，凡外科疾病在发展过程中出现脾胃虚弱、运化失司，须及时调理脾胃，以助生化之源。特别是疮疡溃后，若胃纳不佳，生化乏源，气血不充则疮口难收。故治疗外科疾病须始终顾护胃气。一般分理脾和胃、和胃化浊和清养胃阴等法。

1. **方剂举例** 理脾和胃方，如异功散；和胃化浊方，如二陈汤；清养胃阴方，如益胃汤。

2. **常用药物** 理脾和胃药，如党参、白术、茯苓、陈皮、砂仁等；和胃化浊药，如陈皮、茯苓、半夏、厚朴、竹茹、谷麦芽等；清养胃阴药，如沙参、麦冬、玉竹、生地黄、天花粉等。

3. **适应证** 理脾和胃法，用于脾胃虚弱，运化失职，如溃疡兼纳呆食少，大便溏薄，舌淡，苔薄，脉濡等症；和胃化浊法，适用于湿浊中阻，胃失和降，如疔疮或有头疽溃后，症见胸闷泛恶，食欲不振，苔黄腻，脉濡滑者；清养胃阴法，适用于胃阴不足，如疔疮走黄、有头疽内陷，症见口干少液而不喜饮，胃纳不馨，或伴口糜、舌光红、脉细数者。

4. **注意事项** 理脾和胃、和胃化浊两法的适应证中均有胃纳不佳之症，但前者适用于脾虚而运化失常，后者适用于湿浊中阻而运化失常，区别在于腻苔之厚薄，舌质淡与不淡，以及有无便溏、胸闷、呕恶之症；而清养胃阴之法重点在于抓住舌光质红之症。假若三法用之不当，则更增胃浊或重伤其阴。

以上各种内治法虽各有适应证，但临证时须根据全身情况、局部情况、病程阶段，按病情的变化和发展选法用药，或单独应用或数法合用，才能取得较好的疗效。

第二节 外治法

外治法是运用药物、手术或配合一定器械，直接作用于病变部位或身体体表以达到治疗目的的疗法。外治法是外科独具特色且必不可少的重要治法，正如《医学源流论》所说"外科之法，最重外治"。《理瀹骈文》说："外治之理，即内治之理；外治之药，即内治之药。所异者法耳。"指出了药物外治法虽与内治法的给药途径不同，但用药的原则是一致的。同内治法一样，外治法也应辨证选用，根据病因、病程、病性、证候等，选用不同的治疗方法。常用方法有药物疗法、手术疗法和其他疗法三大类。

一、药物疗法

药物疗法是依配方将药物加工成不同的剂型，施于患处，使药物的作用直达病所，以达到治疗目的的疗法。常用的有膏药、油膏、箍围药、掺药、草药等。

（一）膏药

1. **制作** 膏药古代称薄贴，现称硬膏。膏药是按配方用若干药物浸于植物油中煎熬，去渣存油，加入黄丹再煎，利用黄丹在高热下经过物理变化，凝结而成的制剂，俗称药肉；也有不用煎熬，经捣烂而成的膏药制剂，再用竹签将药肉摊在纸或布上。

2. **作用** 膏药富有黏性，贴敷患处可起到固定作用；可以保护溃疡疮面，避免外来刺激和细菌感染；药肉贴敷于患处可缓释药物效能；使用前加温软化对患处具有热疗效应，可改善局部血液循环。其具体功能依配方的组成而有所不同，对肿疡可起到消肿定痛的作用，对溃疡起到提脓祛腐、生肌收口的作用。

3. **适应证**　一切外科疾病初起、已成、溃后各阶段均可应用。

4. **应用**

（1）太乙膏　性偏清凉，功能消肿清火、解毒生肌，适用于阳证，为肿疡、溃疡通用之方。

（2）千捶膏　性偏寒凉，功能消肿解毒、提脓祛腐、止痛，初期贴之能消，中期贴之能溃，溃后贴之能祛腐，适用于阳证。

（3）阳和解凝膏　性偏温热，功能温经和阳、祛风散寒、调气活血、化痰通络，适用于阴证未溃者。

（4）咬头膏　具腐蚀性，功能蚀破疮头，适用于肿疡脓成不能自破，以及不愿行切开排脓者。

5. **注意事项**　膏药使用过程中局部出现皮肤焮红或起丘疹，或水疱，甚则湿烂，伴瘙痒，是过敏现象（膏药风），此时应立即停止使用；膏药不吸脓水，故溃疡脓水过多、皮肤渗液多时不宜使用；膏药不宜去之过早，否则易再次感染或形成红色瘢痕，不易消退。

（二）油膏

1. **制作**　依配方将药物置入植物油内煎炸，捞出枯渣，加入基质凝合成膏；或将药物加工成极细面，加入基质捣匀而成。目前常用的基质有黄蜡、白蜡、猪脂、羊脂、松脂、麻油及凡士林等。

2. **作用**　因其柔软、润滑，无板硬黏着不适的感觉，尤其对病灶凹陷折缝之处或大面积溃疡更为适宜。涂于病灶局部可隔离疮面，缓释效能；保持疮面湿润，有利于组织生长。

3. **适应证**　肿疡、溃疡；皮肤病糜烂、结痂、皲裂、苔藓样变皮损以及肛门病变。

4. **应用**

（1）金黄膏、玉露膏　功能清热消肿、散瘀化痰，适用于阳证肿疡、肛门直肠痈疽等。

（2）冲和膏　功能疏风活血、消肿定痛、祛寒软坚，适用于半阴半阳证。

（3）回阳玉龙膏　功能温经活血、散寒化痰，适用于阴证。

（4）生肌玉红膏　功能活血祛腐、解毒止痛、润肤敛疮，适用于一切溃疡腐肉未脱、新肉未生之时，或日久不能收口者。

（5）生肌白玉膏　功能润肤生肌收敛，适用于溃疡腐肉已脱、疮口不敛者，以及乳头皲裂、肛裂等。

（6）红油膏　功能防腐生肌，适用于一切溃疡。

（7）疯油膏　功能润燥杀虫止痒，适用于牛皮癣、慢性湿疹、皲裂等。

（8）青黛散油膏　功能收湿止痒、清热解毒，适用于蛇串疮及急、慢性湿疹等皮肤焮红瘙痒、渗液不多之症。

（9）消痔膏、黄连膏　功能消痔退肿止痛，适用于内痔、赘皮外痔、血栓外痔等出血肿痛之症。

5. **注意事项**　凡疮口腐化已尽，摊贴油膏，应薄而勤换，以免脓水浸淫皮肤，不易干燥。若对药物过敏者，则改用其他药。油膏用于溃疡腐肉已脱、新肉生长之时，摊贴宜薄，若过于厚涂则使肉芽生长过剩而影响疮口愈合。渗液较多、糜烂较重者，不宜使用。

（三）箍围药（糊剂）

1. **制作**　依配方将药物加工成药粉，再加入液体调和成糊状的制剂，贴敷患处。

2. **作用**　具有箍集围聚、收束疮毒的作用，使肿疡初起得以消散；若毒已结聚，能促其疮形缩小，趋于局限，早日成脓溃破；若溃后余肿未消，亦可用来消肿，截其余毒。

3. **适应证**　凡外疡不论初起、成脓或溃后，肿势散漫不聚而无集中之肿块者，均可应用。

4. **应用**

（1）金黄散、玉露散　性偏寒凉，功能清热消肿、散瘀化痰，适用于红肿热痛明显的阳证，其中金黄散对肿而结块或急性炎症控制后形成的慢性炎症尤宜；玉露散对焮红、灼热、漫肿效果更佳。

（2）冲和散　药性平和，适用于半阴半阳证。

（3）回阳玉龙散　药性偏温，适用于阴证。

临床应根据疾病的性质与阶段不同，正确选择不同的液体将箍围药粉调成糊状外用。以醋调者，取其散瘀解毒；以酒调者，取其助行药力；以葱、姜、韭、蒜捣汁调者，取其辛香散邪；以菊花汁、丝瓜叶汁、金银花露调者，取其清凉解毒；以鸡子清调者，取其缓和刺激；以油类调者，取其润泽肌肤。总之，阳证多用菊花汁、金银花露或冷茶汁调制，半阴半阳证多用葱、姜、韭捣汁或用蜂蜜调制，阴证多用醋、酒调敷。贴敷法：外疡初起宜敷满整个病变部位；若毒已结聚，或溃后余肿未消，宜敷于患处四周，不要完全涂布；贴敷应超过肿势范围。

5. **注意事项**　箍围药敷后干燥之时，宜时时用液体湿润，以免药物剥落及干板不舒。凡肿疡初起肿块局限，一般宜用消散药。

（四）掺药（散剂、粉剂）

1. **制作**　将各种不同的药物研成粉末，根据制方规律，并按其不同的作用，配伍成方，用时掺布于膏药或油膏上，或直接掺布于病变部位，谓之掺药，古称散剂，现称粉剂。近年来经过剂型的改革，将药粉与水溶液相混合制成洗剂，将药物浸泡于乙醇溶液中制成酊剂，便于患者应用。

掺药配制时，以研极细至无声为度。植物类药品，宜另研过筛；矿物类药品，宜水飞；麝香、樟脑、冰片、朱砂粉、牛黄等贵重药品，宜另研后下，再与其他药物和匀。否则用于肿疡药性不易渗透，用于溃疡容易引起疼痛。有香料的药粉最好以瓷瓶贮藏，塞紧瓶盖，以免香气走散。

2. **作用**　依掺药配方的不同分别有消肿散毒、提脓祛腐、腐蚀平胬、生肌收口、镇痛止血、收涩止痒、清热解毒之功。

3. **适应证**　疮疡各期、皮肤病、肛门病、小出血等。

4. **应用**

（1）消散药　具渗透和消散作用。将药物掺于膏药或油膏上，贴于患处，使疮疡蕴结之毒移深居浅，肿消毒散。应用于肿疡初起而肿势局限尚未成脓者。任何疮疡，如能消散，就可以缩短疗程，减少痛苦，这是处理肿疡初期外治的一种基本疗法，也是最理想的治疗方法。阳毒内消散、红灵丹具有活血止痛、消肿化痰之功效，适用于阳证；阴毒内消散、桂麝散、黑退消具有温经活血、破瘀化痰、散风逐寒之功，适用于阴证。

（2）提脓祛腐药　具有提脓祛腐作用，能使疮疡内蕴之脓毒早日排出，腐肉迅速脱落，是处理溃疡早期的一种基本方法。适用于溃疡初期，脓栓未脱，腐肉未尽，或脓水不净，新肉未生阶段。

提脓祛腐的主药是升丹，有大升丹和小升丹之分，目前多采用小升丹。使用时若疮口大者，可掺布于疮口上；若疮口小者，可黏附于药线上插入；亦可掺于膏药、油膏上盖贴。升丹药性较猛，应用时须加赋形药，制成九一丹、八二丹、七三丹、五五丹等。在腐肉已脱，脓水已少的情况下，更宜减少升丹的用量。升丹属刺激性药品，凡对升丹过敏者，应禁用。如病变位于眼部、唇部附近者，也应慎用。另外，升丹以陈品为佳，且宜避光封闭保存。

（3）腐蚀与平胬药 腐蚀药又称追蚀药，具有腐蚀组织的作用，掺布患处，能使疮疡不正常的组织得以腐蚀枯落；平胬药具有平复胬肉的作用，能使疮口增生的胬肉平复。均为代替手术割治的一种药物疗法。凡疮疡脓成未溃或痔疮、瘰疬、赘疣、息肉等病溃后疮口太小、出脓不畅，或疮口僵硬，或胬肉突出，或腐肉不脱，有碍收口时均可应用。

①白降丹：适用于疮口太小、脓腐难去者。用桑皮纸或丝棉纸做成裹药插入疮口，蚀大疮口，使脓腐易出。如肿疡脓已成而不能穿溃，同时素体虚弱，而不愿接受手术治疗者，亦可用白降丹少许，水调和，点放毒顶，以刀破头。赘疣点之可以腐蚀枯脱，以糊做条用于瘰疬可以攻溃拔核。

②三品一条枪：用此药插入漏管可以蚀去管壁，也可用于攻溃瘰疬、蚀去内痔。

③枯痔散：将此药涂敷痔核表面，使之焦枯脱落。

④平胬丹：适用于疮面胬肉突出，掺于其上可使胬肉平复。

腐蚀药含有汞、砒成分，腐蚀性大，应用时须谨慎，以不伤及正常组织为原则。头面、指（趾）等肉薄近骨处不宜使用强烈腐蚀药，若需应用必须加赋形剂，降低药力，以免损伤筋骨。若腐蚀目的已达，即改用提脓祛腐或生肌收口药。使用过程中不宜长期使用，以免引起中毒，对汞、砒过敏者禁用。

（4）生肌收口药 具有解毒、收涩、收敛、促进新肉生长作用，掺布于疮面能促进疮口愈合，不论阴证、阳证，凡溃疡腐肉已脱、脓水将尽之时均可使用。常用的生肌收口药如生肌散、八宝丹等。应用时须把握适应证，不宜用之过早。脓毒未清、腐肉未净时，若早用生肌收口药，则不仅无益，反增溃烂，延缓治愈；若已成瘘管之证，即使使用后，勉强收口，仍要复溃，此时需配以手术疗法，方能达到治疗效果。若溃疡肉色灰淡而少红活，新肉生长缓慢，则宜配合内治的补养法和食物营养，内外并施，以助新生。

（5）止血药 具有收涩凝血的作用，掺布于出血之处，外用纱布包扎固定，可以促使创口血液凝固，达到止血的目的，应用于溃疡及创伤出血。桃花散一般用于溃疡出血；如圣金刀散一般用于创伤出血；三七粉调成糊状外敷亦有很好的止血作用。

但遇大出血，则必须配合手术与内治等方法，以免因出血不止而引起虚脱。

（6）清热收涩药 具有清热收涩止痒之功效，掺布于皮损处可达到消肿、干燥、止痒的目的。适用于一切皮肤病急性、亚急性阶段而渗液不多者。青黛散具有较强的清热止痒作用，可用于皮肤大片潮红、丘疹而无渗液者；三石散具有收涩生肌作用，故用于皮肤糜烂，稍有渗液而无红热之时，可直接干扑于皮损处，或先涂上一层油剂后再扑三石散，外加包扎。

皮肤糜烂、渗液多者不宜使用，用后反使渗液不能流出，容易导致自身过敏性皮炎；毛发生长处亦不宜应用。

（7）洗剂 依配方将药物加工成极细面，与水混合制成混悬液，用时振荡外涂。一般用于急性、过敏性皮肤病。三黄洗剂有清热止痒之功，用于一切急性皮肤病，如湿疮、接触性皮炎，皮损潮红、肿胀、丘疹等；颠倒散具清热散瘀之功，用于酒渣鼻、粉刺。炉甘石洗剂有清凉收敛作用，常用于急性瘙痒性皮肤病，如湿疹和痱子。亦可在上方中加入1%~2%的薄荷脑或樟脑以加强止痒之力。

凡皮肤糜烂渗液多或脓液结痂，或深在性皮肤病均宜禁用。在配制洗剂时，其中药物粉末应先研细，以免刺激皮肤。

（8）酊剂 将各种不同的药物，浸泡于乙醇溶液内，最后倾取其药液，即为酊剂。多用于疮疡未溃及皮肤病。如红灵酒可活血消肿止痛，适用于冻疮、脱疽未溃时；10%土槿皮酊、复方土槿皮酊有杀虫、止痒之功，适用于鹅掌风、灰指甲、脚湿气等；白屑风酊有祛风、杀虫、止痒之功，适用于面游风。

酊剂多具有刺激性，溃疡或皮肤糜烂者不宜使用，且须放于遮光密闭容器中，充装宜满，并在阴凉处保存。

（五）草药

1. **制作**　采集新鲜的植物药，以野生者为佳。先洗净再用1∶5000高锰酸钾浸泡后捣烂，直接敷于患处。

2. **作用**　清热解毒，消肿止痛，收敛止血。

3. **适应证**　一切具有红肿热痛的阳证肿疡、创伤浅表出血、皮肤病的止痒、毒蛇咬伤等，均可应用。

4. **应用**　马齿苋、蒲公英、紫花地丁、丝瓜叶、芙蓉花叶、仙人掌具清热解毒消肿之功效，适用于阳证疮疡；白茅根、墨旱莲、丝瓜叶等具有止血之功效，适用于浅表创伤出血；徐长卿、蛇床子、地肤子、羊蹄根等有止痒作用，适用于急、慢性皮肤病，凡无渗液者可煎汤熏洗，有渗液者捣汁或前汤冷却后做湿敷；羊蹄根用醋浸后取汁外搽治牛皮癣；半边莲捣汁内服，药渣外敷伤口周围，治毒蛇咬伤等。

5. **注意事项**　敷后应注意干湿度，干后可用冷开水时时湿润，以免患部干绷不舒。

二、手术疗法

手术疗法是运用器械和手术操作来进行治疗的方法，是外科治疗的重要组成部分。常用的手术疗法有切开法、烙法、砭镰法、挂线法、结扎法等，可针对疾病的不同情况选择应用。手术操作时必须严格消毒，正确使用麻醉，保证无菌操作，并注意防止出血等手术并发症的发生。

（一）切开排脓法

切开排脓法是运用手术刀切开脓肿，使疮疡脓液排出，达到毒随脓泄、肿消痛减、逐渐愈合目的的一种治疗方法。

1. **适应证**　凡一切外疡已成脓者，不论阴证、阳证均可应用。

2. **用法**　在术前应当辨清脓成熟的程度、脓肿位置的深浅及血脉经络的位置，然后确定相应的操作。当肿疡成脓之后，脓肿中央出现透脓点（脓腔中央最软的一点），即为脓已成熟，此时是切开的最佳时机。具体运用如下。

（1）**切开位置**　以低位引流为原则，应使脓液畅流而不致形成袋脓。宜选择脓腔最低点或最薄处进刀。

（2）**切开方向**　一般疮疡宜循经直切，免伤血络；乳房部脓肿应以乳头为中心做放射状切口，以免伤及乳络；乳晕部宜沿乳晕边缘弧形切开；面部脓肿应尽量沿皮肤的自然纹理切开；手指脓肿，应从侧方切开；在关节区近的脓肿，切口尽量避免越过关节；若为关节区脓肿，一般施行横切口，因为纵切口在瘢痕形成后易影响关节功能；肛周浅在脓肿以肛门为中心做放射状切口。

（3）**切口的深浅**　以得脓为度。不同的病变部位，进刀深浅必须适度，如脓腔浅的，或疮疡生在皮肉较薄的头、颈、胁肋等部位，必须浅开；如脓腔深的，或生在皮肉较厚的臀、臂等部位，稍深无妨，但总以得脓为度。

（4）**切口长度**　应根据脓肿范围大小，以及病变部位的肌肉厚薄而定，以达到脓流通畅为度。脓肿范围大、肌肉丰厚而脓腔较深者切口宜大；脓肿范围小、肉薄而脓肿较浅者切口宜小。切口长度不能超过脓腔的直径。

（5）**操作方法**　手术时以右手握刀，刀锋向外，拇、食指夹住刀口要进刀的尺寸，其余三指把住刀柄，左手拇、食二指按住所要进刀部位的两侧。多选用小号尖角刀，刀口宜向上，反挑式执刀法在脓点部位向内直刺，深入脓腔即止，如欲把刀口开大，则可将刀口向上或向下轻轻延伸，然后将刀直出即可。

3. **注意事项**　在关节和筋脉的部位宜谨慎开刀，以免损伤筋脉，致使关节不利或大出血。凡颜面疔疮，尤其在鼻唇部位，忌早期切开，以免疔毒走散，并发走黄危证。切开后由脓自流，切忌用力挤压，以免邪毒扩散，内攻脏腑。

◈ 知识拓展

刀晕的防治

刀晕是指在进行手术时突然发生的严重的全身性症候群。轻者每有头晕欲吐，或自觉心慌意乱、心悸不宁、恶寒微汗等现象；重者可以突然出现面色苍白、神志不清、四肢厥冷、大汗淋漓，以及呼吸微弱、脉搏沉细、血压下降等症状。防治方法应注意以下几个方面。

1. 刀晕的预防　①在手术前，先做好解释工作，以减轻患者的紧张和恐惧情绪。②若患者体质衰弱，营养不良，可在手术前先内服调补药物。③不要在患者饥饿、睡眠不足、疲劳时进行手术。④手术时要注意患者的适当体位。⑤在进行手术时，操作要细致，动作要敏捷，操作时间不宜太长，动作不宜粗暴。

2. 刀晕的处理　①一旦患者发生刀晕，应立即停止手术，进行急救。②刀晕轻症者，安静平卧，或头位稍低，给服温水，稍待片刻即可恢复。③刀晕重症者，必须止痛保暖，同时灸百会、人中，或刺合谷、人中、少商等穴急救。如牙关紧闭，即用开关散吹鼻，得喷嚏后，气通窍开，可转危为安。若素体血虚，加以手术时出血过多的刀晕，则应内服补益气血的药物，或进行综合治疗。

（二）烙法

烙法是应用火针或烙器在火上加热后进行手术操作的一种治疗方法。烙法分火针烙法和烙铁烙法，目前烙铁烙法多以电灼器替代。

1. **火针烙法用具**　分粗细两种。粗针用以刺脓，细针用以消散。但细针烙法，目前临证上较少应用，故在此仅介绍粗针烙法一种。

粗针形如细筷，系铁或铜制成，长18~21cm，针头细而圆，针柄较粗，或圆或方，它是借着灼烙的作用来代替开刀，使脓肿溃破引流且能防止出血。

2. **适应证**　附骨疽、流痰等肉厚脓深的阴证，脓熟未溃或溃而疮口过小、脓出不畅者，均可使用。

3. **操作**　将针头蘸麻油在炭火或酒精灯上烧红，从脓腔低处向上方斜入烙之，脓即随之流出（需要疮口开大可在拔针时向上一拖，取斜出方向；需疮口开小则拔针时直向取出），一烙不透可以再烙。烙后可插入药线，使疮口一时不致黏合，便于畅快排脓。至于进针宜深还是宜浅等，其具体要求与刀法相同。

4. **注意事项**　对红肿热痛之阳证不宜使用；筋骨关节处恐伤筋灼骨；胸胁、腰、腹部不可深刺，易伤及内膜。头面部为诸阳之首，且皮肉较薄，故禁用。

（三）砭镰法

砭镰法俗称飞针，是用三棱针或刀锋在疮疡患处浅刺皮肤或黏膜，放出少量血液，使内蕴热毒随血外泻的一种治疗方法。

1. **适应证**　适用于急性阳证，如丹毒、红丝疔等。

2. **操作方法**　局部常规消毒，然后用三棱针或刀锋直刺皮肤或黏膜，并按一定规律移动击刺，使患部微微出血或排出黏液、黄水为度。刺毕用消毒棉球按压针孔。红丝疗用挑刺手法，先刺红丝尽头，令微出血，继沿红丝走向寸寸挑断。下肢丹毒、疖、痈初起可用围刺手法，用三棱针围绕病灶周围点刺放血。

3. **注意事项**　注意无菌操作，以防感染。刺宜轻、浅、快，出血不宜过多，刺后可再敷药包扎，应避开较大血管。对慢性阴证、虚证及有出血倾向者不宜使用此法。

（四）挂线法

挂线法是采用普通丝线，或药制丝线，或纸裹药线，或橡皮筋线挂断瘘管和窦道的一种治疗方法。原理是依靠线的紧力使局部气血阻绝，肌肉坏死，达到切开目的。

1. **适应证**　疮疡溃后，脓水不净，虽经内服、外敷等治疗无效而形成瘘管或窦道者；瘘管、窦道或疮口过深，生于血络丛处不宜切开者。

2. **操作方法**　先用球头银丝自甲孔探入管道，使银丝从乙孔穿出（如没有乙孔，可在局麻下用硬性探针顶穿，再从顶穿处穿出），然后用丝线做成双套结，将橡皮筋线一根结扎在自乙孔穿出的银丝球头部，再由乙孔回入管边，从甲孔抽出，使橡皮筋与丝线贯穿瘘管管道两口；此时将球头上的丝线与橡皮筋剪开（丝线暂存在管道内，以备橡皮筋在结扎折断时用以引橡皮筋线作更换之用），然后收紧橡皮筋两端，并以止血钳紧贴皮肤夹紧，以粗丝线在钳下再将橡皮筋扎紧；最后抽出管道内的丝线，外盖纱布（图4-2-1）。上面介绍的是橡皮筋线挂线法，如采用普通丝线或纸裹药线挂线法，则在挂线以后，须每隔2~3天解开线结，再行紧线。橡皮筋因有弹性无需再行紧线，故目前多用橡皮筋挂线法。

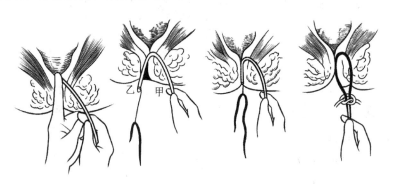

图4-2-1　挂线法

3. **注意事项**　探针穿过瘘管时必须动作轻柔，以免造成假道，必要时可做造影，以明确瘘管走向。如果瘘管管道较长，发现挂线松弛时，则必须将线收紧。

（五）结扎法

结扎法又名缠扎法，是利用线的紧力，通过结扎，促使患部经络阻塞、气血不通，使病变组织缺血坏死脱落，从而达到治疗目的的一种治疗方法。同时对较大脉络断裂而引起的活动性出血，可利用本法结扎血管止血。

1. **适应证**　赘疣、痔、脱疽等病，以及脉络断裂引起的出血之症。

2. **操作方法**　结扎所使用的线的种类有普通丝线、药制丝线、纸裹药线等，目前多采用较粗的普通丝线或医用缝合线，对头大蒂小的瘤、疣、痔等，可在根部以双套结扣住扎紧；对头小蒂大的痔核，可以在其根部缝针贯穿，行"8"字或"回"字结扎。对脉络断裂，可先找到断裂的络头，再用缝针引线贯穿出血基底部，然后系紧打结。

3. **注意事项** 内痔行贯穿结扎时，缝针不可穿过患处肌层，以免化脓。扎线应扎紧，否则不能达到完全脱落的目的；扎线未脱应待其自行脱落，不能硬拉，以防出血。

三、其他疗法

其他疗法有引流法、垫棉法、药筒拔法、针灸法、熏法、熨法、热烘疗法、浸渍法等。

（一）引流法

在脓肿切开或自行溃破后，需用各种方法，使出脓通畅，腐脱新生，防止毒邪扩散。常用的引流法有药线引流、扩创引流和导管引流等。

1. **药线引流** 药线俗称纸捻或药捻，多用桑皮纸，亦可用丝棉纸或拷贝纸等。根据临床需要，将纸裁成宽窄长短适度，搓成大小长短不同的绞形药线备用。药线有外粘、内裹两类，目前临床多用外粘药线。药线具有药物和物理引流的双重作用，插入溃疡疮孔中以提脓祛腐，引脓外出。绞形线能使坏死组织附着于药线，换药时将其带出，还能探查脓腔的深浅及有无死骨存在。目前已普遍将药捻制成的药线经过高压蒸汽消毒，以符合无菌要求。

（1）适应证 溃疡疮口过小，脓水不易排出者；或已成瘘管、窦道者。

（2）用法 外粘药线是将搓成的纸线放入油中或水中润湿，蘸药插入疮口；或用白及汁与药和匀黏附到纸线上，候干备用，目前多用前一种。外粘药物为含有升丹成分的外用药或黑虎丹，具有提脓祛腐作用，用于溃疡疮口过小过深、出脓不畅者。内裹药线是将药物裹入纸内，搓成线状备用，药物多用白降丹、枯痔散等，具有腐蚀作用，用于溃疡已成瘘管、窦道者。

（3）注意事项 药线插入疮口中，应留出一小部分在疮口之外，并应将留出的药线末端向疮口侧方向下方折放，再以膏药或油膏盖贴固定。如脓水已尽流出淡黄色黏稠液体时，即使脓腔尚深，也不可再插药线，否则影响收口的时间。

2. **导管引流** 导管引流是使用导管以使脓液向外畅流的一种疗法。现多用橡胶或塑料作为导管。导管引流较之药线引流，更能使脓液畅出。

（1）适应证 凡附骨疽、流痰、流注等脓腔较深、脓液不易畅出者。

（2）用法 将消毒之导管轻轻插入疮口，到达底部后再稍退出一些即可，并视其管腔中已有脓液畅流排出时即用橡皮膏固定导管，外盖厚层纱布，放置数日（纱布可以每日调换）；当脓液减少后，改用药线引流。这种导管引流目前对体表脓肿已很少采用，大多应用于腹腔手术后，如胆道感染、阑尾脓肿等手术后。

（3）注意事项 导管的放置应放在疮口较低的一端，以使脓液畅流。导管必须固定，以防滑脱或落入疮口内。导管必须注意不要受压，管腔如被腐肉阻塞可松动引流管或轻轻冲洗，以保持引流通畅。

3. **扩创引流** 是用手术方法扩大创口进行引流的一种方法。多用于脓肿溃后有袋脓现象，经用其他引流法、垫棉法无效的情况下，才采用之。

（1）适应证 袋脓、瘰疬溃后形成空腔或脂瘤染毒化脓等。

（2）用法 分上下扩创和十字扩创，在消毒、局麻下，对脓腔范围较小者，用手术刀将创口上下延伸；如脓腔范围较大者，则用剪刀做十字形扩创。瘰疬之溃疡扩创后应修剪空腔之皮，使疮面全部暴露；有头疽袋脓做十字扩创后，切忌剪去空腔之皮，以免形成较大瘢痕。脂瘤感染化脓做十字切开后，适当修剪两侧皮肤，便于嵌塞棉花，并用刮匙将囊肿内物质及囊壁一并刮除。

（3）注意事项 扩创后须用无菌棉球按疮口大小蘸八二丹或七三丹嵌塞疮口以祛腐，并加以固定，以防止出血，以后可按溃疡处理。

（二）垫棉法

垫棉法是用棉花或纱布折叠成块以衬垫疮部的一种辅助疗法，它是借着加压的力量，使溃疡的脓液不致下坠而潴留，或使过大的溃疡空腔皮肤与新肉得以黏合而达到愈合的目的。

1. 适应证　溃疡脓出不畅有袋脓者，或疮孔窦道形成脓水不易排尽者，或溃疡脓腐已尽，新肉已生，但皮肉一时不能黏合者。

2. 用法　使用时将棉花或纱布垫衬在疮口下方空隙处，并用宽绷带固定；窦道深而脓水不易排出者，垫压整个窦道空腔，并用绷带扎紧；溃疡空腔的皮肤与新肉一时不能黏合者，使用时可将棉垫按空腔的范围稍微放大，满垫在疮口之上，外用宽绷带固定。腋窝、腘窝部疮疡溃后易形成袋脓或空腔，故宜早日应用垫棉法。用棉花或纱布垫压后，根据不同部位采用不同的绷带加压固定，如项部用四头带，腹壁用多头带，会阴部用丁字带，腋窝、腘窝部用三角巾包扎，小范围者可用宽橡皮膏加压固定。

3. 注意事项　急性炎症红肿热痛尚未消退时不可应用；未能获得预期效果时，采取扩创引流手术。

（三）药筒拔法

药筒拔法是采用具有通阳解毒作用的药物，与若干个竹筒同煎，乘热迅速扣于疮上，以吸取脓液毒水的方法。具有宣通气血、拔毒泄热的作用，从而达到脓毒自出、毒尽疮愈的目的。

1. 适应证　一般适用于有头疽坚硬散漫不收，脓毒不得外出者；或毒蛇咬伤，肿势迅速扩散，毒水不出者，以及反复发作的流火等症。

2. 用法　先用鲜菖蒲、羌活、独活、紫苏、蕲艾、白芷、甘草各15g，连须葱60g，用清水十碗煎数十滚，待药浓厚为度，备用。次用鲜嫩竹数段，每段长23cm，径口4.2cm，一头留节，刮去青皮留白，厚约0.3cm，靠节钻一小孔，以杉木条塞紧，放备用药水内煮数十滚（药筒浮起用物压住），如疮口小可用拔火罐筒。将药水锅放在患者榻前，取筒倒去药水，乘热急对疮口合上，按紧，自然吸住，待片刻药筒已温（5~10分钟）拔去杉木塞，其筒自落。并视其需要和病体强弱，每天可拔1~2筒或3~5筒，如其坚肿不消，或肿势继续扩散，脓毒依然不能外出者，翌日可以再次吸拔，如此连用数天。如应用于流火，患部消毒后，先用砭镰法放血，再用药筒拔吸，待拔吸处血液自然凝固后，用纱布包扎，一般应用于复发性丹毒已形成象皮腿者。目前常因操作不便，以拔火罐代替。

3. 注意事项　必须验其筒内拔出的脓血，若是红黄稠厚者预后较好；纯是败浆稀水、气秽色黑绿者预后较差。此外，操作时须避开大血管，以免出血不止。

（四）针灸法

针法和灸法在外科上广泛应用。古代多采用灸法，但近年来针法较灸法应用广泛，很多疾病均可配合针刺治疗而提高临床疗效。针法根据不同病证取穴，采用不同手法；灸法具有和阳祛寒、活血散瘀、疏通经络、拔引郁毒作用。

1. 适应证　针刺适用于瘰疬、乳痈、乳癖、湿疮、瘾疹、蛇串疮、脱疽以及内痔术后疼痛、排尿困难等。灸法适用于肿疡初起坚肿，特别是阴寒毒邪凝滞筋骨而正气虚弱，难以起发，不能托毒外达者；或溃疡久不愈合，脓水稀薄，肌肉僵化，新肉生长迟缓者。

2. 用法　针刺一般采用病变远隔部位取穴，手法大多采用泻法，不同疾病取穴各异。灸法分明灸和隔物灸两种，明灸因有灼痛，且易引起皮肤水疱，比较少用；隔物灸法中的豆豉饼灸、隔姜蒜灸适用于气血两虚、风寒湿凝滞筋骨之证。雷火神针灸适用于风寒湿侵袭、经络痹痛之证。至于灸炷的大小、壮数的多少，须视疮形的大小及疮口的深浅而定。务必使药力达到病所，以痛者灸至不痛、不痛者灸至觉痛为度。

3. 注意事项 针刺一般不宜直接刺于病变部位。头面为诸阳之会，颈项接近咽喉，灸之恐逼毒入里；疔疮等阳证实证不宜灸之，以免以火济火；手指等皮肉较薄处灸之更增疼痛。根据病情，针灸应与内治、外治等法共同使用。

（五）熏法

熏法是用药物燃烧后取其烟气上熏，借药力与热力的作用，使腠理疏通、气血流畅而达到治疗目的的一种疗法。

1. 适应证 肿疡、溃疡均可应用。

2. 用法 常用的熏法主要有神灯照法、桑柴火烘法与烟熏法。神灯照法功能活血消肿、解毒止痛，用于痈疽轻症，使未成者自消，成脓者自溃，不腐者即腐。桑柴火烘法功能温阳通络、消肿散坚、化腐生肌、止痛，用于疮疡坚而不溃、溃而不腐、新肉不生、疼痛不止者。烟熏法功能杀虫止痒，适用于干燥而无渗液的各种顽固性皮肤病。

3. 注意事项 应注意随时听取患者对治疗部位热感程度的反映，不得引起皮肤灼伤；室内烟雾弥漫时，要注意空气流通。

（六）熨法

熨法是用药物加酒、醋炒热后以布包熨摩患处，使腠理疏通、气血流畅，从而达到治疗目的的一种疗法。

1. 适应证 风寒湿痰凝滞筋骨、肌肉等证，乳痈初起或回乳均可应用。

2. 用法 取赤皮葱连须240g捣烂后与熨风散药末和匀，醋拌炒热，用布包熨患处，稍冷即换，具有温经祛寒、散风止痛之功，用于附骨疽、流痰皮色不变、筋骨酸痛者。取皮硝80g置布袋中，覆于乳房患处，再用热水袋置于布袋上待其溶化吸收，具有消肿回乳之功效，适用于乳痈初起或哺乳期回乳。

（七）热烘疗法

热烘疗法是指在病变部位涂药后，再加热力烘烤的一种治疗方法。可促使局部气血流畅，腠理开疏，药物渗入，从而达到活血祛风以减轻或消除痒感，活血化瘀以消除皮肤肥厚等治疗目的。

1. 适应证 用于鹅掌风、慢性湿疮、牛皮癣等皮肤干燥、瘙痒之症。

2. 用法 应用时，先选择相适应的药膏（如鹅掌风用疯油膏；慢性湿疮用青黛膏；牛皮癣用疯油膏），均匀、极薄地涂于患部，然后用电吹风或火烘患部，每日1次，约20分钟，烘后随即将药膏擦去。

3. 注意事项 操作时防止皮肤灼伤，急性皮肤病禁用。

（八）浸渍法

浸渍法古称溻渍法。溻是将饱含药液的纱布或棉絮湿敷患处，渍是将患处浸泡在药液中，通过湿敷、浸泡、淋洗使药物作用于患处，以达到治疗目的。

1. 适应证 疮疡溃后脓水淋漓或腐肉不脱，皮肤病瘙痒、脱屑，内、外痔的肿胀疼痛等。

2. 用法 葱归溻肿汤可疏导腠理、调通血脉，适用于痈疽初起；2%~10%黄柏溶液具有清热解毒作用，适用于疮疡溃后脓水淋漓、腐肉不脱、疮口难敛者；苦参汤具有祛风除湿、杀虫止痒之功，可洗涤尖锐湿疣、白疕等；五倍子汤具有消肿止痛、收敛止血的作用，煎汤坐浴可用于内、外痔肿痛及脱肛等；香樟木有调和营卫、祛风止痒之功，煎汤沐浴适用于瘾疹；鹅掌风浸泡汤可疏通气血、杀虫止痒，加醋同煎，每日浸泡，适用于鹅掌风、脚湿气。

3. 注意事项 冬季应用本法时应注意保暖；夏季应用时宜避风凉，以免感冒。

（九）冷冻疗法

冷冻疗法是利用各种不同等级的低温作用于患病部位，使之冰寒凝集，气血阻滞，病变组织失去气血濡养而发生坏死脱落的一种治疗方法。

1. **适应证**　瘤、赘疣、痔核、痣、早期皮肤癌等。

2. **用法**　目前最常用的制冷剂为液氮。液氮制冷温度低，可达−196℃。应用时，根据病变组织的不同情况，可选择不同的操作方法。如棉签法适用于小的浅表病变；喷射冷冻法可用于浅表而面积稍大、表面不平的病变；冷冻头接触法适用于部位较深的病变；冷冻刀接触法适合于多种病变的治疗。

3. **注意事项**　冷冻疗法使用后，有疼痛、水肿、水疱、出血或皮疹发生，应做好相应的预防和处理。亦有患者可能出现色素脱失或色素沉着，一般经数月可自行消退。

（十）激光疗法

用各种不同的激光治疗不同疾病的方法称激光疗法。目前已有多种激光应用于治疗，如二氧化碳激光、氩离子激光、氦氖激光、绿激光等。临床常用的有二氧化碳激光和氦氖激光。

1. **适应证**　二氧化碳激光适用于瘤、赘疣、痔核、痣，部分皮肤良、恶性疾病等。氦氖激光适用于疮疡初起及脓块、溃疡久不愈合、皮肤瘙痒症、蛇串疮后遗症、油风等。

2. **用法**　分弱激光治疗和中、强功率激光治疗。中、强功率激光治疗时以2%利多卡因做浸润麻醉，再根据病情采用清扫法、切割法或凝固照射等。

（1）**清扫法**　一般用于没有突出皮肤表面的病变，如痣等。从表层开始，逐层向深部扫描照射，将病变烧灼干净，直至见到健康组织为止。

（2）**切割法**　用于突出皮肤表层的病变，如赘疣、痔核、瘤等。切割时将镊子夹住并提起病变部位切割，然后适当调低功率清除残余病变组织。

（3）**凝固照射**　以中功率激光照射病变组织，可使其变白、凝固、变性，从而破坏病变组织。

3. **注意事项**　创面浅而小，治疗后没有明显渗出及红肿反应，则无需处理，但要保持创面干净；创面较大，或创面有渗液者，应使用无菌敷料包扎，并酌情用散焦二氧化碳激光或氦氖激光照射，可预防感染，加速创面愈合。

　岗位对接

　　外科疾病的治疗可以分为内治法和外治法两大类，各具特色。外科疾病的内治法以消、托、补为纲，掌握具体内治法及其代表方，以及外治法的适应证、用法、注意点。外治法是治疗外科疾病必不可少的手段，药物疗法包括膏剂、散剂、洗剂、酊剂、油剂及新鲜草药等；手术疗法包括切开法、烙法、砭镰法、挂线法、结扎法等；其他疗法包括引流法、垫棉法、针灸法、药筒拔法、熏法、熨法、热烘疗法、浸渍法、激光疗法、冷冻疗法等。

目标检测

答案解析

一、单项选择题

1. 溃疡疮口太小，脓腐难去，常用的腐蚀药是（　　）

　A. 红灵丹　　　　B. 白降丹　　　　C. 七三丹　　　　D. 八宝丹　　　　E. 九黄丹

2. 中医外科内治法的总则是（　　）

　　A. 温、托、补　　　B. 清、消、补　　　C. 清、补、托　　　D. 消、通、补　　　E. 消、托、补

3. 半阴半阳证肿疡可用（　　）

　　A. 玉露膏　　　　　B. 疯油膏　　　　　C. 冲和膏　　　　　D. 生肌白玉膏　　　E. 生肌玉红膏

4. 欲取散瘀解毒作用时，箍围药宜用（　　）

　　A. 葱姜汁调　　　　B. 酒调　　　　　　C. 菊花汁调　　　　D. 冷茶水调　　　　E. 醋调

5. 阳证肿疡初期外敷宜用（　　）

　　A. 冲和膏　　　　　B. 金黄膏　　　　　C. 生肌白玉膏　　　D. 生肌玉红膏　　　E. 青黛膏

6. 阴证外疡初期外敷宜用（　　）

　　A. 太乙膏　　　　　B. 回阳玉龙散　　　C. 千捶膏　　　　　D. 冲和膏　　　　　E. 玉露膏

7. 对升丹过敏者，提脓祛腐时宜用（　　）

　　A. 千金散　　　　　B. 八宝丹　　　　　C. 平胬丹　　　　　D. 青黛散　　　　　E. 黑虎丹

8. 切开法适应于（　　）

　　A. 阴证疮疡已成脓者　　　　B. 阳证疮疡已成脓者　　　　C. 半阴半阳证疮疡已成脓者

　　D. 一切疮疡已成脓者　　　　E. 一切疮疡成形期

9. 脓肿切口的位置应在（　　）

　　A. 脓肿稍低的部位　　　　　B. 脓肿稍高的部位　　　　　C. 脓肿中央的部位

　　D. 脓肿周边的部位　　　　　E. 以上都不是

10. 手指脓肿切口的方向（　　）

　　A. 循经切开　　　　B. 沿皮纹切开　　　C. 侧方切开　　　　D. 弧形切开　　　　E. 放射状切开

11. 砭镰法的适应证（　　）

　　A. 阴证外疡　　　　B. 阳证外疡　　　　C. 半阴半阳外疡　　D. 瘰疬流痰　　　　E. 以上都不是

12. 下列关于内治法应用的叙述，错误的是（　　）

　　A. 治疗外科疾病都应严格遵循消托补法的顺序　　　B. 治疗肿疡早期用消法

　　C. 治疗肿疡中期用托法　　　　　　　　　　　　　D. 治疗溃疡后期用补法

　　E. 托法中应用黄芪主要是透脓而不是补气

二、简答题

1. 消、托、补三法是治疗外科病的三个总则，简述其具体运用并指出补托法的代表方剂。

2. 补法在外疡中如何应用？

3. 何谓药线引流？其适应证是什么？

（邢　舸　陈冬雪）

书网融合……

知识回顾　　　　习题

各 论

第五章 | 疮疡

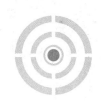

学习目标

知识要求：

1. 掌握疮疡的诊断、治疗。
2. 熟悉疮疡的病因病机。
3. 了解疮疡的预防与调护。

技能要求：

1. 熟练掌握常见疮疡的诊断与治疗技能。
2. 学会选择合适的切开排脓位置。学会选择合适的外治法治疗疮疡。

第一节 概 论

PPT

【概述】

疮疡有广义与狭义之分，广义疮疡泛指一切体表浅显的外科疾病；狭义疮疡是指各种致病因素侵袭人体后引起的体表感染性疾病。本章论述的是狭义疮疡，是中医外科最常见的疾病，相当于西医的"体表外科感染"。

【病因病机】

疮疡的致病因素分外因（外感六淫邪毒、感受特殊之毒、外来伤害等）和内因（情志内伤、饮食不节、劳伤虚损等）两大类。外因引发的疮疡常起病急、发展快，多属阳证，如疔、痈、发等，病因尤以热毒、火毒最为常见。风、寒、暑、湿等六淫外邪引起的疮疡，有的初起并不都具有热毒、火毒为患的红热现象，病情发展至中期才能显现。

内因引起的疮疡，大多因虚致病，由五脏不足蓄毒而成，起病缓、发病慢，多属阴证，如肺肾阴亏，虚火上炎，灼津为痰而成瘰疬。由于饮食不节，内伤脾胃导致火毒内生而引起的疮疡，虽然有时正气尚未虚衰，但较单纯为外邪侵袭所引起者严重，如消渴病合并疔、有头疽、脱疽等。此即所谓从外感受者轻，五脏蕴结从内发外者重。

各种致病因素侵袭人体后，影响气血运行，引起局部气血凝滞，营卫不和，经络阻塞，产生肿痛症状。疮疡发生以后，正邪交争的结果决定着疮疡的发展和转归。疮疡初期，若正能胜邪，则邪热不能鸱张，肿势逐渐局限，疮疡消散。若正不胜邪，热毒壅滞不散，热胜肉腐成脓，导致脓肿形成，即为疮疡中期（成脓期）。此时如治疗得当，切开引流，或正气尚足，脓肿破溃，毒随脓泄，形成溃疡，腐脱新生，最后疮口愈合，即为疮疡后期（溃疡期）。在疮疡的发展过程中，若因失治误治导致邪毒炽盛，或人体气血虚弱，不能托毒外达，可使邪毒走散，内攻脏腑，形成走黄与内陷，危及生命。

【辨证】

疮疡的辨证应根据阴阳、脏腑、经络、气血、津液、卫气营血等学说，按照四诊八纲的原则来进行。但疮疡的发病有其特殊性，它不但表现为全身症状，更有明显的局部症状，所以局部辨证是认识疮疡很重要的一种辨证方法。应既重视局部辨证，又要和整体辨证相结合。疮疡的辨证概要，基本与总论的中医外科疾病的辨证内容相同，本节主要论述辨疮疡临床表现的普遍规律、转化过程、特殊体征、损骨透膜等内容。

（一）普遍规律

普遍规律是指机体在被病邪侵入后，通过正邪交争的斗争过程所产生的局部症状和全身症状。虽然疮疡的性质、发病部位、毒邪强弱、人体正气盛衰等各个方面的因素不同，其临床表现也有一定的差异，然而疮疡的发病也有其共同的发病因素和发病机制，在临床上存在着某些共同的、常见的临床症状。

1. 局部症状　各种致病因素侵入机体，常首先侵犯人体某一个部位，从而导致局部经络阻塞，气血凝滞，瘀而化热，热胜肉腐成脓，并产生红、肿、热、痛、化脓和功能障碍等局部症状，这是一般阳证疮疡所共有的局部病证规律。但有些急性疮疡，如颈痈、附骨疽、流注等，初起时常表现为皮色如常、漫肿、热、痛，除由于部分病因尚未化热之外，主要由于病位较深，邪热一时不能反映于体表，因此在辨证时不能误辨为阴证。而流痰、瘰疬等阴证疮疡，初起亦无红、热现象，只有寒凝化热时才有微红、微热，但肿、痛却有不同程度的存在。所以辨疮疡的局部症状时，应注意明辨阴阳、寒热、虚实及部位深浅。

2. 全身症状　疮疡毒邪由表传里，内侵脏腑，或由里及表引起邪正斗争而导致全身一系列的病理反应。在各种化脓性感染性疾病中，其全身症状基本一致，仅在程度上轻重不一。如阳证疮疡一般都有轻重不同的畏寒、发热等全身反应，可出现寒战、高热、头晕头痛、骨节酸痛、食欲不振、大便秘结、小便短赤，严重时出现烦躁不安、神昏谵语、脉象洪数或弦数、舌苔黄糙或灰腻、舌质红绛等。阴证疮疡常有低热、颧红、面色苍白、自汗盗汗等虚象。但当机体反应能力减弱时，尤其是年老体衰之人，可能全身症状并不明显，而实际病情却很重，临床需予以重视。

（二）转化过程

邪毒与人体正气之间的斗争，邪正的相互消长，决定了疮疡的发展、转化与预后。

1. 疮疡初起　如果人体正气充足，抗病能力强，则正能胜邪，拒邪于外，热壅于表，使邪热不能鸱张，渐而肿势局限，疮疡消散，即形成疮疡尚未化脓的消散阶段；反之，如果正气虚弱，人体抗病能力低，或邪气已结聚，正气无力消之，正不胜邪，热毒深壅，滞而不散，久则热胜肉腐，腐而成脓，导致脓肿的形成。

2. 疮疡中期（成脓期）　热胜肉腐，形成脓肿。

3. 疮疡后期（溃疡期）　若患者正气充盛，则能促脓肿自溃，脓毒外泄，或治疗得当，及时切开引流，脓液畅泄，毒从外解，形成溃疡。进而腐肉逐渐脱落，新肉生长，最后疮口结痂愈合。

若在疮疡过程中，人体正气不足，抗病能力低下，不能托毒外出，可致疮形平塌，肿势不能局限、难溃、难腐等；若再未能及时治疗，或处理不当，致使邪毒走散全身，入于营血，或内陷脏腑，则形成"走黄""内陷"。

（三）特殊体征

在疮疡的发病过程中，由于病理变化造成的特殊形态，或由于功能障碍产生的特殊体征，对于诊断常有一定的意义。如颜面疔疮患者步态蹒跚，局部突然疮肿塌陷，皮色暗滞，常是"走黄"的先兆；红丝疔患者，皮肤必有一条或数条红丝上窜；蛇头疔患者的患指末节肿胀形如蛇头，若有损骨，其溃后疮口多有胬肉外突，形如蛇眼。

（四）损骨、透膜

疮疡损骨多在四肢，肿疡时见局部胖肿，皮肤表面可有细小红丝或青筋暴露，触之骨骼增粗，多为损骨；溃疡时疮口胬肉外翻，经久不愈，脓出腥臭，以纸捻探之有锯齿感，多为损骨。疮疡透膜多在躯干，肿疡时见肿势漫无边际，触之绵软，或有捻发感，多为气肿或透膜；溃疡时脓出似蟹沫，或夹有气泡，在胸壁有时可听到如儿啼声（可做贴纸试验：取薄纸片贴于疮口上，可见纸片随呼吸而微微扇动），在腹部有时可看到有粪便流出，多为透膜。

【治疗】

疮疡的治疗，有内治与外治之分，在治疗过程中往往进行内外结合，综合治疗。但轻浅的疮疡，有时只用外治法即可获得痊愈，所谓"外科之治，最重外治"，说明外治法是中医外科的一个重要特色。总之，在治疗过程中，必须首先辨明阳证、阴证，根据不同疾病的致病因素、疾病转化的阶段、患者正气的强弱、邪气的盛衰等，决定内治和外治的具体治疗法则。

（一）内治法

根据疮疡病程可分为三个不同时期，即初期、中期（成脓期）、后期（溃疡期）。初期为邪毒蕴结，经络阻塞，气血滞凝，但尚未成脓，宜用"消法"，以消散邪毒，解除经络阻塞；中期为瘀滞化热，腐肉成脓，若脓成不溃，或脓出不畅，宜用"托法"，以托毒透脓外出，以免毒邪深溃旁窜，甚或内攻脏腑；后期为脓毒外泄，正气耗伤，宜用"补法"，以扶助正气，或助其生肌敛口，或促其体质康复。这是疮疡内治法的总则。

（二）外治法

外治法指运用药物和手术或配合一定的器械，直接施用于患者体表的病变部位，以达到治疗目的的方法，包括药物外治、手术外治和其他外治三个方面。疮疡的发病有初期、中期与后期三个不同阶段，因此，外治的方法也应根据具体的病情进行辨证施治，选用不同的治疗方法与药物。初期宜用箍毒消肿法；中期确定脓肿已形成时，宜切开排脓；后期脓肿切开或自行穿溃而形成溃疡，宜提脓祛腐、生肌收口。

在疮疡的治疗中，除内治法、外治法外，护理也是治疗过程中重要的一环，对患者的精神、饮食、起居、换药四个方面，尤应注意。同时还应注意了解患者的思想情况，充分调动其积极因素，医患合作，共同战胜疾病，促使患者早日康复。

PPT

第二节　疖

【概述】

疖是指发生在肌肤浅表部位、范围较小的急性化脓性疾病。其临床特点是随处可生，表现为色红、灼热、疼痛，但浮浅无根，肿势局限，范围多小于3cm，易脓、易溃、易敛。

疖在一年四季均可发生，但多见于夏、秋、暑季。发于暑天者称"暑疖""热疖"。疖初起可有头、无头两种。本病一般症状轻而易治，但亦可因治疗或护理不当而成"蝼蛄疖"，或反复发作，日久不瘥而成"疖病"。二者虽然性质都属于疖的范围，但前者为疖的一般表现，后者属疖的特殊类型，在治疗上也较前者难。本病相当于西医学的疖、头皮穿凿性脓肿、疖病等。

【病因病机】

1. 暑疖　暑疖发病总因感受暑、湿、热毒而致。盛夏时令，暑、湿、热三气蕴蒸，人处于气交之中，或受烈日曝晒，暑热之气袭于肤腠，或由汗出见湿，皮肤浸渍，或阳气受邪，汗泄不畅等，致暑、湿、热邪与卫阳佛郁于皮肤，久则热聚成毒，复从肤腠发出而为疖；或因暑热佛郁，先生痱痦，复经搔抓，皮肤破损，感染毒邪而生。小儿稚阳之体，皮肤娇嫩，气血未充；老人脏腑虚弱，应变力差；新产妇女，气血未复，腠理空疏，均易于感受时邪，结滞化热而发生本病。

2. 蝼蛄疖　本病多因暑疖治疗不当，疮口太小，脓流不畅，引起脓毒潴留所致；或因护理不慎，搔抓碰伤，以致脓毒旁窜而成；或因小儿胎中受毒而成；成人则多因风热之邪，蕴结头部皮肉而生。而头顶皮肉较薄，容易互相蔓延，腐蚀肌肉，头皮窜空，加之气血亏虚，脓毒旁流，故发为本病。

3. 疖病　本病多由内郁湿火，外感风邪，蕴阻于肌肤所致。亦有因患消渴、习惯性便秘等慢性疾病，阴虚内热，或脾虚便溏者，易于染毒而成。

西医学认为，疖是单个毛囊及其所属皮脂腺或汗腺的急性化脓性炎症，常扩展到皮下组织，常见的致病菌为金黄色葡萄球菌或白色葡萄球菌。

【诊断与鉴别诊断】

（一）临床表现

1. 暑疖　初起局部皮肤潮红，次而发生肿痛，出现圆锥状疖肿，但浮浅无根，病变局限，范围小于3cm。若为有头疖，则肿势高突，红肿热痛明显，成脓后，顶部皮薄而泽，有黄白色脓头，随后疼痛增剧，自行破溃，流出少许黄白脓液，继流黄水，肿痛渐减，结痂向愈。无头疖则患部结块无头，红肿疼痛，肿势高突，成脓后皮薄光软，触之应指，自行溃破或切开排出黄白色稠脓，但中心无脓栓，脓出后，数日收口而愈。

2. 蝼蛄疖　病变多在头皮，小儿多见，疖肿多无头，1个或数个，临床上可分两型：一种是疮形肿势虽小，但根脚坚硬，溃破虽出脓水但坚硬不退，疮口愈合后，过一段时间还会复发，往往一处未愈，他处又生；另一种疮大如梅李，相连3~5枚，溃破脓出，其口不敛，日久头皮窜空，如蝼蛄串穴之状。若失治误治，往往迁延日久，重者内损颅骨，有朽骨形成，用探针或药线探之，可触到粗糙的骨擦音，需待朽骨脱出后方愈。

3. 疖病　好发于一定的部位，如臀、项、背、腋下等处，或全身各部散发数个至数十个疖肿，反复发作，此愈彼发，经年不愈，或间隔周余、月余再发，可伴有大便干结、小溲黄赤等全身症状。

（二）辅助检查

必要时可进行血常规、血糖、免疫功能等方面的检查。

（三）鉴别诊断

1. 痈　该病常为单发，初起无头，局部顶高色赤，表皮紧张光亮，肿势范围较大，6~9cm，初起即伴有明显的全身症状。

2. 颜面疔疮　该病初起有粟粒状脓头，根脚较深，状如钉丁，肿势散漫，肿胀范围明显大于疖，出脓时间较晚且有脓栓，大多数患者初起即有明显的全身症状。

3. 囊肿型痤疮　该病好发于面颊部和背部，初为坚实丘疹，挤之有豆渣样物质，反复挤压形成大小不等的结节，常继发化脓感染，破溃流脓，形成窦道及瘢痕，病程较长，30岁以后发病减少。

【治疗】

本病治疗以清热解毒为主。夏秋发病者须兼清暑化湿；疖病多虚实夹杂，治疗宜扶正固本与清热解毒并施，应坚持治疗以减少复发；对伴消渴病等慢性病者，必须积极治疗原发疾病。对症状轻微的疖可单纯应用外治法治疗。

（一）辨证论治

1. 热毒蕴结证
证候：好发于项后发际、背部、臀部。轻者疖肿只有1~2个，多则可散发全身，或簇集一处，或此愈彼起；伴发热、口渴、溲赤、便秘。舌苔黄，脉数。
治法：清热解毒。
方药：五味消毒饮加减。热毒炽盛可加黄连、栀子等。

2. 暑热浸淫证
证候：发于夏秋季节，以小儿及产妇多见。局部皮肤红肿结块，灼热疼痛，根脚很浅，范围局限；伴发热、口干、便秘、溲赤等。舌苔薄腻，脉滑数。
治法：清暑化湿解毒。
方药：清暑汤加减。大便秘结可加大黄、枳实。

3. 阴虚内热证
证候：疖肿常此愈彼起，不断发生。或散发全身各处，或固定一处，疖肿较大，易转变成有头疽；常伴口干唇燥。舌质红，苔薄，脉细数。
治法：养阴清热解毒。
方药：仙方活命饮合增液汤加减。

4. 脾胃虚弱证
证候：疖肿泛发全身各处，成脓、收口时间均较长，脓水稀薄；常伴面色萎黄、神疲乏力、纳少便溏。舌质淡或边有齿痕，苔薄，脉濡。

治法：健脾和胃，清化湿热。

方药：五神汤合参苓白术散加减。脓成难溃者加皂刺、川芎。

（二）中医外治法

1. 初起小者用千捶膏盖贴或三黄洗剂外搽；大者用金黄散或玉露散，以金银花露或菊花露调成糊状敷于患处，或用紫金锭水调外敷；也可用鲜野菊花叶、蒲公英、芙蓉叶、龙葵、败酱草、丝瓜叶取其一种，洗净捣烂敷于患处或水煎外洗。

2. 脓成宜切开排脓，用九一丹、太乙膏盖贴；深者可用药线引流。脓尽用生肌散、白玉膏收口。

3. 蝼蛄疖宜做十字形切开，如遇出血，可用棉垫加多头带缚扎以压迫止血。若有死骨，待松动时用镊子钳出。可配合垫棉法，使皮肉粘连而愈合。

（三）其他疗法

病情较重者，应使用有效抗生素治疗。如有糖尿病者，必须口服降血糖药或注射胰岛素控制血糖。

【预防与调护】

1. 局部皮肤宜保持清洁，避免挤压碰撞。

2. 多发性疖病患者饮食宜清淡，少食辛辣炙煿助火之物及肥甘厚腻之品，患疖时忌食鱼腥发物，保持大便通畅。

3. 患消渴病等慢性病者应及时治疗。

4. 体虚患者应注意锻炼身体，增强机体抵抗力。

🖊 **知识拓展**

细菌性皮肤病按临床表现及感染方式可分为原发性感染与继发性感染。

原发性感染：指病原菌直接侵入皮肤，在局部造成炎症，常有特征性形态和病程，常由单一病原菌引起，发生在正常皮肤上。通常葡萄球菌引起毛囊炎、疖、痈等；链球菌则引起丹毒及蜂窝织炎，诱发肾炎及关节炎。

继发性感染：指在原有皮肤创伤或皮肤病基础上发生感染，可见特殊部位和特殊类型的皮损，常由革兰阴性杆菌引起。又分为特异性感染（如皮肤结核病和麻风）和非特异性感染（由革兰阴性杆菌如变形杆菌、假单胞菌、大肠埃希菌等感染引起）。

第三节 疔

PPT

【概述】

疔是一种发病迅速，易于变化且危险性较大的急性化脓性疾病，多发于颜面和手足等处。临床特点是疮形小，根脚深，坚硬如钉，病势较剧，病情变化迅速，毒邪易于走散。若处理不当，发于颜面部的疔疮，易走黄而有生命危险；发于手足部的疔疮，易损筋伤骨而影响机体功能。本病相当于西医的疖、痈、气性坏疽、皮肤炭疽及急性淋巴管炎等。

疗的范围很广，名称繁多，证因各异。根据发病部位和性质不同，分颜面部疗疮、手足部疗疮、红丝疗、烂疗、疫疗等。

颜面部疗疮

【概述】

颜面部疗疮是指发生在颜面部的急性化脓性疾病。包括西医的颜面部疖、痈、蜂窝织炎等。其临床特征是疮形如粟，坚硬根深，如钉丁之状，或痒或痛。因头面为诸阳之首，火毒蕴结，故反应剧烈，且发病迅速，若不及时治疗，或处理不当，毒邪易于扩散走黄而危及生命。

【病因病机】

本病主要因火热蕴结为患，其毒或从内发，如饮食不节，恣食膏粱厚味、醇酒辛辣，致脏腑蕴热，火毒内生；或从外受，感受四时不正之气（风热火毒），或虫咬、皮肤破损染毒，以致火热之毒蕴蒸肌肤，导致气血凝滞、火毒结聚，热胜肉腐而成。若火毒炽盛，内燔营血，则成走黄重证。

【诊断与鉴别诊断】

（一）临床表现

本病多发于额前、颧、颊、鼻、口唇等部。

初期：在颜面部某处皮肤上忽起一粟米样脓头，或痒或麻，以后逐渐红肿热痛，肿势范围3~6cm，但根深坚硬，状如钉丁。轻者无全身不适，重者伴恶寒发热等全身症状。

中期：病程至第5~7日，症见肿势逐渐增大，四周浸润明显，疼痛加剧，脓头破溃，伴有发热口渴，便干溲赤。

后期：病程至第7~10日，症见肿势局限，顶高根软溃脓，脓栓（疗根）随脓外出，肿消痛止，身热减退。

本病一般10~14日即可痊愈。若处理不当，或妄加挤压，或不慎碰伤，或过早切开等，可引起疗疮顶陷色黑无脓，四周皮肤暗红，肿势扩散，失去护场，以致头面、耳、项俱肿，并伴有壮热烦躁，神昏谵语，舌质红绛，苔黄糙，脉洪数等，此乃疗毒走散，发为"走黄"之象。若疗毒走窜入络，出现恶寒发热，在躯干或四肢肌肉丰厚处多有明显痛处者，则是并发"流注"之象。若毒邪内传脏腑，可引起内脏器官的转移性脓肿。若毒邪流窜附着于四肢长管骨，骨骼胖肿，可形成"附骨疽"。

（二）辅助检查

1. 血常规示白细胞总数及中性粒细胞比例明显增高。
2. 必要时应做脓液或血液细菌培养加药敏试验。

（三）鉴别诊断

1. 疖　该病好发于颜面部，红肿范围多小于3cm，无明显根脚，一般无全身症状。
2. 有头疽　该病有多个粟粒样脓头，破溃后如蜂窝状，红肿范围多超过9cm，好发于项背部肌肉丰厚之处。

【治疗】

（一）辨证论治

1. 热毒蕴结证

证候：疮形红肿高突，根脚收束；伴发热、头痛。舌红，苔黄，脉数。

治法：清热解毒。

方药：五味消毒饮、黄连解毒汤加减。壮热口渴者可加竹叶、知母、石膏。

2. 火毒炽盛证

证候：疮形平塌，肿势散漫，四周浸润明显，皮色紫暗，焮热疼痛；伴高热，头痛，烦渴，呕恶，溲赤，便秘。舌红，苔黄腻，脉洪数。

治法：凉血清热解毒。

方药：犀角地黄汤、黄连解毒汤、五味消毒饮加减。

（二）中医外治法

1. 初起宜箍毒消肿，用金黄散、玉露散以金银花露或水调成糊状围敷，或用千捶膏盖贴。

2. 脓成宜提脓祛腐，用九一丹、八二丹撒于疮顶部，再用金黄膏、玉露膏或千锤膏贴敷；若脓已成熟，中央已软有波动感时，可切开排脓。

3. 溃后宜提脓祛腐，生肌收口。初溃时脓腐未尽，疮口掺入八二丹、九一丹，外敷金黄膏；若脓出不畅，用药线引流；脓尽宜用生肌散、红油膏盖贴。

（三）其他疗法

1. 西黄丸，口服，每次3g，每天2次。

2. 必要时可应用抗生素，并配合支持疗法。

【预防与调护】

1. 有全身症状者宜静卧休息，减少活动。

2. 忌内服发散药，忌用灸法、忌过早切开、忌挤压排脓，以免疔毒走散入血。

3. 宜清淡饮食，忌膏粱厚味、辛辣及鱼腥食物。

手足部疔疮

【概述】

本病是指发生于手足部的急性化脓性感染性疾病。发病部位手部多于足部，临床上具有发病较急，红肿热痛明显，化脓后易损伤筋骨，以致影响患指功能的特点。其发于手指部者多与外伤有关，故多见于从事手工操作的劳动者。由于发病部位和形态不同而名称各异，如发于指头顶端者称为蛇头疔，发于指甲旁的称为蛇眼疔，发于指腹部的称为蛇肚疔，发于手掌心的称为托盘疔，发于足掌心的称为足底疔。本病相当于西医学的甲沟炎、化脓性指头炎、化脓性腱鞘炎、掌中间隙感染、足底皮下脓肿等。

【病因病机】

本病内因脏腑火毒炽盛，外因手足部外伤染毒，如针尖、竹、木、鱼骨等刺伤或修甲时刺破皮肤，或昆虫咬伤等。托盘疔还可由手少阴心经、手厥阴心包经火毒炽盛为患引发；足底疔多由湿热下注引起。最终可致火毒之邪阻塞经络，气血凝滞，热胜肉腐，甚则损筋伤骨。

【诊断与鉴别诊断】

（一）临床表现

1. 蛇眼疔　初起时多局限于指甲一侧边缘的近端处，有轻微的红肿热痛，一般2~3天即成脓。若失治或处理不当，可蔓延到对侧而形成指甲周沟炎；若脓液侵入指甲下，可形成指甲脓肿，则指甲背面上可透现出黄色或灰白色的脓液积聚阴影，形成指甲溃空或胬肉突出。

2. 蛇头疔　初觉指端麻痒，焮热肿痛明显，但皮色不变，随后肿势扩大，手指末节呈蛇头状肿胀，酿脓时剧烈跳痛，患肢下垂时疼痛更甚，局部触痛明显，约10天成脓。常伴发热、恶寒、头痛等。后期一般出黄稠脓，肿痛渐消。若溃脓迟缓，约2周后穿溃，且溃后脓水臭秽，经久不尽，余肿不消，多是损骨的征象。

3. 蛇肚疔　整个患指红肿，疼痛逐渐加重，皮肤极度紧张、发亮；肿胀呈圆柱状，患指呈轻度屈曲，不能伸展，任何伸指动作都会引起剧烈疼痛。一般7~10天成脓，但由于指侧皮肤坚厚，不易出现波动，溃后脓出黄稠，症状逐渐减轻，约2周愈合。如损伤筋脉则愈合缓慢，并影响手部功能。

4. 托盘疔　初起先见掌心红点如粟，继而坚硬起疱，随后变为黑色。肿胀可使掌部失去正常的凹陷，甚或稍凸出，肿势还可延及手臂，疼痛剧烈，约2周成脓，因患处皮肤坚韧，虽已化脓，不易向外透出，亦有损伤筋骨的可能。初起即有发热、头痛、食欲不振等全身症状，并可在患侧肘部或腋部发生臖核；严重时，可致走黄。

5. 足底疔　初起时足底疼痛，不能着地，按之坚硬。3~5天有搏动性疼痛，修去老皮后，可见白头。重者肿势蔓延到足背，痛连小腿，不能活动。可伴恶寒、发热、头痛、纳呆等全身症状。偶可并发红丝疔，溃后流出黄稠脓液，肿消痛止，全身症状也随之消退。

（二）辅助检查

1. 血常规示白细胞总数及中性粒细胞比例增高。
2. 必要时做脓液细菌培养加药敏试验。
3. X线片可确定有无骨质破坏。

（三）鉴别诊断

1. 手发背　该病的病变部位在手背部，表现为全手背漫肿，红热疼痛，手心不肿，出脓稠黄，或漫肿坚硬，不红不热，溃迟敛难，久则损筋伤骨。需与托盘疔鉴别。

2. 足发背　该病的病变部位在足背部，表现为足背红肿灼热疼痛，肿势弥漫，边界不清，影响活动。一般5~7天迅速增大化脓。溃破后脓出稀薄，夹有血水，皮肤湿烂。需与足底疔鉴别。

【治疗】

本病治疗以清热解毒为主，临证根据发病部位不同及病变发展不同阶段特征，施治应有所侧重。发于下肢者应清热利湿；脓成后应尽早切开排脓；病愈后须加强关节功能锻炼。

（一）辨证论治

1. 火毒凝结证

证候：局部红肿热痛，麻痒相兼；伴畏寒发热。舌质红，苔黄，脉数。

治法：清热解毒。

方药：五味消毒饮、黄连解毒汤加减。

2. 热胜肉腐证

证候：红肿明显，疼痛剧烈，痛如鸡啄，溃后脓出肿痛消退；若溃后脓泄不畅，则肿痛不退，胬肉外突，甚者损筋蚀骨；可伴见发热恶寒等症状。舌质红，苔黄，脉数。

治法：清热透脓托毒。

方药：五味消毒饮合透脓散加减。

3. 湿热下注证

证候：足底部红肿热痛；伴恶寒，发热，头痛，纳呆。舌质红，苔黄腻，脉滑数。

治法：清热解毒利湿。

方药：五神汤合萆薢渗湿汤加减。

（二）中医外治法

1. 初期 金黄膏或玉露膏外敷。蛇眼疔也可用10%黄柏溶液湿敷。

2. 溃脓期 脓成应及早切开排脓，一般应尽可能循经直开。蛇眼疔宜沿甲旁0.2cm挑开引流。蛇头疔宜在指掌面一侧做纵形切口，务必引流通畅，必要时可对口引流，不可在指掌面正中切开；蛇肚疔宜在手指侧面做纵形切口，切口长度不得超过上下指关节面。托盘疔应依掌横纹切开，切口应够大，保持引流通畅，手掌处显有白点者，应先剪去厚皮，再挑破脓头。注意不要因手背肿胀较手掌为甚而误认为脓腔在手背部而妄行切开。甲下溃空者须拔甲，拔甲后敷以红油膏纱布包扎。

3. 收口期 脓尽用生肌散、白玉膏外敷。若胬肉高突，修剪胬肉后，用平胬丹或枯矾粉外敷；若已损骨，久不收口者，可用2%~10%黄柏溶液浸泡患指，每天1~2次，每次10~20分钟。有死骨存在可用七三丹提脓祛腐，待死骨松动时用血管钳或镊子钳出死骨。筋脉受损导致手指屈伸障碍者，待伤口愈合后，用桂枝、桑枝、红花、丝瓜络、伸筋草等煎汤熏洗，并加强患指屈伸功能锻炼。

【预防与调护】

1. 注意劳动保护，防止手足部皮肤损伤。

2. 手部疔疮忌持重物或剧烈活动，以三角巾悬吊固定。生于手掌部者宜手掌向下，使脓液容易流出。足部疔疮宜抬高患肢，尽量少行走。

3. 愈后影响手指屈伸功能者，宜加强功能锻炼。

红丝疔

【概述】

红丝疔是指多发于四肢内侧，有红丝向上蔓延走窜的急性感染性疾病。本病相当于西医学的急性管状淋巴管炎。

【病因病机】

本病多由于手足生疗，或皮肤破损感染毒邪，以致邪毒扩散流于经脉，蔓延走窜而发病。

西医学认为，本病多由溶血性链球菌感染所致。溶血性链球菌从破损的皮肤或黏膜，或从其他的感染病灶，如疗、疖、痈、足癣等处入侵，在局部繁殖的过程中产生红斑毒素（外毒素），其经局部淋巴间隙进入淋巴管内，引起淋巴管及其周围组织的急性炎症反应。严重者可波及附近淋巴结，致急性淋巴结炎。

【诊断与鉴别诊断】

（一）临床表现

本病好发于四肢内侧，尤以下肢部多见。先在手足生疗、疖或皮肤破损之处，有红肿热痛等症状，继则局部有红丝一条或数条由远端向近心端迅速蔓延走窜，发于上肢者可停于肘部或腋部，发于下肢者可停于腘窝或胯间，可见附近淋巴结肿痛。可伴有恶寒、发热、头痛、食欲不振等全身不适，苔黄，脉数。浅部的红丝多细且红色明显；深部的多暗红色或不见红丝，但患肢出现条索状肿胀和压痛。红丝疗一般不化脓，若化脓，溃后也易收口。本病若不及时治疗或治疗不当，严重时也可导致"走黄"。

（二）辅助检查

血常规检查提示白细胞总数及中性粒细胞比例增高。

（三）鉴别诊断

1. **青蛇毒**　该病患者常有下肢筋瘤史，下肢有条索状红肿、压痛，病势发展较慢，全身症状较轻，局部病变消退较慢，消退后常在病变局部出现条索状硬结，周围皮肤颜色暗紫。

2. **股肿**　该病常有久卧、久坐，或外伤、手术、分娩史，局部疼痛，肿胀，将患侧足背向背侧急剧弯曲时，可引起小腿肌肉疼痛。

【治疗】

（一）辨证论治

1. **火毒入络证**
证候：患肢红丝较细，红肿疼痛；全身症状较轻。苔薄黄，脉濡数。
治法：清热解毒。
方药：五味消毒饮加减。发于下肢者可加牛膝、茯苓、黄柏；痛重者加乳香、没药。

2. **火毒入营证**
证候：患肢红丝粗肿明显，迅速向近端蔓延；并伴臀核肿大作痛，寒战高热，头痛，口渴。苔黄腻，脉洪数。
治法：凉血清营，解毒散结。
方药：犀角地黄汤、黄连解毒汤、五味消毒饮加减。

（二）中医外治法

1. 若红丝细者宜用砭镰法，局部皮肤消毒后，以刀针沿红丝行走途径寸寸挑断，并用拇指和食指轻捏针孔周围皮肤，微令出血，或在红丝尽头挑断，挑破处均盖贴太乙膏掺红灵丹。

2. 初期可外敷金黄膏、玉露散；若结块成脓则宜切开排脓，外敷红油膏；脓尽改用生肌散、白玉膏收口。

【预防与调护】

1. 积极治疗原发病灶，如手足部疔疮、足癣糜烂及皮肤破损等。
2. 其他参照"手足部疔疮"。

烂 疔

【概述】

烂疔是指发生于皮肉间，容易腐烂，病势暴急，易并发走黄的急性感染性疾病。俗称水疔、卸肉疔、脱靴疔。其临床特点是起病急骤，局部焮热肿胀疼痛，皮色暗红，然后稍黑或有白斑，迅速腐烂，范围甚大，疮形略带凹陷如匙面，溃后流出脓水，质稀薄如水，若发生走黄，可危及生命。本病相当于西医学的气性坏疽。

【病因病机】

本病多因皮肤破损，接触潮湿泥土、脏物等，感染特殊之毒，加之湿热火毒内蕴，以致毒聚肌肤，气血凝滞，热胜肉腐而成。湿热火毒炽盛，邪毒走窜入营，则易成走黄之危重证。

【诊断与鉴别诊断】

（一）临床表现

患者多为农民和军人，发病前多有手足外伤和接触泥土、脏物史。潜伏期一般为2~3天。好发于足部，手臂、手背等也可发生。

初起患肢有沉重和包扎过紧感觉，继则出现"胀裂样"疼痛，疮口周围皮肤高度水肿，紧张光亮，按之陷下不能即起，迅速蔓延成片，状如丹毒但皮色呈暗红色。1~2天后，肿胀疼痛剧烈，皮肤上出现许多含暗红色液体的小水疱，积聚融合成数个大水疱。破后流出淡棕色浆水，气味臭秽。疮口周围皮肤转为紫黑色，中央有浅黄色死肌，疮面略带凹形，轻按患处有捻发音，重按则有污脓溢出，稀薄如水，混有气泡。此后，腐肉大片脱落。

全身表现为初起即可高热（40~41℃），烦躁，头痛，呕吐，面色苍白。多数病例在高热一昼夜后，虽身热略减，但仍有烦渴引饮、食欲不振、大便秘结、小便短赤等症状。若患处四周水肿消失，腐肉与正常皮肉分界明显，并在分界处流出脓液转稠，身热渐退，是为转机，以后腐脱新生，即使疮面甚大，也能渐渐收口而愈。若肿势蔓延，腐烂不止，持续高热，神昏谵语，黄疸，是为走黄征象，可危及生命。

（二）辅助检查

1. 脓液细菌培养可发现革兰染色阳性梭状芽胞杆菌。
2. X线检查患部见气泡阴影。
3. 血常规示白细胞总数及中性粒细胞比例明显增高。

（三）鉴别诊断

流火　该病常有反复发作史，局部皮色鲜红，边缘清楚，一般无水疱，或有较小水疱，刺破后流出黄水，肉色鲜红，无坏死现象。

【治疗】

本病须中西医结合抢救治疗。内治宜清热泻火、利湿解毒，并注意和营散瘀；外治宜广泛多处纵深切开，保证引流畅通。

（一）辨证论治

1. 湿火炽盛证

证候：初起患肢有沉重和紧束感，以后逐渐出现胀裂样疼痛，创口周围皮肤呈红色、肿胀发亮，按之陷下，迅速蔓延成片。1~2天后肿胀剧烈，可出现水疱，皮肉腐烂，持续高热。舌红，苔薄白或黄，脉弦数。

治法：清热泻火，解毒利湿。

方药：黄连解毒汤合萆薢化毒汤加减。高热者加生石膏。

2. 毒入营血证

证候：局部胀痛，疮周高度水肿发亮，迅速呈暗紫色，间有血疱，肌肉腐烂，溃流血水，脓液稀薄，混有气泡，气味恶臭；伴壮热头痛，神昏谵语，气促，烦躁不安，呃逆呕吐。舌红绛，苔薄黄，脉洪滑数。

治法：凉血解毒，清热利湿。

方药：犀角地黄汤、黄连解毒汤合三妙丸加减。便秘者加大黄。

（二）中医外治法

初起用玉露膏外敷；明确诊断后立即施行广泛多处纵深切开，直切到颜色正常、能够出血的健康组织为止，并切除濒于坏死和已经变性的组织，彻底清除异物、碎骨片，用大量双氧水冲洗创口，创口完全敞开，用双氧水纱布松填。腐肉与正常皮肉分界明显时，改掺5%~10%蟾酥合剂或五五丹。腐肉脱落，肉色鲜润红活者，用生肌散、红油膏盖贴。

（三）其他疗法

1. 抗生素　宜早期应用大剂量广谱抗生素。首选青霉素静脉滴注，过敏者改用红霉素或其他敏感抗生素。

2. 支持疗法　提供高能量、高蛋白饮食，维持水、电解质平衡，适当应用止痛剂，少量多次输注新鲜血液、血浆、白蛋白制品等。

【预防与调护】

1. 必须严格消毒隔离。用过的敷料应予焚毁，换药用具应彻底消毒。
2. 应加强宣教，尽量避免赤足劳动，以预防本病的发生。

疫 疔

【概述】

　　疫疔是指接触疫畜染毒而生疔，因其疮形如脐凹陷，又称"鱼脐疔"。其形疮头色黑，凹陷似鱼脐，痒而无痛，全身症状轻，易于传染。常发生在头面、颈、前臂等暴露部位。本病相当于西医学的皮肤炭疽病。

【病因病机】

　　本病总由皮肤损伤，感染疫畜之毒而成，或兼感湿邪所致。《诸病源候论·马毒入疮候》认为："凡人先有疮而乘马，汗为马毛垢及马屎尿，及坐马皮鞯，并能有毒，毒气入疮，致焮肿、疼痛、烦热。"说明了皮肤破损，接触病疫死畜，或污染皮毛，毒气自疮口入侵皮肉而导致本病的发生。疫毒阻于皮肤之间，以致气血凝滞，毒邪蕴结而成。少数患者，疫毒侵入营血，尚可发生"走黄"逆证。

【诊断与鉴别诊断】

（一）临床表现

　　本病多见于畜牧业、屠宰或皮毛制革等工作者如牧民、屠宰声和制革厂工人，或兽医等。常在接触疫畜或其皮毛后1~3天发病，好发于头面、颈项、手、臂等暴露部位。有传染性。

　　1. 初期　在皮肤上有一小红色斑丘疹，奇痒而不痛，形如蚊迹蚤斑，全身有轻微发热。第2日丘疹顶部变成水疱，内有黄色液体，周围肿胀、灼热。

　　2. 中期　第3~4日，水疱很快干燥，形成暗红色或黑色坏死，并在坏死组织的周围有成群的绿色小水疱，疮形如脐凹，很像牛痘，同时局部肿势散漫，软绵无根，并有周围臀核肿大。伴有明显的发热、头痛骨楚、苔黄、脉数等症状。

　　3. 后期　10~14日后，若中央腐肉与正常皮肉开始分离，或流出少量脓水，四周肿势日趋局限，身热渐退，此为顺证，但腐肉脱落缓慢，一般要3~4周方可愈合。若局部肿势继续发展，伴有壮热神昏、痰鸣喘急、身冷脉细者，是为"走黄"之象。

（二）辅助检查

　　1. 血液培养或疱液培养可发现革兰染色阳性炭疽杆菌。
　　2. 血常规示白细胞总数及中性粒细胞比例可增高。

（三）鉴别诊断

　　1. 颜面部疔疮　该病疮形如粟，高突，红肿热痛，坚硬根深。
　　2. 丹毒　该病皮色鲜红，边缘清楚，灼热疼痛，若有水疱也无脐凹，常有反复发作史。

【治疗】

（一）辨证论治

疫毒蕴结证

证候：患部皮肤发痒，出现小红斑丘疹，痒而不痛，状如蚊迹，继则形成水疱，破溃后形成黑色溃疡，疮面凹陷，形如鱼脐，疮周肿胀，绕以绿色水疱；伴发热，骨节疼痛，甚则壮热神昏等。舌质红，苔黄，脉数。

治法：清热解毒，和营消肿。

方药：仙方活命饮合黄连解毒汤加减。神昏壮热者可加安宫牛黄丸。

（二）中医外治法

1. 初、中期　宜消肿解毒，用玉露膏掺蟾酥合剂或升丹外敷。若无蟾酥合剂或升丹，可用蟾酥丸研细代之。

2. 后期　腐肉未脱，改掺10%蟾酥合剂或五五丹。腐脱后见肉色鲜红，改掺生肌散，外盖红油膏。

◉ 知识拓展

《外科枢要·论疔疮九》：《内经》曰："高粱之变，足生大丁。"多由膏粱厚味之所致，或因卒中饮食之毒，或感四时不正之气，或感蛇虫之毒，或感死畜之秽，各宜审而治之。其毒多生于头面四肢，形色不一，或如小疮，或如水疱，或疼痛，或麻木，或寒热作痛，或呕吐恶心，或肢体拘急，并用隔蒜灸，并服解毒之剂。若不省人事，或牙关紧急者，以夺命丹为末，葱酒调灌之，若生两足者，多有红丝至脐；生两手者，多有红丝至心；生唇面口内者，多有红丝入喉。皆急用针挑破其丝，使出恶血，以泄其毒。若患于偏僻之处，药所难导者，惟灸法大有回生之功。然疔之名状，虽有十三种之不同，而治法但审其元气虚实，邪之表里，而庶无误人于夭札也。若专泥于疏利表散，非惟无道，而反害之。凡人暴死，多是疔毒，急取灯遍照其身。若是小疮，即是其毒，宜急灸之，并服夺命丹等药，亦有复苏者。

（三）其他疗法

宜早期应用大剂量广谱抗生素，首选青霉素类。

【预防与调护】

1. 隔离患者，患者所用的敷料均应烧毁，所用器械必须严格消毒。

2. 加强屠宰管理，及早发现病畜，并予以隔离或杀死。死畜须深埋或烧毁。

3. 凡疫疔患者接触过的牛、马、猪、羊的毛和猪鬃，均应用蒸汽消毒，皮革可用盐酸及食盐水浸泡消毒。

4. 制造皮革和加工羊毛的工人在工作时均应戴橡皮手套、口罩及围巾保护。

岗位情景模拟 1

　　患者男，27岁。右小腿内侧红肿疼痛5天，伴恶寒发热。患者足癣病史，10天前足癣复发，搔抓后糜烂渗出。5天前右小腿内侧出现红丝，迅速向上走窜到达膝关节部位，疼痛剧烈，边界清楚，压痛明显，伴右腹股沟淋巴结肿痛。发热，体温39℃。舌质红，苔黄腻，脉洪数。

问题与思考

1. 患者的中西医诊断分别是什么？

2. 本病的中医证型是什么？如何对该证型辨证分析？

3. 本病的治法及代表方剂是什么？

答案解析

PPT

第四节　痈

【概述】

　　痈是一种发于皮肉之间的急性化脓性疾病。在临床上可分为一般痈和特殊部位痈，后者因发病部位不同而有不同名称，如生于颈部的称颈痈，生于腋下的称腋痈，生于胯腹部的称胯腹痈，生于委中穴的称委中毒。一般痈相当于西医所称的蜂窝织炎，而特殊部位的痈则相当于急性化脓性淋巴结炎。

【病因病机】

　　痈多为外感六淫邪毒，及饮食不洁而内郁湿热火毒，或外来伤害而感染毒邪等，导致邪毒壅聚，致使营卫不和、经络阻塞、气血凝滞而成。特殊部位的痈多兼夹痰火。发于上部的，如颈痈，多兼有风温风热；发于中部的，如腋痈、脐痈，多兼有气郁、火郁；发于下部的，如胯腹痈、委中毒，多兼有湿热。

　　西医学认为本病由乙型溶血性链球菌和金黄色葡萄球菌感染所致。

【诊断与鉴别诊断】

（一）临床表现

　　一般痈的发病特点是发病迅速，局部光软无头，红肿热痛明显，范围6~9cm，易肿、易脓、易溃、易敛，纯属阳证，发无定处，随处可生，可发于任何年龄、性别。特殊部位痈初起局部表现为白肿热痛，2~3天后即逐渐色红而成明显红肿热痛，常发于颈侧、腋窝、腹股沟、腘窝等处。

　　1. 初期　局部光软无头，很快结块，焮红（特殊部位的痈，初起皮色如常），肿胀灼热疼痛，日后渐扩大，边界不清。轻者无全身症状，重者则恶寒、发热、头痛、泛恶。舌苔黄腻，脉洪数。

　　2. 成脓期　约7天，局部肿势高突，疼痛剧烈，痛如鸡啄，边界清楚。全身可有发热持续不退，便秘溲赤，苔黄腻，脉滑数。肿块局部按之中软应指者，为脓已成。

　　3. 溃后期　溃破脓出黄白稠厚，或夹有紫色血块。若排脓通畅，则局部肿消痛止，逐渐收口而愈。

　　病变在深部者，初起局部红肿不明显，常只有局部水肿和深压痛，但发热等全身症状较明显。若发于口底、颌下的喉痈，多见于小儿，可并发喉头水肿或压迫气管，引起呼吸困难，甚至窒息，应予高度重视。

本病若发于新生儿或老年人，则病情多较重。发生新生儿者，肿块多见于背侧、臀部等经常受压处，初起时皮肤红肿、质地稍变硬，继而范围扩大、中心部色变暗变软、有波动感，局部坏死时则肿块呈黑色，并可破溃；全身可有高热、不食、烦躁或昏迷。发于老年人者，肿块多见于背部或侧卧时肢体着床部位，成脓时，肿块多暗灰色、知觉迟钝；全身可伴有气急、心悸、头痛、烦躁、谵语或昏迷等症状。

（二）辅助检查

血常规检查提示白细胞总数及中性粒细胞比例增高。

（三）鉴别诊断

1. **痄腮** 发于颈部的颈痈初起时应与痄腮相鉴别，后者多见于儿童，发于腮部，以耳垂为中心的色白漫肿，触之边界不清，不甚硬，酸胀少痛，常双侧相继发病，终不化脓，1周左右消退，并有传染性。而颈痈初期虽亦于耳垂旁色白漫肿，但以手触之边界清楚且较硬。

2. **臖核** 头面、口腔、耳等部位的疾病，可引起颈部臖核，当与颈痈相鉴别，前者结核肿形较小，皮色如常，推之能活动，一般不化脓，局部症状常随他疡而起消。

【治疗】

本病宜采用内外兼治，严重时应积极配合西医救治。

（一）辨证论治

1. 火毒凝结证

证候：局部突然肿胀，光软无头，迅速结块，皮肤焮红，灼热疼痛，日后逐渐扩大，变成高肿发硬；重者可伴有恶寒发热，头痛，泛恶，口渴。舌苔黄腻，脉弦滑或洪数。

治法：清热解毒，行瘀活血。

方药：仙方活命饮加减。发于上部者可加牛蒡子；发于中部者可加龙胆草；发于下部者可加牛膝。

2. 热胜肉腐证

证候：局部红热明显，肿势高突，疼痛剧烈，痛如鸡啄，发热持续不退，便秘，溲赤；溃后脓出则肿痛消退；舌红，苔黄，脉数。

治法：和营清热，透脓托毒。

方药：仙方活命饮合五味消毒饮加减。

3. 气血两虚证

证候：脓水稀薄，疮面新肉不生，色淡红而不鲜或暗红，愈合缓慢；伴面色无华，神疲乏力，纳少。舌质淡胖，苔少，脉沉细无力。

治法：益气养血，托毒生肌。

方药：托里消毒散加减。

（二）中医外治法

1. 初期 用金黄膏（散）或玉露膏（散）外敷。

2. 成脓期　此期脓成宜切开排脓，用九一丹、八二丹掺于金黄膏或玉露膏中围敷，或用药线引流。发于口底及颌下的痈必要时尽早切开减压，以防喉头水肿。

3. 溃后期　脓尽新生，用生肌散掺于生肌玉红膏或生肌白玉膏贴敷。

（三）其他疗法

1. 一般可选用青霉素或其他抗生素治疗。或经细菌培养和药敏试验，选用敏感的抗生素。

2. 发于新生儿或老年人时，应积极对症处理并做好护理工作。

【预防与调护】

1. 饮食宜清淡，忌食膏粱厚味、辛辣等刺激性食品，戒烟酒。

2. 经常保持皮肤清洁，勤洗澡、换衣、剪指甲，防止蚊虫叮咬。

3. 发于深部者，局部引流宜通畅，有袋脓时用棉垫加压包扎，消除无效腔。

4. 适当活动有利于维持和改善全身情况，促进伤口愈合。

5. 新生儿或老年患者，因抵抗力较弱，应注意观察其生命体征和生活护理。

第五节　有头疽

PPT

【概述】

有头疽是发生在肌肤间的一种急性化脓性疾病。本病表现为局部初起皮肤上即有粟粒状脓头，焮热红肿胀痛，易向深部及周围扩散，脓头相继增多，溃烂之后，状如莲蓬蜂窝。其范围常超过9cm，甚至大逾30cm，以中老年人及消渴病患者多见，易出现内陷证。本病相当于西医的痈。

【病因病机】

本病总由外感风热、湿热、火毒之邪，内有脏腑蕴毒，凝聚肌表，导致经络阻隔，营卫失和，气血凝滞而成。外因致病者，由于感受风温湿热之毒，导致气血运行失常，邪毒凝聚肌肤而发。内因致病者，由于七情失常，气郁化火；或因房室不节，劳伤精气，以致肾水亏损，水火不济，阴虚则火邪炽盛；或因平素恣食膏粱厚味，导致脾胃运化失常，湿热火毒内生，均可导致脏腑蕴毒，在体表发为疽。

体虚之际，更易发病，故消渴病患者易伴发本病。若阴虚之体，水亏火炽，使热毒蕴结更甚；气血虚弱之体常因毒滞难化，不能透毒外出，以致病情加剧，容易内陷。

【诊断与鉴别诊断】

（一）临床表现

本病好发于皮肤厚韧处，以项后、背部最多见。多发于成年人，以中老年为多。发病一开始即伴全身症状。

1. 初期　局部红肿结块，肿块上有粟粒状脓头，作痒作痛，逐渐向周围和深部扩散，脓头增多，色红、灼热、疼痛。伴有恶寒发热、头痛、食欲不振、舌苔白腻或黄腻、脉多滑数或洪数等明显的全身症状。此为一候。

2. **溃脓期** 疮面腐烂形似蜂窝，肿势范围大小不一，常超过10cm，甚至大逾盈尺；伴高热口渴，便秘溲赤。如脓液畅泄，腐肉逐渐脱落，红肿热痛随之减轻，全身症状也渐减或消失。此为二至三候，病变范围大者往往需3~4周。

3. **收口期** 脓腐渐尽，新肉生长，肉色红活，逐渐收口而愈。亦有少数病例腐肉虽脱，但新肉生长迟缓。此为四候，常需1~3周。

（二）辅助检查

1. 血常规示白细胞总数及中性粒细胞比例明显增高，宜常规检查血糖、尿糖。
2. 可做脓液培养及药敏试验。

（三）鉴别诊断

多发性疖病 发于后项的脑疽初起，局部仅有一个脓头者，应与项后部的多发性疖病相鉴别。后者有时虽亦有单个较大的肿块，但终为一个脓头，且有反复发作病史，局部症状和全身症状均较有头疽轻。

【治疗】

本病治疗应注意明辨虚实，分证论治，谨防疽毒内陷，同时积极治疗消渴等基础病，必要时配合西医治疗。

（一）辨证论治

1. **火毒凝结证**

证候：多见于壮年正实邪盛者。局部红肿高突，灼热疼痛，根脚收束，迅速化脓脱腐，脓出黄稠；伴发热，口渴，尿赤。舌苔黄，脉数有力。

治法：清热泻火，和营托毒。

方药：黄连解毒汤合仙方活命饮加减。便秘可加大黄、枳实；溲赤可加车前子。

2. **湿热壅滞证**

证候：局部症状与火毒凝结证相同；伴全身壮热，朝轻暮重，胸闷呕恶。舌苔白腻或黄腻，脉濡数。

治法：清热化湿，和营托毒。

方药：仙方活命饮加减。呕恶可加佩兰、藿香。

3. **阴虚火炽证**

证候：多见于消渴病患者。肿势平塌，根脚散漫，皮色紫滞，脓腐难化，脓水稀少或带血水，疼痛明显；伴发热烦躁，口干唇燥，饮食少思，大便燥结，小便短赤。舌质红，苔黄燥，脉细弦数。

治法：滋阴生津，清热托毒。

方药：竹叶黄芪汤加减。

4. **气虚毒滞证**

证候：多见于年迈体虚、气血不足患者。肿势平塌，根脚散漫，皮色灰暗不泽，化脓迟缓，腐肉难脱，脓液稀少，色带灰绿，闷肿胀痛，容易形成空腔；伴高热，或身热不扬，小便频数，口渴喜热饮，精神萎靡，面色少华。舌质淡红，苔白或微黄，脉数无力。

治法：扶正托毒。

方药：八珍汤合仙方活命饮加减。

（二）中医外治法

1. 初起未溃　患部红肿，脓头尚未溃破，属火毒凝结证或湿热壅滞证，用金黄膏或千捶膏外敷；阴虚火炽证或气虚毒滞证用冲和膏外敷。

2. 溃脓期　以八二丹掺疮口；如脓水稀薄而带灰绿色者，改用七三丹，外敷金黄膏。待脓腐大部脱落，疮面渐洁，改掺九一丹，外敷红油膏。若脓腐阻塞疮口，脓液蓄积，引流不畅者，可用五五丹药线或八二丹药线多枚分别插入疮口，蚀脓引流；或用棉球蘸五五丹或八二丹，松松填于脓腔以祛腐。若查疮肿有明显波动感，可采用手术扩创排毒，行十字或双十字形切开，务求脓泄畅达。如大块坏死组织一时难脱，可分次祛除，以不出血为度。切开时应注意尽量保留皮肤，以减少愈合后瘢痕形成。

3. 收口期　疮面脓腐已净，新肉渐生，以生肌散掺疮口，外敷白玉膏。若疮口有空腔，皮肤与新肉一时不能黏合者，可用垫棉法加压包扎。腐肉已脱，但脓水较多，可用垫棉法加压，一则可防止袋脓的发生；二则可使皮肉黏合，促进疮口愈合。但需要注意的是，初起脓栓未松动时，不可强行剥出，以防止毒邪扩散；后期毒邪未尽应慎用垫棉法，勿使毒邪不得外泄反陷入里。

（三）其他疗法

1. 服降血糖药以控制糖尿病患者的血糖水平，必要时可用胰岛素制剂，以达到快速控制血糖的目的。

2. 可根据病情及脓液培养的结果选用抗生素治疗。

【预防与调护】

1. 注意个人卫生。患病后经常保持疮周皮肤清洁，可用2%~10%黄柏溶液或生理盐水洗涤拭净，以免脓水浸淫。

2. 切忌挤压，患在项部者可用四头带包扎；患在背部者，睡时宜侧卧；患在上肢者宜用三角巾悬吊，在下肢者宜抬高患肢、减少活动。

3. 初起时饮食宜清淡，忌食辛辣、鱼腥等发物；伴消渴者予消渴患者饮食；高热时应卧床休息，并多饮开水。

4. 严密观察病情，防止内陷发生。

第六节　走黄与内陷

PPT

【概述】

走黄与内陷为在疮疡疾病的过程中，因火毒炽盛，正气不足导致毒邪走散，内攻脏腑引起的危重病证。继发于疔疮的病变称走黄；因疽毒或除疔疮以外的其他疮疡引起的病变称内陷。

本病相当于西医学的全身性外科感染。在临床中常称为"毒血症""菌血症""脓血症""败血症""脓毒血症"，常继发于各种化脓性或严重外伤后的感染。

走　黄

走黄是疔疮火毒炽盛证早期失治误治，未能及时控制毒邪，毒邪走散入营血分，内攻脏腑导致的一种全身性危急重证。颜面部疔疮、烂疔尤易发生走黄。

【病因病机】

本病的基本病机为热毒炽盛、正不胜邪。由于火毒炽盛，毒邪走散，邪入营血，内攻脏腑而成。生疔之后，早期失治、误治，妄用艾灸；或患处遭挤压碰伤，切开过早；或误食辛热之药及膏粱厚味等，均可使毒邪走散，入营入血，内攻脏腑导致走黄发生。

【诊断与鉴别诊断】

（一）临床表现

局部表现为在疔疮原发病灶处忽见疮顶凹陷，色黑无脓，肿势软漫，并迅速向周围扩散，边界不清，皮色转为暗红，患处感麻木疼痛。

全身症状可见壮热寒战，头痛身痛，烦躁不安，胸闷恶心，四肢酸软无力，甚则出现神昏谵语，咳嗽咯血，四肢抽搐，角弓反张等，可伴发瘀斑、风疹块、黄疸等。舌质红绛、苔黄燥，脉洪数或滑数。

（二）辅助检查

1. 血常规示白细胞计数显著增高；肝肾功能受损；尿中可出现血细胞、蛋白等。
2. 对脓液和血液进行细菌培养可见相同致病菌。

【治疗】

本病治宜采用清热、解毒、凉血之法并积极处理原发病灶。本病发病急、病情重，发展迅速，变化多端，应采取中西医结合治疗。

（一）辨证论治

毒盛入血证

证候：原发病灶处忽见疮顶凹陷，色黑无脓，肿势软漫，并迅速向周围扩散，边界不清，皮色转为暗红，患处感麻木疼痛。伴见壮热寒战，头痛身痛，胸闷烦躁，四肢酸软无力等全身症状。舌质红绛，苔黄燥，脉洪数或滑数。

治法：凉血清热解毒。

方药：黄连解毒汤、犀角地黄汤、五味消毒饮三方合并加减。

（二）中医外治法

可在颜面疔疮发病早期使用箍围药外敷以箍肿消毒，避免毒邪走散；中期应及时切开脓肿；后期及时清除坏死组织，保证引流通畅。

（三）其他疗法

1. 正确、及时、彻底处理原发病灶。
2. 早期足量应用敏感抗生素。
3. 采用支持疗法，积极对症处理，保护重要脏器功能。

【预防与调护】

1. 切忌挤压、碰伤、过早切开疗疮，尤其是颜面部疗疮。对疗疮不要使用艾灸治疗。
2. 保证充分睡眠，不妄作劳。
3. 加强营养，宜食清淡易消化饮食，忌食肥甘、辛辣食物。
4. 病室要保持清洁卫生，注意通风。
5. 严密观察病情，注意患者的生命体征的变化。

内 陷

内陷为疗疮以外的其他阳证疮疡疾患过程中，因火毒炽盛，正不胜邪，毒陷入里，陷于营血，内传脏腑的一种危急病证。多为有头疽患者并发，故又名疽毒内陷。

【病因病机】

内陷发生的根本原因是正气不足，火毒炽盛，加之失治，以致正不胜邪，毒陷入里，陷于营血，内犯脏腑。根据其发生在有头疽病程的初、中、末期，病因病机有所区别。

发生在有头疽初始阶段毒盛期的称作火陷。由阴液不足，火毒炽盛，又因挤压疮口或失治，使正不胜邪，毒邪客于营血，内犯脏腑而成。

发生在有头疽第2~3周溃脓期的称作干陷。由气血两亏，正不胜邪，无力酿化成脓，毒邪不能随脓而出，以致正虚毒盛而成。

发生在有头疽第4周收口期的称作虚陷。由气血大伤，脾气不复，肾阳虚衰，导致生化乏源，阴阳两竭，余毒走窜入营而成。

【诊断与鉴别诊断】

（一）临床表现

本病多见于年老体弱，或有消渴病史者。常并发于脑疽、背疽患者，尤以脑疽并发更为多见。

火陷见局部疮顶不高或陷下，肿势平塌，根盘散漫不聚，疮色紫滞晦暗，疮口可见灰薄或绿色脓液，甚则干枯无脓，患处灼热剧痛。伴壮热口渴，小便短赤，大便不通，烦躁不安，神昏谵语，或胁肋隐痛等全身症状。

干陷见局部脓腐不透，疮口中央糜烂湿润，疮面晦暗，肿势平塌，散漫不聚，脓少而薄，患处闷胀疼痛。伴高热不退，气息急促，神昏谵语，胁肋疼痛，神疲食少，或体温虽不高但汗多肢冷，大便溏泄，小便频数等全身症状。

虚陷见局部肿势已退，疮口腐肉已尽，但脓液灰薄或带绿色，疮口新肉不生，状如镜面，光白板亮，无疼痛感。伴虚热不退，形神萎靡，纳食日减，或有腹痛便溏、肢冷自汗、气息低促，甚至陷入昏迷。

（二）辅助检查

1．血常规示白细胞总数及中性粒细胞比例增高，虚陷证有时白细胞计数可降低。

2．细菌培养和药敏试验可助于指导用药。

【治疗】

治宜扶正祛邪，并积极处理原发病灶。本病属危急重症，应采取中西医结合治疗。

（一）辨证论治

1．邪盛热极证

证候：多发生于有头疽毒盛期。疮顶不高或陷下，肿势平塌，根盘散漫不聚，疮色紫滞晦暗，疮口干枯无脓，患处灼热剧痛；伴壮热口渴，小便短赤，大便不通，烦躁不安，神昏谵语。舌质红绛，苔黄腻或黄燥，脉洪数、滑数或弦数。

治法：凉血清热解毒，养阴清心开窍。

方药：清营汤合黄连解毒汤加减。

2．正虚邪盛证

证候：多发生于有头疽溃脓期。疮口中央糜烂湿润，疮面晦暗，肿势平塌，散漫不聚，脓少而薄，患处闷胀疼痛或微痛；伴高热不退，气息急促，神昏谵语，胁肋疼痛，神疲食少，或体温虽不高但汗多肢冷，大便溏泄，小便频数。舌质淡，苔黄腻或灰腻，脉沉细或虚数。

治法：补养气血，托毒透邪，清心安神。

方药：托里消毒散加减。

3．脾肾阳衰证

证候：多发生于有头疽收口期。此时肿势已退，疮口腐肉已尽，但脓液灰薄或带绿色，疮口新肉不生，状如镜面，光白板亮，无疼痛感；伴虚热不退，形神萎靡，纳食日减，或有腹痛便溏、肢冷自汗、气息低促，甚至陷入昏迷。舌质淡红，苔薄白或无苔，脉沉细或虚大无力。

治法：温补脾肾。

方药：附子理中汤加减。

4．阴伤胃败证

证候：局部症状似脾肾阳衰证；伴口舌生糜，纳少口干。舌质红绛，舌光如镜，脉细数。

治法：生津养胃。

方药：益胃汤加减。

（二）中医外治法

可参照有头疽的治疗。

（三）其他疗法

可参照走黄的治疗。

【预防与调护】

可参照走黄的预防与调护。

PPT

第七节　丹　毒

【概述】

丹毒是皮肤突然成片发红、色如涂丹的一种急性感染性疾病，又名"丹疹""天火""丹膘"。其特点是突然起病，局部皮肤忽然变红，色如丹涂脂染，焮热肿胀并迅速扩大，边界清楚，伴恶寒壮热，可在数日内逐渐痊愈，但多复发。本病好发于下肢及颜面。发病部位不同名称亦不相同，发于头面部者，称抱头火丹；发于小腿足部者，称流火、腿游风；生于胸腹腰胯部者，称内发丹毒；发于新生儿臀部者，称赤游丹毒。本病相当于西医学的丹毒，又称急性网状淋巴管炎。

【病因病机】

该病总由血热火毒为患。患者素体有热，或在体表肌肤破损处有湿热火毒侵入。因发病部位，与兼夹之邪不同而稍有差异。发于头面部者，多夹风热之邪；发于胸腹腰胯部者，多夹肝脾湿火；发于下肢者，多夹湿热之邪；发于新生儿者，多由胎热火毒导致。

西医学认为，本病是溶血性链球菌由皮肤或黏膜的细微破损部位侵入，引起皮肤及黏膜内的网状淋巴管的急性感染。

【诊断与鉴别诊断】

（一）临床表现

本病可发生于任何部位，多见于小腿、颜面部，临床上尤以发于小腿者占多数；新生儿丹毒多发于腹部，常为游走性。发病前可有临近部位皮肤或黏膜破损史，以及足癣等病史。

本病多起病急骤，初起常见恶寒发热、头痛骨楚、胃纳不香、便秘溲赤，舌质红，苔薄白，脉洪数或滑数等全身症状。继而局部皮肤见小片红斑，中间色较淡，边缘清，微隆起。后迅速蔓延成大片鲜红斑，略高出皮肤表面，边界清楚，压之皮肤红色稍退，放手即恢复。若热重出现紫斑时，则压之不褪色。患部表面光亮紧张，触之灼手，触痛明显。本病一般预后良好，经5~6天后红斑消退，患处皮色由鲜红转暗红或棕黄色，最后脱屑而愈。

病情严重的患者，红斑处可伴发紫癜、瘀点、瘀斑、水疱、血疱，偶有化脓或皮肤坏死。也有患者红斑一边消退，一边发展，连续不断，缠绵数周。患处附近臀核可能发生肿大疼痛。

本病若由四肢或颜面走向胸腹者多为逆证；若火势炽盛导致毒邪内攻，患者可出现壮热烦躁、神昏谵语、恶心呕吐等全身症状，重则危及生命。

（二）辅助检查

血常规检查提示，血白细胞总数及中性粒细胞比例明显增高。

（三）分类

1. 抱头火丹　发生在头面部，如由于鼻部破损引起者，则先发于鼻额，次肿于目，后两眼睑肿胀不能开视；如由于耳部破损引起者，则先肿于耳之上下前后，次肿及头角；如由于头皮破损引起者，则先肿于头额，次肿及项部。

2. 流火　发于小腿足部，多由趾间皮肤破损引起，先肿于小腿，也可延及大腿。愈后易复发，可因反复发作，使皮肤肿胀、粗糙、增厚，形成大脚风。

3. 新生儿赤游丹　部位常游走不定，多有皮肤坏死，全身症状严重。

（四）鉴别诊断

1. 发　发为病变部位范围较大的一种急性化脓性疾病，一般范围大于9cm。相当于西医学的蜂窝织炎。其临床表现为在患者皮肤的疏松部位突然红肿，蔓延成片，红肿无头，中心颜色较深，四周较淡，边界不清，伴灼热疼痛。一般不会反复发作。

2. 接触性皮炎　该病是由于患者禀赋不耐，接触某些外界致病物质引起的皮肤急性或慢性的一种炎症反应。患者发病前有明确的接触某种物质的病史。患处多局限于接触部位，皮损边界清楚，以红斑、肿胀、水疱、丘疹为主，伴瘙痒、烧灼感，重者可有疼痛感。一般无明显的全身症状。

3. 类丹毒　该病多发于手部，症见手部出现肿胀性紫红色红斑，红斑向四周缓慢扩散，中心红色减退，是一种急性感染性疾病。患者常有被猪骨或鱼虾之刺划破皮肤的病史。西医学认为，本病系由红斑丹毒丝菌引起。

【治疗】

本病治疗以清热凉血、解毒化瘀为基本原则。发于头面者，兼散风清火；发于胸腹腰胯者，兼清肝泻脾；发于下肢者，兼利湿清热。可在内治的同时结合外敷、熏洗、砭镰等外治法。若出现毒邪内攻之证，须中西医综合救治。

（一）辨证论治

1. 风热毒蕴证

证候：红斑多发于头面部，患处皮肤焮红灼热，肿胀疼痛，甚则眼胞肿胀难睁或头大如斗，耳后、颈侧可见臖核肿大；伴恶寒，发热，头痛，小便短赤，大便干结。舌质红，苔薄黄，脉浮数。

治法：清热疏风解毒。

方药：普济消毒饮加减。

2. 肝脾湿火证

证候：红斑多发于胸胁，延及腰腹胯，局部皮肤红肿灼痛，或见水疱、血疱；伴发热或高热，口干口苦，便秘溲赤。舌质红，苔黄腻，脉弦滑数。

治法：清肝泻火利湿。

方药：龙胆泻肝汤或柴胡清肝汤加减。

3. 湿热毒蕴证

证候：红斑多发于下肢，局部红赤肿胀，灼热疼痛，或见水疱、紫斑，严重者结毒化脓甚至皮肤坏死，或反复发作而形成大脚风；可伴轻度发热，胃纳不佳，渴不欲饮，大便秘结或稀溏臭秽。舌质红，苔黄腻，脉滑数。

治法：清热利湿解毒。

方药：五神汤合萆薢渗湿汤加减。

4. 胎火蕴毒证

证候：常发生于新生儿，多见臀部、脐周；局部红肿灼热，位置常呈游走性；伴壮热烦躁，甚则神昏、呕吐，便干溲赤。舌质红绛，苔黄，指纹透关射甲。

治法：清热凉血解毒。

方药：犀角地黄汤合黄连解毒汤加减。

（二）中医外治法

1. 外敷法　用金黄散或玉露散，以冷开水或鲜丝瓜叶捣汁或金银花露调敷，并时时湿润。或用鲜野菊花叶、鲜荷花叶、鲜蒲公英、鲜地丁全草、鲜马齿苋、鲜冬青树叶等洗净捣烂湿敷。干后调换，以冷开水时时湿润。

2. 砭镰法　患处消毒后，用七星针、三棱针或梅花针叩刺患部皮肤，放血泄毒。或扣刺出血后用火罐拔住，吸出血液。此法可用于下肢复发性丹毒以减少复发次数。禁用于头面部丹毒、新生儿丹毒患者。

此外，若下肢丹毒结毒成脓，可在坏死处做小切口以引流，掺九一丹，外敷红油膏。

【预防与调护】

1. 患者应卧床休息，多饮水，毒邪内攻者应半流质饮食，做好床边隔离。

2. 下肢丹毒患者应将患肢抬高30°~40°。

3. 有肌肤破损者应及时治疗，如患者因脚湿气导致下肢复发性丹毒，应彻底治愈脚湿气以免感染毒邪而发病；颜面部丹毒患者应戒除挖耳、挖鼻习惯以减少复发。

第八节　流　注

PPT

【概述】

流注是一种发于肌肉深部的急性化脓性疾病。"诸家书云：流者流行，注者住也，发无定处，随在可生。"该病好发于躯干、四肢肌肉丰厚处的深部或髂窝部，发病急骤，局部漫肿疼痛，皮色如常，易走窜，常此处未愈而他处又起。

流注因病因和病情不同有许多病名，如感受夏秋季节暑湿之邪的称暑湿流注；因疖、疔、痈治疗不当，毒邪走散而生的称余毒流注；因产后恶露停滞或跌打损伤瘀血停滞而生的称瘀血流注；仅发于髂窝部的称髂窝流注，因其患侧大腿常不能伸直，又称"缩脚流注"。

本病相当于西医学的脓血症、多发性转移性肌肉深部脓肿及髂窝部脓肿。

【病因病机】

本病总由正气不足，邪毒流窜，壅滞肌腠，使经络阻隔、气血凝滞而成。

1. 暑湿流注因感受夏秋季节暑湿，邪客营卫，阻于肌肉而成。

2. 余毒流注因疖、疔、痈治疗不当，强行挤压或切开过早，或因其他热病失治，使火热之毒入血分，留于肌肉之中而成。

3. 瘀血流注　因产后恶露停滞或跌打损伤使瘀血停留，经络壅滞而成。

4. 除由上述病因引起外，还可由会阴、肛门、外阴、下肢破损或生疮疖，或附近脏器染毒，使邪毒流窜，阻滞经络而成。

西医学认为，本病的主要致病菌是金黄色葡萄球菌，其次是溶血性链球菌。局部化脓性病灶的细菌栓子或脱落的感染血栓，通过间隙静脉网进入血循环，会在身体各部位产生转移性脓肿。其中髂窝脓肿是因髂窝淋巴结及周围疏松结缔组织发生感染，产生的脓液向后穿破髂腰筋膜导致。

【诊断与鉴别诊断】

（一）临床表现

该病除头面、前后二阴、腕、踝等远端部位比较少见外，其余任何部位均可发生，尤以腰部、臀部、大腿后部、髂窝部多见。发病前常有疔、疖、痈等化脓性病灶或跌仆损伤、感受暑湿等病史。

初起在四肢近端或躯干部有一处或数处肌肉疼痛漫肿，微热而皮色不变。2~3天后，患处肿胀焮热，疼痛日趋明显，且可触及肿块。伴有壮热寒战，头痛头胀，周身关节疼痛，纳差等全身症状。

成脓期肿块增大，疼痛加剧，约经2周肿块中央微红而软，按之有波动感。伴高热不退，时时汗出，口渴欲饮，苔黄腻，脉洪数。

溃后患处脓出，脓色质黄稠或白黏；瘀血流注则夹有瘀血块。随之肿硬疼痛渐消，发热渐退，食欲渐增，约经2周，腐尽疮口愈合。

若溃后身热不退，伴身体消瘦，面色无华，脉虚数等，提示他处另有新发。若见神昏谵语，胸胁疼痛，咳喘痰血等，提示毒传脏腑，引发内痈，出现内脏器官转移性脓肿。

髂窝流注发于髂窝部肌肉深处，多在髂窝一侧单个发病，多见于儿童。初起患侧大腿突然拘挛不适，步履呈跛行，伴恶寒发热，头痛，无汗或微汗，纳差倦怠。2~3日后局部疼痛，大腿向上、向内收缩，不能伸直，妨碍行走，但膝关节仍能屈伸。若用手将患肢拉直，则可引起患者剧烈疼痛，痛掣腰部，腰腹部前突，脊柱似弓状，故髂窝流注又称缩脚流注。7~10天后，在髂窝部可触及一长圆形肿块，质较硬，有压痛。1个月左右髂窝流注可成脓，但因病位较深，皮色如常，且按之波动感不甚明显。如按压患处感觉柔软，则提示脓熟。髂窝流注可在髂窝部或腰部破溃，溃破后20天左右可收口。愈后患侧大腿仍屈曲难伸，往往要经过1~2个月才能恢复正常功能。若患者气血虚弱，溃后可见脓水清稀，淋漓不净，疮口日久不敛。

（二）辅助检查

1. 血常规检查示白细胞总数及中性粒细胞比例明显升高。
2. B超检查有助于明确成脓与否及判断脓腔的位置、大小。

（三）鉴别诊断

1. 环跳疽　即发生于环跳穴（髋关节）的急性化脓性疾病。相当于西医学的化脓性髋关节炎。该病疼痛部位在髋关节处，可致臀部外突，大腿略向外旋，患肢不能伸直和弯曲，甚则漫肿上延腰胯，下及大腿。髂窝流注是患肢屈而难伸，必要时可做髋关节穿刺以鉴别。

2. 髋关节流痰　该病是一种发于髋关节部位的感染性疾病。相当于西医学的髋关节部的骨与关节结核。该病起病缓慢，患者常有其他部位结核病史，患肢伸而难屈，局部及全身症状均不明显，化脓在患病后6~12个月。大腿及臀部肌肉萎缩，站立时臀纹不对称。

【治疗】

本病治疗以清热解毒、和营通络为法。余毒攻窜证，兼凉血清热；暑湿交阻证，兼清暑化湿；瘀血凝滞证，兼活血化瘀。溃后应清解余邪，忌用峻补之剂，防止因余毒未尽而流窜他处。

（一）辨证论治

1. 余毒攻窜证

证候：发病前有疖、疔、痈等病史，局部漫肿疼痛；伴壮热、口渴，甚则神昏谵语。舌红，苔黄，脉洪数。

治法：清热解毒，凉血通络。

方药：黄连解毒汤合犀角地黄汤加减。

2. 暑湿交阻证

证候：多发于夏秋之间，局部漫肿疼痛。初起伴恶寒发热，头痛头胀，胸闷，呕恶，周身骨节酸痛。舌淡红，苔白腻，脉滑数。

治法：解毒清暑化湿。

方药：清暑汤加减。

3. 瘀血凝滞证

证候：局部漫肿疼痛，皮色微红或青紫。劳伤筋脉诱发则多发于四肢内侧；跌打损伤诱发则多发于伤处；妇女产后恶露停滞而成则多发于小腹及大腿等处。发病较缓，初起时一般无全身症状或全身症状较轻，化脓时出现高热，溃后脓液中夹有瘀血块。舌面可见瘀斑，苔薄白或黄腻，脉涩或数。

治法：和营活血，祛瘀通络。

方药：活血散瘀汤加减。

（二）中医外治法

1. 初期肿而无块者，可用金黄膏或玉露散外敷；肿而有块者，可用太乙膏掺红灵丹贴敷。

2. 脓成期宜切开排脓引流，先用八二丹药线引流，脓净后改用生肌散，并以红油膏或太乙膏盖贴。若脓流不畅，疮口有袋脓现象，可用垫棉法加压包扎。切开引流后脓液较多时应及时更换敷料，预防疮周湿疹形成。

3. 若见结块二三处相互贯通串联者，可彻底切开后换药，并用垫棉法包扎以促进疮口愈合。

【预防与调护】

1. 及时正确处理疖、疔、痈及皮肤破损，预防流注发生。

2. 病期应绝对卧床休息，直至肿块完全消散，防止病情反复。

3. 注意加强营养，宜食用清淡易消化饮食，忌食鱼腥、辛辣食物。

4. 髂窝流注愈后出现功能障碍者，应进行患肢屈伸功能锻炼。

第九节　附骨疽

PPT

【概述】

附骨疽是一种毒邪深沉、附着在骨的化脓性疾病。该病多见于儿童，多发于四肢长骨，可见局部胖肿，附筋着骨，推之不移，疼痛彻骨，溃后脓水淋漓，疮口不易收敛，可形成窦道，损伤筋骨。生于大腿外侧的称为"附骨疽"；生于大腿内侧的称为"咬骨疽"；生于股骨胫骨部位的称为"股胫疽"。虽然病名不同，但其病因、证治大致相仿，故合并论述，统名为附骨疽。《备急千金要方》曰："以其无破，附骨成脓，故名附骨疽。"本病相当于西医学的急、慢性化脓性骨髓炎。

【病因病机】

本病可因患疔疮、有头疽、疮疖等化脓性疾病，局部处理不当，或患伤寒、天花、麻疹、猩红热等病后余毒未清，湿热壅盛，病邪入里，留着筋骨，导致经脉阻隔，气血不和，血凝毒聚而成。或因外来伤害，尤其是开放性骨折、局部骨骼损伤，复又感受毒邪，毒邪直接侵入肌肤，加之损伤产生的瘀血蕴结筋骨，导致气血凝滞，经络阻塞，瘀而化热，热盛肉腐而成。

西医学认为，本病是因各种感染因素造成的骨髓炎症，其主要致病菌是金黄色葡萄球菌，其次是溶血性链球菌。该病以病程长短分为急、慢性两种。急性骨髓炎以骨质破坏、吸收为主，多由疖肿、皮肤伤口的细菌通过血液散播导致，也可因局部伤口直接感染或邻近软组织蔓延到骨髓导致；慢性骨髓炎以死骨形成和骨包壳为主，多因急性化脓性骨髓炎复发所致。

【诊断与鉴别诊断】

（一）临床表现

该病好发于气血未充、骨骼柔弱的小儿，尤以10岁以下男童多见。多发于四肢长骨的干骺端，胫骨最常见，其次是股骨、肱骨和桡骨。常见明显化脓性病灶，或有跌仆损伤病史、感受邪毒等诱因。

1. 初期　起病急骤，先有全身不适，寒战高热，口干溲赤，舌质红，苔黄腻，脉滑数。患肢持续剧痛，疼痛彻骨，1~2日即不能活动，后出现皮肤微红、微热、胖肿、骨胀明显。若病位在大腿部则红肿不易发现，但用手指深压皮肤可见凹陷，病变的骨端有深压痛和叩击痛。

2. 成脓期　化脓时间在患病后3~4周之间，局部焮红胖肿、骨胀更加明显，患处按之应指，全身高热不退。

3. 溃后期　溃后出脓，脓液初稠厚，渐转稀薄，淋漓不尽，不易收口而形成窦道，窦道口凹陷，周围可并发湿疮、脓疱及色素沉着。患处可触及骨骼粗大，高低不平，以探针或药线探之，常可触到粗糙的死骨，此时疾病转为慢性，病情可反复发作，迁延数年之久。

若病变累及关节，可造成残疾。若见高热烦躁、神昏谵语等症状，则为并发内陷，可有生命危险。

（二）辅助检查

1. 本病初起阶段查血常规示白细胞总数及中性粒细胞比例明显增高。病久查血常规可示红细胞总数及血红蛋白含量降低。

2. 对血液及局部穿刺液进行细菌培养可呈阳性，药敏试验有助于选择敏感抗生素。

3. X线片常在发病约2周后才可显示病变骨端呈云雾状的浑浊阴影。CT检查能明显提早发现病灶，并精确显示局部软组织变化。

（三）鉴别诊断

1. 流痰　该病是发生于骨与关节间的慢性化脓性疾病。相当于西医学的骨关节结核。患者常有其他部位结核史。该病好发于脊柱，其次是膝关节、髋关节和肘关节，初起局部和全身症状均不明显，不红不热，仅觉患肢隐隐酸痛，继则关节活动功能障碍，动则疼痛加重。该病化脓迟缓，成脓在患病半年至1年以上，溃后流脓清稀，并夹有败絮样物，常造成残疾。

2. 流注　该病是发于肌肉深部的急性化脓性疾病。相当于西医学的脓血症、多发性转移性肌肉深部脓肿及髂窝部脓肿。该病好发于肌肉丰厚处，漫肿疼痛，易走窜，常此处未愈而他处又起。该病成脓较快，溃后不损伤筋骨，容易愈合。

3. 骨肉瘤　该病是较常见的发生在20岁以下的青少年或儿童的一种恶性骨肿瘤。多发于股骨下端和胫骨、肱骨上端。早期患部有间歇性疼痛，很快转变为持续性疼痛。2~3个月后，可在患部触及肿块。肿块质地坚硬，紧贴于骨，高低不平，推之不移，常出现患处周围肌肉萎缩。

【治疗】

及时正确治疗，是治愈附骨疽的关键，否则该病易迁延为慢性，日久不愈。内治宜清热解毒、化湿和营，必要时需配合抗生素治疗和支持疗法。外治强调固定患处，以减轻疼痛并防止病理性骨折。脓熟宜及早切开充分引流，若形成窦道须用腐蚀药或采用手术治疗，脓尽留有空腔或疮口深者应加用垫棉法，促进新肉黏合。

（一）辨证论治

1. 湿热瘀阻证

证候：患肢疼痛，不能活动，继则局部胖肿，皮色不变，按之灼热，病变骨端有明显的骨压痛和叩击痛；伴寒战高热，便秘溲赤。舌质红，苔黄，脉数。

治法：清热化湿，行瘀通络。

方药：仙方活命饮合五神汤加减。

2. 热毒炽盛证

证候：起病1~2周，高热持续，患肢胖肿，疼痛剧烈，患处皮肤焮红灼热，压痛明显，或有波动感提示内已酿脓；伴大便干结，小便黄赤。舌质红干，苔黄腻，脉洪数。

治法：清热化湿，和营托毒。

方药：黄连解毒汤合仙方活命饮加减。

3. 脓毒蚀骨证

证候：患处自行溃破或切开排脓后，痛减热退。后脓水淋漓不尽，久不收口，形成窦道，或时时发作，或流出死骨。患肢肌肉萎缩，可摸到粗大的骨骼，探检常可触及粗糙朽骨，难以脱出。可伴神疲乏力，心悸头昏，食欲减退，低热等。舌质淡红，苔薄黄，脉濡细。

治法：调补气血，清化余毒。

方药：托里消毒散加减。

（二）中医外治法

1. 初起用金黄膏或玉露膏外敷，并用夹板固定患肢，以减轻疼痛和防止病理性骨折。

2. 脓成应及早切开引流，并吸出髓腔内脓液和坏死组织，防止本病由急性转为慢性。

3. 溃后以七三丹或八二丹药线引流，并用红油膏或冲和膏盖贴。若形成窦道可用千金散或五五丹药线腐蚀，以期扩大疮口，之后改用八二丹药线引流，并用太乙膏或红油膏盖贴。若触及松动的死骨，可用镊子夹出；如无死骨，待脓液转黏稠时，即使疮口仍然较深，也应及时停用药线，否则会导致疮口不收。脓尽后改用生肌散、白玉膏促进疮口愈合。若患处有空腔或疮口较深，可用垫棉法以促新生。

（三）其他疗法

1. 手术清创适用于窦道日久不敛，死骨大或多且疮口小而深，不能自动排出死骨者。

2. 抗生素和支持疗法适用于病情严重或低龄体弱的患者，可选择广谱抗生素或药敏试验有效的抗生素，应在早期足量使用，并配合必要的支持疗法以补充维生素，维持水、电解质平衡。

【预防与调护】

1. 积极治疗原发病灶，增加饮食营养。禁食鱼腥发物及辛辣之品。

2. 急性期应卧床休息，抬高患肢并用夹板固定，以减轻疼痛并防止骨折及毒邪扩散；慢性期应避免负重和跌扑损伤。

3. 本病治愈后须继续服药3~6个月，以清解余毒，防止复发。

PPT

第十节　流　痰

【概述】

流痰是发于骨与关节部位的一种结核性感染性疾病。因其脓液可流窜于病变附近或较远的空隙部位形成脓肿，溃破后脓液稀薄如痰，故名流痰。疾病后期可出现虚痨症状，故又称之"骨痨"。该病好发于儿童与青少年，常见于负重大、活动多、易损伤的骨与关节部位，其中脊椎最多，其次为膝、髋、肘关节处。该病病程进展缓慢，初起时不红不热，酸痛隐隐，化脓迟缓，脓出稀薄如痰并夹有败絮样物质，溃后不易收口，易形成窦道，经久不愈。常可损筋伤骨，致瘘致残，甚至危及生命。全身症状可见低热盗汗、消瘦乏力、食欲减退等虚弱之证。

本病发病的部位不同，症状各异，名称亦不同。如发生在胸背者叫龟背痰；发生在腰背，痰流于肾俞部位的叫肾俞虚痰；发生在胸壁和肋骨部位的叫胁疽、肋疽、渊疽；发生在髋关节部位的叫环跳痰、缩脚隐痰；发生在膝部的叫鹤膝痰；发生在足踝部，疮孔内外相通的叫穿拐痰；发生在手指关节，形似蝉肚的叫蜣螂蛀等。

本病相当于西医学的骨与关节结核。

【病因病机】

本病总因先天不足，骨骼脆弱；后天失调，肾亏髓空；或饮食不节，脾失健运，痰浊凝聚；或跌扑损伤，复感风寒湿邪气，留滞筋骨关节，使气血凝聚，经络阻隔，脏腑功能障碍，日久造成本病。

病久寒邪化热，热盛肉腐成脓，溃后脓液稀薄，经久不愈，形成窦道，耗伤气血，腐蚀筋骨肌肉，可致残。

总之，正虚是本病发病的根本原因，外邪和损伤是常见诱因。肾亏髓空是其病本，风寒侵袭、痰浊凝聚是其病标。整个病程中，病性初始为寒，当脓成破溃后，病性由寒转热，肾阴不足、阴虚火旺之象渐渐显露。病久脓水淋漓不断，而脓本是气血化生，故也可见气血两虚的表现。

西医学认为本病是结核杆菌经血循环入骨与关节导致，在机体抵抗力下降时发病。

【诊断与鉴别诊断】

（一）临床表现

本病好发于儿童和青少年，患者常有肺痨病史。病变部位以脊椎最多，约占全部病例的一半，其次为下肢的髋、膝、踝关节，再次为上肢的肩、肘、腕、指等骨关节。一般为单发，但脓肿形成时脓液可走窜到其他部位。本病起病缓慢，化脓迟缓，脓溃后脓液稀薄，疮口不易收口愈合。可损伤筋骨，常可致残，甚则危及生命，伴见全身的虚弱症状。流痰属阴证疮疡，临证分为初期、中期（成脓期）、后期（溃后期）三个阶段。

1. 初期　患处不红不肿，隐隐酸痛，动则疼痛加剧，休息时减轻。继则疼痛逐渐加剧，出现关节活动障碍，下肢出现跛行。儿童患者常在睡眠时因姿势改变，病变关节位置变动产生疼痛，使患儿痛醒哭叫，俗称"夜哭"。全身症状不明显，或有低热、盗汗、疲倦等表现。

2. 中期（成脓期）　在起病后半年至1年。此时患肢萎缩，病变关节肿胀，不热不红，或皮肤微红，或有局部疼痛，在病变部位或较远处按之应指，患处皮色出现透红一点，按之微软，提示脓成。伴有低热，盗汗，朝轻暮重。

3. 后期（溃后期）　脓液稀薄，夹有败絮样物质或死骨，常应疮口久不愈合，形成窦道。疮口凹陷，周围皮色紫暗。伴见神疲乏力，面色无华或颧红盗汗，咳嗽痰血，舌红少苔，脉细数。

（二）辅助检查

1. 实验室检查　红细胞总数及血红蛋白含量可降低，有混合感染时白细胞计数增高。红细胞沉降率在疾病活动期明显增快。脓液培养可见结核杆菌生长。结核菌素试验呈阳性。

2. 影像学检查　X线片示早期滑膜肿胀，骨质疏松，脱钙现象。后期见关节软骨破坏，骨关节面明显破坏，可有死骨形成。CT检查较X线片更清晰。MRI检查可提示早期炎症改变。

3. 其他检查　关节镜检查和滑膜活检可诊断滑膜结核。

（三）鉴别诊断

1. 历节风　本病相当于西医学的类风湿关节炎，多发于成人，可见关节肿痛，部位可遍及全身，常呈现对称性，痛无定处，反复发作，日久肌肉萎缩，关节变形，但不化脓。类风湿因子检查阳性有助于诊断。

2. 流注　本病是发于肌肉深部的急性化脓性疾病。相当于西医学的脓血症、多发性转移性肌肉深部脓肿及髂窝部脓肿。好发于肌肉丰厚处，无固定部位，随处可生，常多发，易走窜，常此处未愈而他处又起。该病成脓较快，溃后不损伤筋骨，容易愈合。

3. 骨肉瘤　本病是较常见的发生在20岁以下的青少年或儿童的一种恶性骨肿瘤。多发于股骨下端和胫骨、肱骨上端。早期患部有间歇性疼痛，很快转变为持续性疼痛。2~3个月后，可在患部触及肿块。

肿块质地坚硬，紧贴于骨，高低不平，推之不移，不化脓。患处皮肤常呈紫褐色，表面有静脉怒张。须活检确诊。

【治疗】

本病的治疗以扶正祛邪为总则，根据疾病不同阶段的特点，分证辨治。该病初期患处不红不肿，隐隐酸痛，属于阴证，以温阳散寒、化痰散结为治则；中期多见阴虚内热之象，以养阴清热、托毒生肌为治则；后期多见气血不足，肝肾亏虚，以培补肝肾、补气养血为治则。常规配合抗结核药物治疗，以提高疗效。

（一）辨证论治

1. 寒痰凝聚证

证候：见于本病初期。表现为病变关节隐隐酸痛，动则疼痛加剧，休息时减轻，继则关节活动障碍疼痛逐渐加剧；全身症状不明显。舌淡，苔薄，脉濡细。

治法：补肾温经，散寒化痰。

方药：阳和汤加减。

2. 阴虚内热证

证候：见于本病中期。症见脓肿形成，皮色微红，按之微软应指；伴午后潮热，颧红，盗汗，口燥咽干，食欲减退，或咳嗽痰血。舌红少苔，脉细数。

治法：养阴清热，托毒透脓。

方药：六味地黄丸合清骨散加减。

3. 肝肾亏虚证

证候：见于本病后期。表现为溃脓后疮口流脓稀薄，或夹有败絮样物，形成窦道。若病在四肢关节，则患肢肌肉萎缩、关节畸形；若病在颈、胸、腰椎，则强直不遂甚至下肢瘫痪，小便潴留或失禁。伴形体消瘦，腰脊酸痛，自汗盗汗。舌质红，苔薄白，脉细数或虚数。

治法：补益肝肾。

方药：左归丸合香贝养荣汤加减。

4. 气血两虚证

证候：见于本病后期。表现为疮口流脓稀薄，日久不愈；伴面色无华，畏寒肢冷，心悸失眠，自汗。舌淡红，苔薄白，脉濡细或虚大。

治法：补气养血。

方药：人参养荣汤合十全大补汤加减。

（二）中医外治法

1. 初期用回阳玉龙膏外敷，或以阳和解凝膏掺黑退消在患处盖贴。

2. 成脓后应及时切开排脓，使引流通畅。

3. 溃后期可用五五丹或白降丹附在药线上，插入疮口提脓去腐生肌并引流。脓尽之时，可改用生肌散收口。

（三）其他疗法

1. 联合使用抗结核药，注意足量、足疗程。

2. 选择石膏、支架、皮牵引等方法固定患处。该法可减轻疼痛，防止病理性骨折，纠正关节畸形。

3. 手术清除病灶内脓液死骨、干酪样坏死物及结核性肉芽肿。

【预防与调护】

1. 患处在胸椎、腰椎、髋关节等部位的患者，需睡木板床；患处在肘、膝、指部位的患者须用夹板固定，限制其活动；若全身症状未控制，应绝对卧床休息。

2. 合理饮食，加强营养，多食用牛奶、鸡蛋、骨髓等食物；在病变进展时，忌食辛辣、酒类。

3. 若并发瘫痪的患者，应帮助其变换体位并进行擦浴，预防压疮的发生。

第十一节 瘰 疬

PPT

【概述】

瘰疬是一种发生于颈部的慢性感染性疾病，因其结块成串，累累如串珠，故名瘰疬，俗称"疬子颈""老鼠疮"。其小者为瘰，大者为疬。该病起病缓慢，好发于颈部及耳后，初起时结核如豆，不红不痛，后逐渐增大，结核增多，融合成串，成脓时皮色转为暗红，溃后脓水清稀，夹有败絮样物质，此愈彼溃，长久不愈，形成窦道，愈后常形成凹陷性瘢痕。该病常见于体弱儿童或青年人，以女性多见。本病相当于西医学的颈部淋巴结结核。

【病因病机】

本病可因情志内伤导致肝气郁结，肝木乘土，脾失健运，内生痰湿，痰气互结，气血凝滞结于颈项；或肝郁化火，下灼肾阴出现阴虚火旺之象，热盛肉腐而成脓，溃后脓水淋漓日久则耗伤气血，渐为气血虚损之证，经久难愈；或因肺痨阴虚，肺肾阴亏，以致阴虚火旺，肺津输布不行，灼津成痰，痰火凝结于颈项而成。

西医学认为，本病是一种由结核杆菌侵入淋巴结导致的慢性炎症。结核杆菌可由龋齿、扁桃体侵入，或继发于肺结核或肺外器官结核。

【诊断与鉴别诊断】

（一）临床表现

本病多见于儿童或青年女性，好发于颈项及耳部前后的一侧或两侧，也有蔓延至颌下、锁骨上及腋部者，病程进展缓慢，发病前常有虚痨病史。

1. 初期 颈部结核如豆，有一个或数个不等，或散在孤立或联结成串，不热不痛，皮色不变，按之坚实光滑，推之活动可移，多无全身症状。

2. 中期 颈部结核不断增大，痛感渐显，结核与周围组织粘连或结核相互融合，推之不动，患处皮色渐转暗红，扪之微热，按之有波动感提示脓已成。伴低热及纳差、乏力等全身症状。

3. 后期 脓肿经切开或自行溃破，排出稀薄脓液且夹有败絮样物质，疮口呈潜行性空腔，久不收敛，形成窦道，疮面肉色灰白，疮口周围皮肤紫暗。伴有低热乏力、形瘦纳差、面色无华、潮热盗汗、咳嗽痰血等全身症状。

本病愈后可由于体质虚弱或劳累复发，尤以产后复发多见。若结核数年不溃，增大不明显，且推之可动，则病情较轻；若疾病初起结核即累累数个，坚硬肿大，推之不移，或数个结核融合成团，则病情较重。临床也可见患者生数枚结核，肿大、成脓、成漏的表现同时出现。

（二）辅助检查

红细胞沉降率可增快。结核菌素试验呈阳性。脓液培养可见结核杆菌生长。必要时可取病灶组织做病理检查以明确诊断。

（三）鉴别诊断

1. **瘰核**　该病是指当人体某部位感染时，继发引起的颈部、颌部、肘部、腋窝部、腹股沟等部位的硬结。其大小不等、表面光滑、边界清楚、按之作痛，很少化脓溃破。相当于西医学的淋巴结炎。

2. **颈痈**　该病是发生在颈部两侧的急性化脓性疾病。初起见恶寒发热，肿块形如鸡卵，漫肿坚硬，焮热疼痛，病情发展7日左右即酿脓，易溃、易消、易敛。起病较快，消退亦快。相当于西医学的颈部急性化脓性淋巴结炎。

3. **失荣**　该病是发于颈部及耳之前后的岩肿，因其晚期患者形体消瘦状如树之枝叶枯萎，失去荣华而命名。多见于中老年人。初起肿块质地坚硬，聚结成团，推之不动，生长迅速。溃破后疮面如石榴样或菜花样，长期渗流腐臭血水，不能愈合。相当于西医学的颈部淋巴结转移癌和原发性恶性肿瘤。

【治疗】

本病的治疗以扶正祛邪为总则。痰凝为瘰疬形成之病理因素，应分期论治，内治外治结合治疗。

（一）辨证论治

1. 气滞痰凝证

证候：常见于瘰疬初期，颈部结块如花生米大小，数量可有一个或数个，肿块坚实，推之可动，皮色如常，推之不动；无明显全身症状。舌质淡红，苔腻，脉弦滑。

治法：疏肝理气，化痰散结。

方药：逍遥散合二陈汤加减。

2. 阴虚火旺证

证候：结核逐渐增大，可相互融合，结核与皮相连，酸胀疼痛，皮色转暗红；伴长期低热，潮热盗汗。舌红少苔，脉细数。

治则：滋阴降火，托毒除蒸。

方药：知柏地黄汤合透脓散加减

3. 气血两虚证

证候：溃后脓出清稀，排出稀薄脓液且夹有败絮样物质，日久不愈；伴形体消瘦，面色无华，精神萎靡，倦怠乏力。舌质淡，苔薄，脉沉细无力。

治则：益气养血，养营化痰。

方药：香贝养荣汤加减。

（二）中医外治法

1．疾病初期可在肿块局部外敷冲和膏或阳和解凝膏掺黑退消。中期脓熟应切开排脓。后期溃疡疮面用七三丹或八二丹，红油膏或冲和膏外敷。脓液排净，新肉生长时，可用生肌散或白玉膏。若患处形成空腔，皮肉不能黏合，可采用垫棉法；出现窦道时可以药线引流，或行扩创手术。

2．对于结核较小且病位浅表，日久不消的患者，可用拔核疗法。将白降丹掺于太乙膏上，盖贴肿核处，每3日换药1次，通常经过7~10天，即可将核拔出。之后外用生肌散、白玉膏以促进疮口愈合。因白降丹刺激性较大，故使用时必须严格掌握适应证，对大且深的结核，或肿块与周围组织粘连，或儿童及年老体弱者，均不宜使用本法。

3．可使用针刺疗法，直接刺入病变的淋巴结，配合肝俞、膈俞，施以中等强度刺激。此法适用于疾病初期，对已成脓的结核不适用。

（三）其他疗法

联合使用抗结核药，注意足量、足疗程使用。

【预防与调护】

1．调节情志，劳逸结合，节制房事，以免耗伤肾阴。
2．合理饮食，加强营养，忌食辛辣、酒类。
3．积极治疗其他部位的虚痨病变。

🧑 岗位对接

　　本章概述部分主要介绍了疮疡的病因病机、局部及全身症状，诊断和鉴别诊断，内治与外治方法，预防与调护的内容。通过对本章的学习，学生应熟悉临床常见疮疡的病因病机；掌握疮疡的诊断、辨证和治疗；了解疮疡的预防与调护，为今后从事临床打下牢固基础。

目标检测

答案解析

一、单项选择题

1．外疡内治法的总则为（　　）
A．消、托、补　　　B．温、通、补　　　　C．消、清、补　　　　D．消、通、补　　　　E．宣、清、补

2．暑疖好发的对象为（　　）
A．中老年　　　　B．儿童　　　　　C．青壮年　　　　D．中年　　　　E．青年

3．下列不是多发性疖病症状的是（　　）
A．缠绵难愈　　　　　B．易于反复发作　　　　　C．多个有头疖发于一处
D．好发于项后发际及臀部　　　E．高血压者易患

4．蛇头疔即西医所称的（　　）
A．甲沟炎　　　　　B．化脓性指头炎　　　　　C．化脓性腱鞘炎
D．掌中间隙感染　　　E．急性淋巴结炎

5．红丝疔好发于（　　）

　　A. 前臂外侧　　　B. 上肢　　　　　C. 小腿外侧　　　D. 小腿内侧　　　E. 颈部两旁

6. 颜面疔成脓的时间一般为（　　）

　　A. 2~3天　　　　　B. 3~5天　　　　C. 5~7天　　　　D. 7~10天　　　E. 10~14天

7. 颜面疔初期内治法的法则为（　　）

　　A. 清暑解毒　　　　B. 清热化湿　　　C. 祛风清热　　　D. 清热解毒　　　E. 清热泻火

8. 痈的成脓期一般为（　　）

　　A. 5天左右　　　　B. 7天左右　　　C. 10天左右　　　D. 2周左右　　　E. 1个月左右

9. 新生儿丹毒称为（　　）

　　A. 赤游丹　　　　　B. 抱头火丹　　　C. 流火丹　　　　D. 内发丹毒　　　E. 腿游风

10. 疔疮最易发生"走黄"的部位是（　　）

　　A. 项背　　　　　　B. 四肢　　　　　C. 颜面　　　　　D. 腹　　　　　　E. 膻中

11. 发生"走黄"的原因是（　　）

　　A. 正虚　　　　　　B. 伤津　　　　　C. 腑实　　　　　D. 邪盛　　　　　E. 表虚

12. 有头疽患者若伴有消渴病，最易出现的变证是（　　）

　　A. 走黄　　　　　　B. 内陷　　　　　C. 失荣　　　　　D. 肠痈　　　　　E. 颈痈

二、简答题

1. 简述颜面疔的调护宜忌。

2. 痈的发病特点主要有哪些？

（江雪沁　张　正）

书网融合……

　　　　知识回顾　　　　习题

第六章　乳房疾病

PPT

学习目标

知识要求：

1. 掌握乳房疾病的病因病机、诊断、治疗。
2. 熟悉乳房疾病的预防与调护。

技能要求：

1. 熟练掌握乳房疾病的检查技能。
2. 学会乳房按摩通乳的操作方法。

第一节　概　论

发生于乳房部位的疾病，统称为乳房疾病，是中医外科治疗领域中颇具优势和特色的病种。男女均可发病，但女性发病率明显高于男性。有关乳房的论述，早在汉代就有记载。以后历代医家在长期的临床实践中，积累了丰富的防治乳房疾病的经验，对后世极具临床实用价值。

【概述】

乳房的发育、乳汁的生成和分泌不仅与脏腑、经络、气血、津液的生理功能密切相关，女性的生理特点、乳房的生理功能还与月经、胎孕、产育互相联系。

乳房与脏腑的关系：肾为先天之本，主藏精，肾气盛则天癸至，女子月事按时而下，乳房逐渐发育，孕育后分泌乳汁哺乳；肾气衰则天癸竭，乳房也随之衰萎。脾胃为后天之本，气血生化之源，乳汁由水谷之精华所化生，脾胃气壮则乳汁多而浓，反之则乳汁少而淡。肝主疏泄，调节乳汁的分泌和排泄，若肝气不舒，疏泄不利，则可发生病变。

乳房与经络的关系：足阳明胃经行贯乳中；足太阴脾经，络胃上膈，布于胸中；足厥阴肝经上膈，布胸胁绕乳头而行；足少阴肾经，上贯肝膈而与乳连；冲任二脉起于胞中，任脉循腹里，上关元至胸中；冲脉夹脐上行，至胸中而散。可见，乳房与足三阴经、胃经及冲任二脉均有关系，尤与肝、胃二经关系更为密切。故有"男子乳头属肝，乳房属肾；女子乳头属肝，乳房属胃"之说。

若脏腑功能失调，或经脉闭阻不畅，冲任失调，均可导致乳房疾病的发生。

【病因病机】

乳房疾病的发生主要由于肝气郁结，或胃热壅滞，或肝肾不足，或乳汁蓄积，或痰瘀凝结，或外邪侵袭等，影响相关脏腑、经脉的生理功能而产生病变。

化脓性乳房疾病主要由于乳头破碎，感染邪毒；或嗜食肥甘厚味，脾胃积热；或情志内伤、肝气不舒，导致乳汁郁滞，排泄障碍，郁久化热，热胜肉腐而成脓肿。

肿块性乳房疾病多由忧思郁怒，肝脾受损，气滞痰凝；或肝肾不足，冲任失调，气血运行失常，导致气滞、痰凝、血瘀，阻滞乳络而成。

【检查方法】

在采集病史后，及时正确地进行乳房检查，对于乳房病的早期发现、早期诊断、早期治疗有着重要意义。

1. 望诊　患者端坐，解开上衣，两臂自然下垂置于膝上。注意观察乳房外形，大小是否对称；乳头有无畸形，乳头位置高低，有无凹陷或破损，有无溢液；乳房皮肤有无红肿、凹陷或橘皮样改变，有无溃口、结节，浅表静脉有无扩张；乳房皮肤凹陷者，可让患者两臂高举过头，或用手抬高整个乳房，查看凹陷部分是否更为明显。

2. 触诊　可根据需要采用坐位与卧位相结合。先检查健侧乳房，再检查患侧，以便对比。医者检查时四指并拢，用指腹平放在乳房上轻柔触按，切忌用手抓捏，否则会将捏起的正常乳腺组织误认为乳腺肿块。检查顺序如下：先按整个乳房；然后将乳房以乳头为中心作水平垂直二线，分为四个象限，并依次触按乳房的内上、外上（包括腋尾部）、外下、内下四个象限；再检查乳晕部，按压乳头注意有无液体从乳窍溢出。最后检查腋窝、锁骨下及锁骨上区域淋巴结。

触诊时应注意以下几个问题：①乳房最佳检查时间是月经来潮的7~10天，此时乳腺处于相对生理平稳时期，如有病变容易被发现。②发现乳房肿块或区域淋巴结肿大时，应注意其位置、形态、数目、大小、质地、边界、表面情况、活动度及有无压痛等。③检查肿块与皮肤是否粘连，可用手指轻轻提起其附近皮肤来确定。④确定肿块的性质还需结合年龄、病史及必要的辅助检查。

3. 辅助检查　①B超：对于区分囊性和实质性病变更有优势，但对实质性肿块的良、恶性鉴别尚不够可靠。②钼靶：对鉴别良、恶性病变和早期诊断乳腺癌方面具有明显优势。③病理检查：乳腺肿块可进行细针穿刺细胞学检查和空心针定位穿刺组织病理学检查。对疑似乳腺癌者，也可行肿块切除手术，术中冰冻切片进行病理诊断，但不主张做肿块部分切取活检。有乳头溢液者，可做溢液涂片细胞学检查。

4. 自我检查　推广乳房自我检查，有利于提高广大妇女的防癌意识，以早发现、早诊断、早治疗。方法是先站在穿衣镜前，仔细观察两侧乳房的外观有无改变。然后平卧于床上，将枕头垫于肩下使肩部抬高，右手臂举过头，左手指并拢，用指腹平坦地放在右乳房表面进行触摸，从外上象限开始，沿顺时针方向依次检查2~3圈，然后以同样的方法换右手检查左乳。

【治疗】

（一）内治法

乳房疾病的治疗，离不开一个"气"字。《外证医案汇编》指出："治乳症，不出一气字定之矣。""若治乳从一气字着笔，无论虚实新久，温凉攻补，各方之中，夹理气疏络之品，使其乳络疏通。

气为血之帅，气行则血行。阴生阳长，气旺流通，血亦随之而生。自然壅者易通，郁者易达，结者易散，坚者易软。"现就常用治法分述如下。

1. **疏表解毒法**　适用于乳痈等初起，邪气阻滞经络，营卫不和，见局部肿胀疼痛，伴恶寒发热，舌苔薄白，脉浮数等。治以疏表清热解毒，方用瓜蒌牛蒡汤、银翘散等。

2. **清热解毒法**　适用于乳痈等热毒炽盛、肉腐成脓阶段，见局部红肿高突，灼热疼痛，伴壮热口渴，大便秘，小便赤，舌红苔黄，脉弦数等。治以清热解毒，选用透脓散、橘叶散等。

3. **托里透脓法**　适用于乳痈等气血两虚，不能驱毒外出者，见疮形平塌，漫肿不收，日久不易破溃，隐隐作痛，或溃后久不收口，脓液清稀，舌淡红苔薄白，脉沉细无力等。治以补益气血、托毒外出，选用托里透脓散、托里消毒散。

4. **解郁化痰法**　适用于乳癖、乳岩等肝失疏泄、痰气互结者，见乳房结块质地坚韧或坚硬，伴胸闷不舒，乳房胀痛，舌红苔白腻，脉弦滑等。治以疏肝解郁、化痰散结，选用开郁散、逍遥散合小金丹等。

5. **补益扶正法**　适用于乳癌破溃后，面色无华，懒言声低，气短乏力，食欲不振，唇舌淡红，脉细无力；或潮热盗汗，头晕耳鸣，舌红少苔，脉细数；或形寒肢冷，大便溏薄，舌淡苔白，脉沉迟等。气血虚弱者选用归脾汤、八珍汤、香贝养荣汤等；肝肾不足者选用右归饮、二仙汤、六味地黄丸等。

（二）外治法

1. **贴敷疗法**　先辨清阴证和阳证。乳痈等阳证，初起宜清热解毒、活血消肿，用金黄散、玉露散外敷；溃后宜提脓祛腐，用八二丹、九一丹药线引流；脓尽腐脱，新肉始生，则改用生肌散、生肌玉红膏等。乳癖、乳核等阴证，宜温经和阳、化痰通络、消肿止痛，用阳和解凝膏掺黑退消、桂麝散贴敷。

2. **手术疗法**　对于感染性乳房疾病，脓成宜及时切开排脓。对于肿块性乳房疾病，经积极药物治疗无明显效果者，或疑有恶变者，应及早行手术治疗。

第二节　乳　痈

【概述】

乳痈是指发生在乳房部的最常见的急性化脓性疾病，好发于产后1个月以内的哺乳期妇女，尤以初产妇多见。发生于哺乳期的称"外吹乳痈"，占全部乳痈病例的90%以上，故本节主要介绍此类；发生于妊娠期的称"内吹乳痈"，临床较少见；不论男女老幼，发生于非哺乳期和非妊娠期的称"不乳儿乳痈"，则更少见。古代文献中还有称本病为"妒乳""吹妳（奶）""吹乳"等。其临床特征为患乳结块，乳汁分泌不畅，红肿热痛，溃后脓出黄白稠厚，伴恶寒发热等全身症状。本病相当于西医学的急性化脓性乳腺炎。

【病因病机】

外吹乳痈总因肝郁胃热，或夹风热毒邪侵袭，引起乳汁瘀积，乳络阻塞不通，气血瘀滞，热盛肉腐而酿脓。

1. **肝胃蕴热**　女子乳头属肝，乳房属胃。新产伤血，肝失所养，若忿怒郁闷，肝气不舒，则肝失疏泄，使得乳汁分泌或排出不畅，或恣食辛辣肥甘厚味，胃热壅滞，则肝胃失和，肝郁胃热阻滞乳络，致乳汁瘀积，气血瘀滞，热盛肉腐，终成乳痈。

2. **乳汁瘀积**　乳头破碎，怕痛拒哺，或乳头内陷，影响乳汁排出，或乳多而少哺，或断乳不当，均可引起乳汁瘀滞不得出，宿乳壅积，化热酿脓，而成乳痈。

3. **外邪侵袭**　产后体虚，腠理疏松易汗出，哺乳露胸，易感风邪，或乳头破碎，外邪乘隙而入，或乳儿含乳而睡，口中热气从乳窍吹入，致邪热蕴结于肝胃之经，闭阻乳络，乳汁瘀滞，日久热盛肉腐。

【诊断与鉴别诊断】

（一）临床表现

1. **初起**　乳房局部胀痛，乳汁排出不畅，结块或有或无，皮色不红或微红。继而结块、胀痛明显，可伴恶寒发热，头痛骨楚，胸闷不舒，食欲不振等全身症状。此时若治疗得当，2~3日内乳汁排出通畅，则热退肿消痛减而痊愈。

2. **成脓期**　患乳结块逐渐增大，灼热疼痛加剧，皮色焮红，同侧腋窝淋巴结肿大压痛，伴有壮热不退，势在酿脓。约10日，结块中软，按之应指，或有鸡啄样疼痛，为已成脓。但深部脓肿局部症状不明显，常需穿刺确诊。

3. **溃后期**　脓出黄白稠厚，大多身热减退，肿消痛减，逐渐愈合。若脓出不畅，身热不退，肿痛不消，可能形成袋脓，或脓液旁侵形成传囊乳痈；若有乳汁从疮口溢出，久不收口，为形成乳漏。也有乳痈初起大量使用抗生素或寒凉中药，导致结块质硬难消，迁延日久者；部分僵块可再次感染酿脓。

（二）鉴别诊断

1. **粉刺性乳痈**　该病多发生于非哺乳或非妊娠期，全身症状较乳痈轻，可伴有先天性乳头凹陷，初起肿块多位于乳晕部，溃后脓液中夹有粉渣样物质，不易收口，可反复发作，形成乳漏。

2. **炎性乳岩**　该病多发生于妊娠期或哺乳期妇女，患乳迅速肿胀变硬，常累及整个乳房的1/3以上，并迅速波及对侧乳房。患处局部皮肤浸润肿胀，颜色暗红或紫红，呈橘皮样改变，局部不痛或压痛轻，可触及同侧腋窝淋巴结肿大。全身炎症反应较轻，不化脓，抗炎治疗无效。病情进展较快，预后不良。

【治疗】

乳痈治疗宜及早处理，祛除病因，排空乳汁。初起以消为贵，通乳为要，注重疏通乳络，避免过用寒凉药物，局部可采用热敷按摩等方法使之消散；若成脓则以排脓为要，及时手术切开引流。

（一）辨证论治

1. **肝胃郁热证**

证候：乳房肿胀疼痛，皮色不变或微红，结块或有或无，排乳不畅；伴恶寒发热，头痛，胸闷呕恶，食欲不振，便结等。舌质红，苔薄白或薄黄，脉弦数或浮数。

治法：疏肝清胃，通乳消肿。

方药：瓜蒌牛蒡汤加减。

2. **热毒炽盛证**

证候：肿痛加剧，皮肤焮红灼热，继而肿块变软，疼痛持续不减，为脓已成；或脓出不畅，红肿热痛不消；伴壮热不退，便秘溲赤。舌质红，苔黄腻，脉洪数。

治法：清热解毒透脓。

方药：五味消毒饮合透脓散加减。

3. 正虚邪恋证

证候：溃后乳房肿痛减轻，但脓液淋漓不尽，收口迟缓，或乳汁从疮口流出；伴面色少华，神疲乏力，或低热不退，食欲不振。舌质淡，苔薄，脉细。

治法：益气和营，托毒生肌。

方药：托里消毒散加减。

（二）中医外治法

1. 初期　可予手法按摩，具体操作方法如下：先热敷患侧乳房，再涂少许润滑油或患者乳汁做润滑剂，五指并拢从乳房四周轻轻向乳头方向施加压力，按摩推挤，同时可轻轻提动乳头数次，将瘀滞的乳汁渐渐推出，可重复数次，直至乳络通畅。皮肤红热明显者，可用金黄散、玉露散以冷开水或金银花露调敷，或用鲜蒲公英、鲜菊花叶、仙人掌去刺等捣烂外敷，或用金黄膏、玉露膏外敷。施用针刺治疗时，宜选取肩颈、膻中、足三里、列缺、膈俞、血海等穴，用泻法，留针15分钟，每日1次。

2. 成脓期　宜切开排脓。乳房部表浅脓肿切口呈放射状，以免损伤乳络；乳晕部脓肿宜在乳晕旁做弧形切口；乳房后位脓肿宜在乳房下方褶皱处做弧形切口。

3. 溃后期　药线蘸八二丹或九一丹引流，外敷金黄膏。脓腔较大者，可用红油膏纱布填塞，待脓净后改用生肌散、红油膏或白玉膏盖贴。若形成袋脓者，可用垫棉法；传囊者，若红肿热痛明显则按初起处理，若已成脓，宜再做一辅助切口引流。

（三）其他疗法

1. 抗生素　病情严重者可予敏感抗生素。

2. 回乳　减少哺乳次数以减少乳汁分泌，用炒麦芽、山楂60g煎汤代茶，外敷芒硝。

【预防与调护】

1. 妊娠后期常用温水清洗乳头。可按摩牵拉乳头，及早纠正乳头内陷。

2. 养成良好的哺乳习惯，注意乳头及乳儿口腔清洁。每次哺乳后排空乳汁，防止瘀积。

3. 及时治疗乳头破碎及身体其他部位的化脓性疾病，若乳儿有口腔炎应及时治疗。

4. 保持情绪稳定，心情舒畅，避免情绪激动。

5. 宜进食清淡而营养丰富的食物，忌食辛辣炙煿，不过食膏粱厚味之品。

6. 体温若高于38℃，或乳汁变黄，应立即停止哺乳，但仍须用吸奶器吸尽乳汁或用手法推拿排空乳汁。

7. 患乳可用三角巾或乳罩托起，减少疼痛，防止袋脓。

第三节　乳　癖

【概述】

乳癖是指乳腺组织的既非炎症又非肿瘤的良性增生性疾病，好发于25~45岁的中青年妇女，发病率居乳腺疾病的首位，是临床上最常见的乳房疾病。历代文献有"乳癖""乳中结核"等病名。清代《疡科心得集》曰："有乳中结核，形如丸卵，不疼痛，不发寒热，皮色不变，其核随喜怒消长，此名乳癖。"其临床特征为单侧或双侧乳房疼痛并出现肿块，肿块大小不等，形态不一，边界不清，质地不硬，推之活动，乳痛和肿块与月经周期及情志变化密切相关。本病相当于西医学的乳腺增生病。有研究发现，本病有一定的癌变倾向，尤其是有乳腺癌家族史的患者更应引起重视。

【病因病机】

1. **肝郁痰凝**　情志不遂，忧郁不解，久郁伤肝，或受到精神刺激，急躁恼怒，导致肝气郁结，气机阻滞于乳房，乳络经脉阻塞不通，引起乳房疼痛；或肝气郁久化热，热灼津液为痰，或思虑伤脾，或肝病犯脾，脾失健运，痰湿内蕴，以致气滞、痰凝、血瘀互结而形成肿块。

2. **冲任失调**　多因肝肾不足，冲任失调，使气血瘀滞，或脾肾阳虚，痰湿内结，经脉阻塞，而见乳痛、结块、月经不调。

肝郁痰凝与冲任失调二者既可单独致病，又互相关联影响。若情志内伤，肝郁不舒，气机阻滞，可影响冲任二脉的气血畅达；若冲任失调，则下不能充胞宫，上无以滋乳房，经脉壅阻，气血不和，影响肝气之疏泄条达，终因气滞、痰凝、血瘀互结于乳房，导致乳癖的发生。

【诊断与鉴别诊断】

（一）临床表现

发病年龄多在25~45岁，城市妇女的发病率高于农村妇女。社会经济地位高或受教育程度高、月经初潮年龄早、初次怀孕年龄大、未哺乳和绝经迟的妇女为本病的高发人群。

1. **疼痛**　疼痛性质多为胀痛，可有刺痛或牵拉痛。疼痛程度轻重不一，多数患者有乳房或乳头疼痛，严重者乳房不可触碰，行走或活动时也有乳痛；少数患者无明显症状。疼痛主要在肿块处，可波及胸胁或肩背部。疼痛常在月经前加剧，经后减轻，也有疼痛发生在排卵期前后，或持续疼痛没有周期性改变者。部分患者的疼痛随情绪波动、劳累而变化。

2. **肿块**　双侧乳房多见，也可发生于单侧，肿块分布范围广，常为多枚，尤以外上象限为多。肿块质地中等或硬韧，大小不一，直径多在1~2cm，大者可超过3cm，肿块与周围组织分界不清，不与皮肤粘连，活动度好。肿块可于经前增大变硬，经后缩小变软。

肿块的形态常分为以下类型：

（1）**片块型**　肿块呈厚薄不等的片块状、圆形或长圆形，数目不一，质地中等或有韧性，边界清楚，活动度良好。

（2）**结节型**　肿块呈扁平或串珠状结节，形态不规则，边界欠清，质地中等或偏硬，活动度好，亦可见肿块呈米粒或砂粒样结节。

（3）**混合型**　肿块以片块、条索、结节、砂粒样等多种形态混合存在。

（4）**弥漫型**　肿块分布范围超过3个象限以上者。

乳房疼痛和肿块可同时出现，也可先后出现。个别患者有乳头溢液，呈白色或黄绿色，或呈浆液状。部分患者伴有月经失调、心烦易怒等症状。

（二）鉴别诊断

乳岩　该病表现为乳房肿块，多无疼痛，肿块亦无周期性变化，肿块质地坚硬，表面高低不平，边缘不整齐，常与皮肤粘连，活动度差，患侧淋巴结可肿大，后期溃破呈菜花样。

【治疗】

（一）辨证论治

止痛和消肿是本病治疗的要点。中医辨证论治有优势。若长期服药而肿块不消反而继续增大，质地较硬，疑有癌变可能者，应手术切除并做病理检查。

1. 肝郁痰凝证

证候：多见于青壮年女性，病程较短，乳房肿块，质韧不坚，胀痛或刺痛，症状随喜怒消长；伴胸闷胁胀，情绪抑郁，急躁易怒，心烦口苦。舌质淡红，苔薄白或薄黄，脉弦滑。

治法：疏肝解郁，化痰散结。

方药：逍遥蒌贝散加减。

2. 冲任失调证

证候：多见于中年妇女，乳房肿块和疼痛在月经前加重，经后减轻；伴腰酸乏力，神疲倦怠，月经不调，量少色淡，或闭经。舌淡，苔白，脉沉细。

治法：调摄冲任，疏肝活血。

方药：二仙汤合四物汤加减。

（二）中医外治法

1. 贴敷疗法　用阳和解凝膏掺黑退消或桂麝散盖贴。
2. 针刺疗法　选取乳根、膻中、肩井、天宗、期门、肝俞等穴，以开郁结、调气血、止疼痛。

（三）其他疗法

手术疗法　经药物治疗后肿块未能缩小反而继续增大或变硬者，或伴有乳腺癌家族史辅助检查有可疑者，或疑似癌变者，可根据具体情况，考虑单个肿块切除或乳房单纯切除术等，并送病理检查。

【预防与调护】

1. 保持心情舒畅，情绪稳定，生活起居有规律，注意劳逸结合。
2. 多食新鲜水果和蔬菜，控制高脂肪食物摄入。
3. 积极治疗妇科及其他内分泌疾病。
4. 患病后要正确认识疾病，以免过分紧张、担忧。
5. 有乳腺癌家族史等乳腺癌危险因素的妇女，更应重视自我检查和定期体检。

第四节　乳　核

【概述】

乳核是指乳腺小叶内纤维组织和腺上皮的良性肿瘤，是乳房良性肿瘤中最常见的一种。好发于20~25岁青年女性，多见一侧乳房单发肿块，形如丸卵，边界清楚，表面光滑，质地坚实，活动度大，多无疼痛。历代文献将本病归属"乳痞""乳中结核"等范畴。本病相当于西医学的乳腺纤维腺瘤。

【病因病机】

本病多因情志内伤，肝气郁结，或忧思伤脾，脾失健运，痰浊内生，痰气互结；或冲任失调，气滞血瘀痰凝，积聚于乳房而成。

【诊断与鉴别诊断】

（一）临床表现

本病多发于20~25岁女性，其次是15~20岁和25~30岁女性。肿块多为单发，也可多个肿块在单侧或双侧乳房出现。肿块形状呈圆形、椭圆形或结节状，直径在0.5~5cm之间，表面光滑，边界清楚，质地坚实，活动度好，与周围组织无粘连，触诊常有滑脱感。肿块一般无疼痛，少数可有轻度胀痛，但与月经无关。一般生长缓慢，妊娠期可迅速增大，应排除癌变可能。

（二）鉴别诊断

1. 乳癖　该病一般为双侧乳房发生多个大小不等的片块状、结节状、颗粒状肿块，边界欠清，肿块多伴胀痛，且在月经前加重、经后减轻。

2. 乳岩　该病大多见于40~60岁的妇女，肿块质地坚硬如石，表面不光滑，边界不清，多与周围组织粘连，皮肤可呈橘皮样改变，患侧淋巴结可肿大，后期溃破难敛。必要时可做病理活检以确诊。

【治疗】

（一）辨证论治

单发者以手术切除为宜，对多发或复发性纤维腺瘤可试用中医药辨证治疗，以控制肿瘤生长、缩小肿瘤体积，甚至消除肿块，减少复发。

1. 肝气郁结证

证候：肿块较小，发展缓慢，不痛，不红不热，推之可动；伴胸闷叹息。苔薄白，脉弦。

治法：疏肝解郁，化痰散结。

方药：逍遥散加减。

2. 血瘀痰凝证

证候：肿块较大，质地坚实，重坠不适；伴急躁易怒，胸胁牵痛，或月经不调，痛经。舌暗红，苔薄腻，脉弦滑或弦细。

治法：疏肝活血，化痰散结。

方药：逍遥散合桃红四物汤加减。

（二）中医外治法

贴敷疗法　阳和解凝膏掺黑退消外贴，每周换药1次。

（三）其他疗法

一般均应手术切除，尤其是在绝经后或妊娠前发现肿块者，或服药期间肿块继续增大者。术后均须做病理检查，有条件者应及时做术中冰冻切片检查。

【预防与调护】

1. 保持精神舒畅，避免忧思恼怒。
2. 自查或定期检查，发现肿块及时诊治。
3. 适当控制辛辣刺激、肥甘厚味香燥食物的摄入。
4. 术后应定期复查，也可配合中药做预防性治疗。

第五节 乳 岩

【概述】

乳岩是指发生在乳房部的恶性肿瘤，多发于40~60岁的绝经期前后妇女，是女性最常见的恶性肿瘤之一。其临床特征为乳房肿块，质地坚硬，凹凸不平，边界不清，推之不移，按之不痛，或乳窍溢血，晚期溃烂则凸如泛莲或菜花。本病在中医文献中又称为"乳石痈""妒乳""石奶""番花奶"等。相当于西医学的乳腺癌。无生育史或无哺乳史的妇女，月经初潮早或绝经晚的妇女，以及有乳腺癌家族史的妇女，乳腺癌的发病率相对较高。

【病因病机】

1. 情志失调　女子以肝为先天，肝主疏泄，性喜条达而恶抑郁，肝属木，克脾土，情志不畅，所愿不遂，肝失条达，气机不畅，气郁则瘀；肝郁乘犯脾土，运化失职则痰浊内生，肝脾两伤，经络阻塞，痰瘀互结于乳房而发病。

2. 饮食失节　思虑过度，脾失健运，痰浊内生；或久嗜厚味炙煿则湿热蕴结脾胃，化生痰浊，随气流窜，结于乳房，阻塞经络，气血凝滞，日久成岩。

3. 冲任失调　肝主疏泄，脾胃为气血生化之源，女性由于妊娠、哺乳、月经等生理需要，常耗伤阴血，损伤肝胃，又精血同源，肝血亏虚则肾精亦伤，从而导致冲任失调。冲任失调则月经不调，气郁血瘀，阻塞经络，结于乳中而成乳岩。所以乳岩多发于绝经前后。

此外，因脏腑失调，气血亏损，乳房经气虚弱，若感受毒邪之气，阻塞经络，气滞血瘀，日久停痰结瘀，亦可导致乳岩。

【诊断与鉴别诊断】

（一）临床表现

1. 乳房肿块　多为首发症状。患者常在洗澡、穿衣时偶然触及肿块，大多位于外上象限，乳腺其余各部亦可见。肿块形态不规则，边界不清，质地坚硬，表面不光滑，不易推动。

2. 疼痛　乳岩起病时多无疼痛，少数患者可伴有局部阵发性疼痛，晚期可为持续性疼痛。

3. 皮肤改变　肿块与皮肤粘连，使局部皮肤凹陷。癌肿皮下浸润时，皮肤可呈橘皮样，水肿，变色。晚期侵犯皮肤可破溃，疮口边缘不齐，中央凹陷似岩穴，有时外翻似菜花，时流血水，恶臭难闻。

4. 乳头改变　常伴有患侧乳头内缩或抬高；少数伴乳头溢液。

5. 腋下淋巴结肿大　常有腋下淋巴结转移，可触及散在、质硬、无痛的肿大淋巴结，以后渐大，互相粘连，融合成团。

（二）鉴别诊断

1. 乳癖　该病好发于25~45岁女性。常见乳房双侧有多个大小不等的结节状或片块状肿块，边缘欠清，质地柔韧，推之能动，肿块和皮肤不粘连。经期乳房疼痛、胀大，经后减轻。必要时可做病理检查以明确诊断。

2. 乳核　该病好发于20~25岁的女性。多为单个肿块发于乳房的一侧，形如丸卵，表面坚实光滑，边缘清楚，活动度好，触诊时有滑脱感。

【治疗】

乳岩宜早发现、早诊断、早治疗。早期宜以手术治疗为主，中医药治疗是乳岩综合治疗的重要部分，对晚期患者，尤其是对手术后患者有良好的调治作用，对放化疗有减毒增效作用，可提高患者生存质量，延长生存期。

（一）辨证论治

1. 肝郁痰凝证

证候：乳房肿块皮色不变，质地坚硬，边界不清；晚期肿块与皮肤粘连，坚硬不可移动，皮肤可见青紫色。伴情志抑郁，或性情急躁，胸闷胁胀，遇情志刺激，上述症状可加重。舌红苔薄白，脉弦或弦滑。

治法：疏肝解郁，化痰散结。

方药：神效瓜蒌散合开郁散加减。

2. 冲任失调证

证候：乳房肿块，质地坚硬；伴腰膝酸软，月经不调，素有经前乳房胀痛，或从未生育，或有多次流产史。舌淡红，苔薄白，脉弦细。

治法：调理冲任，理气散结。

方药：二仙汤合开郁散加减。

3. 正虚毒盛证

证候：乳房肿块迅速增大，渗流血水，不痛或剧痛；伴精神萎靡，面色晦暗或苍白，饮食少进，心悸失眠。舌紫暗或有瘀斑，苔黄，脉弱无力。

治法：调补气血，清热解毒。

方药：八珍汤加减。

4. 气血两亏证

证候：多为晚期患者，或手术、放化疗后，患者形体消瘦，面色萎黄或苍白，头晕目眩，神疲乏力，食欲不佳；或晚期溃破翻花，不断渗流臭秽血水，疼痛难忍，面色苍白，精神萎靡，消瘦无力。舌淡，苔薄，脉沉细无力。

治法：补益气血，宁心安神。

方药：人参养荣汤加味。

5. 脾胃虚弱证

证候：为放化疗后食欲不振，恶心欲呕，肢软乏力，神疲倦怠。舌淡，苔薄，脉细弱。

治法：健脾和胃。

方药：参苓白术散或理中汤加减。

（二）中医外治法

适用于有手术禁忌证，或已远处广泛转移，不宜手术者。初起用阿魏消痞膏外贴；溃后用海浮散或红油膏外敷；坏死组织脱落后改用生肌玉红膏、生肌散外敷。

（三）其他疗法

1. 手术疗法、化疗、放疗　手术是治疗乳腺癌的首选方法，辅助化疗、放疗可进一步提高疗效。
2. 内分泌治疗和靶向治疗　前者主要有雌激素拮抗剂、芳香化酶抑制剂等；后者目前主要采用曲妥珠单抗治疗。

【预防与调护】

1. 普及防癌知识，推广乳房自我检查。
2. 重视乳腺癌高危人群的定期检查。
3. 及时治疗乳腺良性疾病。
4. 保持心情舒畅，减少精神刺激。
5. 合理饮食，少吃腥荤发物、肥甘厚味、辛辣之品，以免湿热痰浊内生。

🖳 岗位对接

本章主要介绍了乳房与人体脏腑、经络的关系，导致乳房疾病发生的病因病机及乳房的检查方法。将常见乳房疾病——乳痈、乳癖、乳核、乳岩的病因病机、临床特点、诊断与鉴别诊断、辨证论治及预防调护等相关内容做了详细介绍。通过本章的学习，学生需掌握乳房疾病的检查方法，乳房疾病的诊断、辨证和治疗，与临床接轨。

目标检测

答案解析

一、单项选择题

1. 乳痈热毒炽盛证最常用的方剂是（　　）

    A．瓜蒌牛蒡汤　　B．牛蒡解肌汤　　C．透脓散　　D．橘叶散　　E．开郁散

2. 下列选项中，与乳癖临床表现的变化关系最密切的是（　　）

    A．月经周期　　B．饮食多少　　C．运动强度　　D．睡眠长短　　E．季节变换

3. 下列不是乳岩肿块特点的是（　　）

    A．无痛无热　　B．皮色不变　　C．表面光滑　　D．质地坚硬　　E．推之不移

4. 因肝胃郁热而形成的乳腺疾病是（　　）

    A．乳痈　　　　B．乳癖　　　　C．乳核　　　　D．乳岩　　　　E．乳疬

5. 乳房部浅表乳痈切开排脓的切口应该是（　　）

    A．顺皮纹方向　　B．循经切开　　C．纵切口　　D．横切口　　E．放射状切口

6. 乳核的西医病名是（　　）

A. 乳腺囊性增生　　B. 乳腺纤维腺瘤　　C. 乳腺癌　　　　　D. 化脓性乳腺炎　　E. 乳腺增生病

7. 正确的乳房检查方法是（　　）

A. 以手掌放于乳房上轻轻按摩

B. 四指并拢，用指腹平放于乳房上轻柔按摩

C. 以食指先触到肿物，并仔细区别与周围组织的关系

D. 以食指先触摸是否有肿物存在，并注意是否活动

E. 以手托起乳房，用另一只手仔细触摸

8. 乳核的特点是（　　）

A. 乳块肿痛，皮色微红，按后痛甚　　　　　　　B. 乳块皮肉相连，溃破脓稀薄如痰

C. 乳块质地较软，月经后缩小　　　　　　　　　D. 乳块呈卵圆形，表面光滑，推之活动

E. 肿块高低不平，坚硬如石，推之不动

9. 乳痈溃后脓液波及其他乳络会形成（　　）

A. 乳衄　　　　　　B. 乳漏　　　　　　C. 乳发　　　　　　D. 乳痨　　　　　　E. 传囊乳痈

10. 患者，女，27岁，产后1月余，突然出现左乳肿块红肿疼痛，乳汁排出不畅，伴发热，体温最高达39.5℃。查体：左乳外侧红肿，表面皮薄光亮，中心区变软，按之应指，局部皮温高，压痛明显。舌质红，苔黄腻，脉洪数。其中医证型为（　　）

A. 气滞热壅证　　B. 肝郁痰凝证　　C. 正虚毒恋证　　D. 热毒炽盛证　　E. 火毒炽盛证

二、简答题

1. 乳房疾病的发生与哪些脏腑经络关系密切？

2. 乳房部发现一肿块，如何区分该肿块是乳癖、乳核、乳岩？

（彭　圆）

书网融合……

知识回顾　　　　习题

第七章　皮肤病

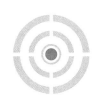

学习目标

知识要求：
1. 掌握常见皮肤病的诊断、治疗。
2. 熟悉常见皮肤病的概念、病因病机、鉴别诊断与治疗方案。
3. 了解皮肤的解剖概要、常见皮肤病的预防与调护。

技能要求：
1. 熟练掌握常见皮肤病的诊断与治疗技能。
2. 学会辨识皮肤损害。学会使用药物外治皮肤病。

💡 思政课堂

　　中医皮肤病学，在古代就已显示出相当高的科学水平，如对皮肤病病因的认识：疥疮是虫引起，漆疮与过敏体质有关。中医学对我国及世界人民的皮肤健康做出了巨大的贡献，我们要有信心去继承并发扬光大，使中医继续为人类的皮肤健康做出新的贡献。

　　皮肤病虽是局部疾病，但与内在脏腑、气血密切相关，因此，在诊断皮肤病时，既要通过中医四诊来收集临床资料，又要利用好现代的实验室检查及现代仪器设备，来收集临床资料。整体与局部相结合，进行全面而系统的辨病与辨证，体现中医学整体观的特点。本着对患者负责的态度，耐心细致，既全面，又有重点，关键不能漏诊；不要增加患者诊断的费用，但该做的检查也必须做；同时，还要学会与患者沟通的技巧。

PPT

第一节　概　论

【概述】

　　皮肤病是指发生于人体皮肤、黏膜及皮肤附属器的疾病。在古代中医文献中，如《五十二病方》《黄帝内经》《金匮要略》《刘涓子鬼遗方》《诸病源候论》《备急千金要方》《千金翼方》《外科正宗》《医宗金鉴·外科心法要诀》等文献中都有较详尽的有关皮肤病的论述。中医药在治疗皮肤病方面具有明显的疗效，已日益受到国内外医家的重视。

皮肤病的种类有很多，临床上通常将其分为以下几类：病毒性皮肤病，如热疮、蛇串疮、疣；细菌性皮肤病，如黄水疮；真菌性皮肤病，如癣；虫毒性皮肤病，如疥疮；过敏性（变应性）皮肤病，如漆疮、湿疮、瘾疹、药疹；神经功能障碍性皮肤病，如摄领疮、风瘙痒；红斑鳞屑性皮肤病，如白疕；色素障碍性皮肤病，如黧黑斑、白癜风；皮肤附属器疾病，如粉刺、油风；结缔组织病，如红蝴蝶疮等。

【皮肤的解剖结构与生理功能】

皮肤是位于人体表面的最大的器官，是人体的重要组成部分。成人皮肤总面积为1.5~2.0m²，重量约占体重的15%，厚度为0.5~4mm。儿童皮肤较成人薄，四肢及躯干伸侧皮肤比屈侧厚，枕后、项、掌、跖等处的皮肤最厚，眼睑、外阴、乳房等部位皮肤最薄。皮肤柔软而富有弹性，是人体的一道天然屏障，具有保护体内组织，防止外来侵袭，调节体温，排出废物，以及感觉、吸收、分泌、代谢、免疫等多种生理功能。

皮肤由表皮、真皮、皮下组织三部分组成，其内分布有血管、淋巴管、神经及皮肤的附属器官。

（一）表皮

从内至外可分为基底层、棘层、颗粒层、透明层、角质层五层。

1. 基底层　又名生发层，由单层柱状细胞所组成，呈栅栏状排列。具有修复表皮的再生能力，表皮的其他各层由此层演变而来。因其含有黑色素细胞能产生黑色素颗粒，故与皮肤颜色深浅有关。

2. 棘层　位于基底层之上。由4~8层多角形细胞组成，细胞间通过间桥连接，内有淋巴液，以辅助细胞的营养与代谢。

3. 颗粒层　由2~4层扁平梭形细胞组成。胞浆内含有大量嗜碱性透明角质颗粒，可阻止水分通过。

4. 透明层　由2~3层无核扁平细胞组成。主要见于掌跖部位，对水和电解质的透入有屏障作用。

5. 角质层　位于表皮的最外层。由多层扁平无核细胞互相重叠而成，有抗磨损作用，掌跖部最厚。

（二）真皮

真皮位于表皮和皮下组织之间。主要由胶原纤维、网状纤维、弹力纤维、基质、细胞等构成，是皮肤血管、神经、附属器的支柱。真皮又分为深浅两层，浅层又称为乳突层，与表皮呈乳头状连接，含有丰富的毛细血管网和神经末梢；深层又称网状层，有密集粗大的纤维束，具有较大的弹性和抗拉力。

（三）皮下组织

皮下组织位于真皮的下方，与真皮无明显的界限，相当于大体解剖的浅筋膜，其下方与肌膜相连，由疏松的结缔组织和脂肪小叶构成，又称皮下脂肪层。皮下组织较疏松，内含大量的脂肪，系储蓄热能的仓库，并有缓冲、抗震作用。此层还有汗腺、毛根、血管、淋巴管和神经等。

（四）附属器

皮肤有毛发、指（趾）甲、皮脂腺、汗腺等附属器。

1. 汗腺　汗腺分为顶泌汗腺和小汗腺，均可分泌汗液。顶泌汗腺（原名大汗腺）分布于腋窝、脐窝、乳晕、外阴等处，通常开口于毛囊，青春期活动旺盛，有的可发生狐臭及色汗；小汗腺直接开口于皮肤，遍布全身，掌跖部尤甚，小汗腺既受神经支配，又受体液因素影响。

2. 皮脂腺　除掌跖部外，皮脂腺分布于全身，但头皮、前额、鼻翼及躯干部非常丰富，皮脂腺大部分开口于毛囊，分泌皮脂以润泽毛发和皮肤。皮脂腺的发育和分泌直接受内分泌系统控制。雄激素或长期大量应用皮质类固醇激素可促使皮脂腺肥大、增生、分泌增加；雌激素可降低皮脂腺的活性。皮脂中的甘油三酯由血中糖类合成，因此，摄入过多的糖可使皮脂分泌显著增加，而脂肪影响则较少。皮肤表面黏稠的皮脂对皮脂腺有一种压力，能制止皮脂腺的分泌。头皮油腻多屑、洗头过多时，解除压力可形成反跳，使皮脂分泌更多。

3. **毛发**　有长毛、短毛、毳毛之分。除掌跖、唇、乳头、龟头、阴蒂、小阴唇等处外，全身皮肤皆有毛发覆盖。毛发为一杆状角化物，斜插入皮肤，游离部分称毛干，埋藏于皮内的部分称毛根，毛根末端膨大呈球状称毛球。毛发呈周期性生长，即生长期和休止期相互交替，退行期则是由生长期到休止期的过渡时期，较短。不同部位的毛发生长是不同步的，生长速度每天约0.3mm，毛囊周围有感觉和触觉装置，能感受外界刺激。头发能缓冲外力冲击，寒冷时还具有保温作用，并对紫外线和热辐射有一定的屏障作用。睫毛和鼻毛能阻挡灰尘和微生物的入侵。腋毛和阴毛可减少摩擦，也是第二性征的表现。

4. **指（趾）甲**　由多层紧密的角化细胞构成，外露部分称甲板，覆盖甲板周围的皮肤称甲廓，伸入近端皮肤中的部分称甲根，甲板之下的称为甲床，甲根之下的甲床称为甲母质，是甲的生长区，近甲根处的新月状淡色区称甲半月。正常甲有光泽呈淡红色，老年人的甲可呈褐色，且较肥厚。甲的颜色、形态和生长速度易受末梢循环和代谢障碍的影响。甲具有保护及协助完成功能的作用。

【病因病机】

皮肤位于人体的表面，外邪侵袭，首当其冲。皮肤与人体的脏腑、气血、经络等密切相关，故而经络阻塞、气血凝滞、脏腑功能失调等均可导致皮肤的功能失调而发生病变。

导致皮肤病的病因复杂，但归纳起来不外乎内因、外因两类。外因主要是风、湿、热、虫、毒；内因主要是七情内伤、饮食劳倦、房劳所伤等。其次，经常使用热水烫洗、肥皂水洗、过度搔抓、用药不当、强烈日晒、寒冷刺激等，也是促使皮肤病发展或加重的因素。

（一）风邪致病

风邪既可单独侵袭，又可与他邪相合侵袭而致病。当人体腠理不密，卫气不固，风邪得以乘虚而入，阻于皮肤之间，内不得疏通，外不得疏泄，致营卫不和，气血运行失常，肌肤失于濡养而致病。由风邪引起的皮肤病一般具有以下特点：风邪常与他邪相兼为病，如风湿、风热、风寒等；发无定处，骤起骤消，如瘾疹、游风；剧烈瘙痒，皮肤干燥、脱屑，如风瘙痒；多发生于上部，如面游风、白屑风等。

（二）寒邪致病

寒为阴邪，易凝滞，主收引，主痛，易伤阳气。当气温骤降、冒雨涉水、汗出当风，寒邪乘虚袭表，毛窍腠理闭塞，营卫不和，气血运行不畅乃至气血凝滞而致病。寒邪所致皮肤病的特点：恶寒、发热、皮色苍白或青紫、麻木、酸痛、发凉、关节屈伸不利、疼痛。皮疹常为风团、斑疹、丘疹、皲裂等。临床常多见于风寒型瘾疹、冻疮、脱疽等病症。

（三）湿邪致病

湿为阴邪，重浊黏滞，易下趋，可寒化，也可热化。湿又有内湿、外湿之分，皮肤病以外湿所致者居多，但有时外湿与内湿相合致病。湿邪侵入肌肤，郁结不散，与气血相搏，多发生疱疹、渗液、糜烂、瘙痒等。湿邪所致的皮肤病，其皮肤损害以水疱为主，或为多形性，或皮肤糜烂，或浸淫四窜、滋水淋漓，常患病于下部，病程缠绵，难以速愈，愈后易发，自觉瘙痒，遇湿加重，可伴胸闷、纳呆、肢体重着，苔腻，脉濡缓等。临床多见于湿疮、药疮、黄水疮、足癣、蛇串疮等病症。

（四）热邪致病

热为阳邪，火热同源，热为火之渐，热微则痒；火为热之甚，热盛则痛。外感火热之邪及过食辛辣、情志内伤引起的脏腑功能失调而化火化热，均可蕴结肌肤，不得外泄，熏蒸肌表而致病。热邪致病多发于人体上部，其皮肤损害以红斑、红肿、脓疱、糜烂为主，自觉瘙痒或疼痛。遇热加重，伴发热、口渴、便秘、尿赤、舌红苔黄、脉数等症状。皮疹常为红斑、斑丘疹、脓疱、血疱等。临床常见于药疮、漆疮、黄水疮等。

（五）虫邪致病

由虫所致的皮肤病，多种多样；虫不同则皮损也不相同。由寄生虫直接致病，如疥虫引起的疥疮；真菌则可引起手癣、脚癣、体癣、甲癣等病；由昆虫的毒素侵入或过敏引起的皮肤病，如蚊虫、臭虫、蠓虫、虱子叮咬所致的损伤和虫咬皮炎。此外，尚可由肠道寄生虫过敏及禽类寄生虫毒、桑毛虫毒、松毛虫毒等引起皮肤病等。由虫引起的皮肤病，其症状是皮肤瘙痒甚剧，有的表现为糜烂，有的能互相传染，有的可伴局部虫斑，脘腹疼痛，大便中可查到虫卵等。皮疹常为红肿、丘疹、风团、结节、水疱、糜烂、渗液等。临床常见于疥疮、虫咬皮炎、肠寄生虫所致瘾疹等病症。

（六）毒邪致病

毒邪有食毒、药物毒、虫毒、漆毒等之分。毒邪所致皮肤病，其病机不外中其毒邪或禀赋不耐对某种物质过敏而成。由毒邪引发的皮肤病，发病前有食毒物史或曾内服某种药物，或接触某种物质，或有毒虫叮咬史，需经过一定的潜伏期后发病。患处皮肤红肿、糜烂，或痒，或痛，轻则局限一处，重者则泛发全身，可伴有高热、恶心、呕吐、神昏谵语，舌质红绛，苔黄燥，脉弦滑数等症状。再次接触过敏原易复发或加重病情。皮疹常为红斑、风团、水疱、糜烂等。临床常见于药疮、漆疮、虫咬皮炎等病症。

（七）血瘀致病

血瘀是发病过程中的一种病理变化、病理产物，有时也是导致发病的病因。外伤、久病；寒凝、气滞、热结、痰饮水湿；气虚、血虚、阴虚、阳虚等均可导致血瘀，血瘀凝滞不散，可阻塞经脉，瘀结成块或使肌肤失养而致病。血瘀所致皮肤病的特点：多见于慢性皮肤病，可伴有疼痛、麻木、瘙痒，舌紫有瘀点，脉弦涩等症状。皮疹常为暗红、青紫、瘀斑、瘀点，或见皮肤甲错、色素沉着、结节等。临床常见于银屑病、结节性红斑、小腿湿疹、紫癜等病症。

（八）血虚风燥

血虚风燥也是发病过程中的一种病理变化，同时也可成为发病的病因。病久脾胃虚弱以致血虚，或失血过多，或外邪入侵，郁久化热，热伤津血，或瘀血内结，或老年气血虚弱，均可形成血虚风燥之证。血虚则生风生燥，肌肤失于濡养而致病。血虚风燥所致皮肤病的特点：多为慢性病，多泛发全身，皮疹多为干性、无渗出、瘙痒，病程长，伴头晕目眩、面色苍白、劳累后加重，舌淡，脉濡等症状。皮疹常为鳞屑、皲裂、苔藓样变等。临床常见于牛皮癣、风瘙痒、慢性湿疮等病症。

（九）肝肾不足

人体是一个有机的整体，皮肤病虽发于外，但与内在脏腑有着密切的联系。脏腑功能失调也可导致皮肤病的发生，其中又以肝肾不足为多见。肝藏血，肾藏精，肝肾同源，血燥则精伤，精少则血虚，故临床上常肝肾同病。肝血虚，爪甲失养，则甲肥厚干枯；肾虚黑色上泛则面生黧黑。肝肾不足所致皮肤病的特点：病程多呈慢性，可伴有头晕目眩、耳鸣、腰膝酸软、失眠多梦、遗精、舌红少苔或光剥，脉弦细等肝肾阴虚之症；或头晕耳鸣、腰膝酸软、畏寒怕冷、四肢不温、面色苍白、阳痿，舌体胖，边有齿痕，苔白，脉沉迟等肝肾阳虚之症。皮肤常为干燥、肥厚、粗糙、脱屑、爪甲改变、毛发枯槁、脱发、色素沉着或脱失等。临床常见于红蝴蝶疮、黄褐斑、白驳风等病症。

此外，痰浊凝滞，冲任不调，有时也引起皮肤病，而出现相应的证候。

总之，皮肤病的发生往往不是单一病因所引起，常为数个以上的病因共同作用所致，或内伤与外感兼夹在一起，或为实证，或为虚证，或虚实夹杂。

西医学认为，皮肤病的发生可因生物因素、化学因素、环境因素，代谢障碍、内分泌失调、神经精神障碍、遗传因素等，以及职业、个体素质和社会因素等，使皮肤发生各种病理变化而致。

【辨证】

皮肤病的辨证包括全身症状辨证和局部症状辨证两方面。全身症状的辨证和内科相同，故不再赘述。局部症状的辨证又分为自觉症状辨证与他觉症状辨证。

（一）自觉症状

自觉症状，即患者主观的感觉。皮肤病的自觉症状取决于皮肤病的性质、病变程度以及患者个体的差异等。最常见的自觉症状是瘙痒，其次是疼痛，此外尚有灼热、麻木、蚁走感等。

1. 瘙痒　瘙痒是由多种病因引起皮肉间气血运行不畅所致。可由多种因素引起，但着重在风邪。一般急性皮肤病的瘙痒，多由外风所致，故其有症状流窜不定，泛发而起病迅速的特点，可有风寒、风热、风湿的不同。风寒所致瘙痒，遇寒加重，皮疹色白；风热所致瘙痒，皮疹色红，遇热加重；风湿所致瘙痒，抓破有渗液或起水疱。此外，营血有热所致瘙痒，皮损色红灼热，见丘疹、红斑、风团，瘙痒剧烈，抓破出血。慢性皮肤病的瘙痒原因复杂，寒、湿、痰、瘀、虫淫、血虚风燥、肝肾不足等因素均可致瘙痒。寒证瘙痒除因寒邪外袭外，尚可由脾肾阳虚生内寒而致瘙痒，皮疹也可色红，发热症状不明显，或呈寒性结节、溃疡等；湿热所致瘙痒可表现为流滋或出现水疱；痰邪所致瘙痒则常呈结节；瘀血所致瘙痒可见紫斑、色素沉着等；瘀血夹湿所致瘙痒剧烈，皮损结节坚硬，顽固难愈；虫淫所致瘙痒，痒如虫行或蚁走，阵阵奇痒难忍，且多具传染性；血虚风燥及肝肾不足所致瘙痒常有血痂或糠秕样脱屑、皮肤干裂、苔藓样变等。

2. 疼痛　皮肤病有疼痛症状者不多，一般多由寒邪或热邪或痰凝血瘀，阻滞经络不通所致，"通则不痛，痛则不通"。寒证疼痛表现为局部青紫，遇寒加剧，得温则缓；热证疼痛，有红肿、发热，得寒则缓；痰凝血瘀疼痛可有痰核结节或瘀斑、青紫，疼痛位置多固定不移。此外，有些较重的皮肤病后期或年老体弱、气血虚衰的蛇串疮患者，虽皮肤损害已愈，但后遗疼痛，且较剧烈，属虚证兼气滞血瘀疼痛。

3. 灼热感、蚁行感、麻木感　为皮肤病较特殊的局部自觉症状。灼热感为热邪蕴结或火邪炽盛，炙灼肌肤的自觉感受，常见于急性皮肤病。蚁走感与瘙痒感颇为近似，但程度较轻，由虫淫为患或气血失和所致。麻木感常见于一些特殊的皮肤病，如麻风病的皮损，有的慢性皮肤病后期也偶见麻木的症状，一般认为麻木为血虚或湿痰瘀血阻络，导致经脉失养，或气血凝滞，经络不通所致。

（二）他觉症状

皮肤病的他觉症状，是指病变皮肤上的形态改变，称为皮肤损害，简称皮损，又称为皮疹。皮肤病的他觉症状辨证，是皮肤病辨证的主要依据。皮损一般分原发性皮损与继发性皮损两种类型。

1. 原发性皮损　是指皮肤病在其病变过程中直接发生，或初次出现的皮损。常见的原发性皮损有斑、丘疹、风团、结节、疱疹等。

（1）斑　为局限性皮肤颜色改变，一般不高出皮面，也不凹陷于皮肤的皮肤损害，又称之为斑疹。面积大而成片的称斑片、斑块；高起的为斑丘疹。斑或斑疹，有红斑、紫斑、白斑、黑斑等之分。

①红斑：色鲜红，压之褪色。多为血热所致。如药疹、丹毒等。

②紫斑：色紫红，压之不褪色。多为血瘀。可因热甚迫血妄行，气滞，寒凝，痰饮水湿；亦可因脾虚不能统血或气虚不能摄血，致使血液离经瘀阻皮下而成。如紫癜等。

③白斑（色素脱失斑）：色白。多为风邪搏于肌肤使气滞所致，亦有因局部血虚为患。如白癜风等。

④黑斑（色素沉着斑）：色深。多为肾虚或肝气郁结而成。肾阳不足或命门火衰，则黑色上泛；肾阴亏虚，水亏火滞，郁于孙络血分，则肾的本色外露。肝气郁滞，郁久化热，伤阴灼血，亦可为患。如黧黑斑等。

白斑和黑斑也可见于一些慢性皮肤病后期，致色素脱失斑或色素沉着斑，多因气血失和所致，此时其为继发性皮损。

（2）丘疹　为高出皮面的实性丘形小粒，直径一般小于1cm，多为风热、血热所致。丘疹数目多少不一，有散在分布的，有的互相融合而成扁平隆起的片状损害，直径大于1cm，称斑块。丘疹顶端扁平的称扁平丘疹，常见于牛皮癣、漆疮、湿疮等。介于斑疹与丘疹之间，稍有隆起的皮损称斑丘疹。丘疹顶部有较小水疱或脓疱时，称丘疱疹或丘脓疱疹。

（3）结节　为位于真皮或皮下组织的实质性损害，或高出于皮面，或隐没于皮下。结节，红肿而痛多属实热或痰瘀互结；紫红而痛多属瘀血阻滞或气滞血瘀；皮色如常，疼痛不甚或不痛，多为气郁痰凝。如结节性红斑、疥疮结节等。

（4）风团　为暂时性局限性水肿性隆起。风团大小不等，形态不一，迅速发生，很快消退，退后不留痕迹，由浅层血管扩张、血清渗出所致。风团多由风邪引起。风团色红，遇热显现为风热；色白，遇冷而发或加重为风寒。病久反复，多为气血不足，或血虚生风；或卫阳不固，风寒袭表，营卫失和所致。如瘾疹等。

（5）疱疹　为具有腔隙的突起，腔内含有液体，高出皮面的损害。疱疹又有水疱、脓疱和血疱之分。

①水疱：疱疹腔隙内含有水液的称水疱。水疱，小者如针尖或米粒大的称小水疱；直径大于0.5cm者称大水疱。水疱继发于丘疹之上者称丘疱疹。水疱多为湿邪郁于肌肤所致。基底色红为湿热，疱小红著为热盛，疱大红淡或渗出明显为湿盛；疱大而壁菲薄、松弛易破者为热毒炽盛。如湿疮、漆疮等。

②脓疱：疱疹腔隙内含脓液的称脓疱。脓疱多为热毒所致，夏令则多为暑热。如黄水疮等。

③血疱：腔隙内含有血样液体的称血疱。多由血热或外伤所致。如外伤血疱、蛇串疮血疱等。

2. 继发性皮损　由原发性皮损经过搔抓、感染、治疗处理和在损害修复过程中演变而成，有鳞屑、糜烂、溃疡、痂、抓痕、皲裂、苔藓样变、瘢痕、萎缩等。

（1）鳞屑　为表皮角质层的脱落物。大小、厚薄、形态不一，可呈糠秕状（如花斑癣）、蛎壳状

（如白疕）或大片状（如剥脱性皮炎）。急性病后见之，多为余热未清；慢性病见之，多由血虚生风、生燥，皮肤失其濡养所致。

（2）糜烂 为表皮缺损所显露的湿润面，愈后不留瘢痕，多由疱疹破裂后形成。由水疱破裂引起者为湿热；由脓疱破裂引起者为热毒；由血疱破裂引起者为血热。病久疮面不红者多属脾虚湿蕴。如黄水疮、蛇串疮、湿疮等。

（3）溃疡 为深达真皮以下的组织缺损，愈后留有瘢痕。急性溃疡伴有红肿热痛，脓液稠厚者为热毒；慢性溃疡脓液稀薄者为寒湿，或气血亏虚；伴有青筋盘曲者属血瘀。如臁疮、压疮等。

（4）痂 为皮肤表面的脓液、浆液、血液等干燥与脱落的表皮细胞、细菌或灰尘等凝结而成，依据凝结物的不同而分有滋痂、脓痂和血痂。滋痂为湿热所致；脓痂为热毒而成；血痂为血热或血燥而致。如黄水疮、湿疮等。

（5）抓痕 因搔抓或摩擦所引起的皮肤线状损害，多为血虚风燥或血热所致。如湿疮、漆疮、瘾疹等。

（6）皲裂 为皮肤组织顺皮纹方向的线状裂隙，多见于足跟、手掌缘等处。因风胜则干，寒胜则裂，故皲裂多由寒邪侵袭或血虚风燥所致，也可因慢性炎症，如真菌感染等引起，或与职业有关。如足癣鳞屑角化型等。

（7）苔藓样变 皮肤肥厚，嵴沟明显呈席纹状，粗糙、干燥似皮革，多为血虚风燥或气滞血瘀所致，也可因长期搔抓刺激而成。常为某些慢性皮肤病的主要表现。如牛皮癣等。

（8）瘢痕 为真皮或深部组织缺损后，由新生结缔组织修复而成。凹陷于皮肤表面者为萎缩性瘢痕，如红蝴蝶疮，多由肝肾亏损引起；高于皮肤表面者为肥大性瘢痕，如瘢痕疙瘩，多由特异性体质及气血不和所致。

（9）萎缩 为皮肤的结构成分减少、变薄所致。表皮萎缩时皮肤呈半透明羊皮纸样外观，皮纹变浅或消失，其下血管较为清晰可见；真皮或皮下脂肪萎缩时皮肤呈局限性凹陷，皮纹不变。常见于一些慢性皮肤病的皮损表现，多因气血两虚，营卫失和，肌肤失养而成。

（三）辨皮肤病的性质

按照临床表现来分，主要分为急性、慢性两大类，急性者大多为实证，慢性者以虚证为主。

1. 急性皮肤病 大多发病急骤，皮损表现以原发性为主，如红斑、丘疹、疱疹、风团、结节、脓疱等，亦可相继出现糜烂、渗液、鳞屑等继发性皮损。病因大多为风、湿、热、虫、毒，以实证为主。与肺、脾、心三脏的关系最为密切。

2. 慢性皮肤病 大多发病缓慢，皮损表现以继发性为主，如苔藓样变、皲裂、鳞屑等，或伴有脱发、指（趾）甲变化。发病原因大多为血瘀或营血不足，肝肾亏损，冲任不调，以虚证为主。与肝、肾两脏关系最为密切，肝藏血，血虚则生风生燥，肤失濡养而为病；肾主藏精，黑色属肾，发为肾之所华，肾精不足，则可产生皮肤的色素改变以及脱发等病。

【治疗】

中医治疗皮肤病主张"治外必本诸内"，局部与整体并重。治疗方法分内治、外治两大类，在临床应用时，必须根据患者的体质情况、不同的致病因素和皮损形态，制定内治和外治的法则。

（一）辨证论治

1. 祛风法 疏风清热用于风热证，方选银翘散、桑菊饮、消风散。疏风散寒用于风寒证，方选麻黄汤、麻桂各半汤等。祛风胜湿用于风湿证，方选独活寄生汤。驱风潜镇用于风邪久羁证、顽癣类皮肤病、疣类皮肤病或由皮肤病所引起的神经痛，方选天麻钩藤饮。

2. **清热法**　清热解毒用于实热证，方选五味消毒饮、黄连解毒汤。清热凉血用于血热证，方选犀角地黄汤、化斑解毒汤。

3. **祛湿法**　清热利湿用于湿热证和暑湿证，方选茵陈蒿汤、龙胆泻肝汤、草薢渗湿汤。健脾化湿用于脾湿证，方选除湿胃苓汤。滋阴除湿用于渗利伤阴证，方选滋阴除湿汤。

4. **润燥法**　养血润燥用于血虚风燥证，方选四物汤、当归饮子等。凉血润燥用于血热风燥证，方选凉血消风散。

5. **活血法**　理气活血用于气滞血瘀证，方选桃红四物汤、通络活血方等。活血化瘀用于气血凝结证，方选通窍活血汤、血府逐瘀汤等。

6. **温通法**　温阳通络用于寒湿阻络证，方选当归四逆汤等。通络除痹用于寒凝皮痹证，方选阳和汤、独活寄生汤等。

7. **软坚法**　消痰软坚用于痰核证，方选海藻玉壶汤。活血软坚用于瘀阻结块证，方选活血散瘀汤。

8. **补肾法**　滋阴降火用于阴虚内热证或肝肾阴虚证，方选知柏地黄汤、大补阴丸。温补肾阳用于脾肾阳虚证，方选肾气丸、右归丸。

（二）外治法

皮肤病的病变部位多在皮肤或黏膜，采用各种外治法可以减轻患者的自觉症状，并使皮损迅速消退；有些皮肤病单用外治即可达到治疗目的。因此，外治法在皮肤病治疗中十分重要。在使用外治法时，必须根据皮损情况，依照外用药物的使用原则进行辨证施治，正确使用外用剂型及药物。外治法同样遵循同病异治、异病同治的治疗法则。

1. **外用药物的常用剂型**

（1）溶液　是药物的水溶液，将单味药或复方加水，煎熬至一定浓度，滤过药渣所得，具有清洁、止痒、消肿、收敛、清热解毒的作用。适用于急性皮肤病渗出较多或剧烈红肿或脓性分泌物多的皮损。可用于湿敷和熏洗。常用药物如苦参、黄柏、蛇床子、马齿苋、生地榆、野菊花、金银花、蒲公英、千里光等煎出液；或10%黄柏溶液、3%硼酸溶液、生理盐水及蒸馏水等。溶液用于湿敷是治疗皮肤病常用的方法，适用于急性红肿、渗出糜烂的皮损，或浅表溃疡。使用时将5~6层消毒纱布置于药液中浸透，以稍挤拧至不滴水为度，冷敷于患处，一般每1~2小时换1次即可；如渗液不多，可4~5小时换1次。溶液熏洗应当温度适当，一般以40℃左右为宜，太热易烫伤皮肤，太凉则疗效不佳。

（2）粉剂（又名散剂）　为单味药或复方中药研磨或粉碎成极细粉末的制剂，具有保护、吸收、蒸发、干燥、止痒的作用。适用于无渗液的急性或亚急性皮炎。常用药物如青黛散、六一散、滑石粉、止痒扑粉等。用法为每天3~5次，扑患处。

（3）洗剂（又名水粉剂、混悬剂、振荡）　是药粉加水混合在一起的制剂，药粉不溶于水，故久置后一些药粉沉淀于水底，使用时需振荡摇匀，有清凉止痒、保护、干燥、消斑解毒之功。常用药物如三黄洗剂、炉甘石洗剂、颠倒散洗剂等。用法为用前摇匀，外搽皮损处，每日4~6次。若制剂中有薄荷脑、樟脑、冰片等清凉药物，则婴儿面部、外阴等薄嫩处及寒冷冬天不宜使用。

（4）酊剂　是将药物浸泡于50%~75%乙醇或白酒中，密封7~30天后滤过即成的酒浸剂（也有用醋浸泡的醋剂）。具有收敛散风、活血消肿、杀菌止痒、溶解皮脂、刺激色素生长等作用。适用于慢性瘙痒性皮肤病、色素脱失性皮肤病、脱发、脚湿气、鹅掌风、圆癣等。常用药物如复方土槿皮酊、一号癣药水、百部酊、补骨脂酊等。用法为用棉棒蘸药液直接外涂皮损区，每天1~3次。凡急性炎症性皮肤病破皮糜烂者，头面、会阴部皮肤薄嫩处禁用。

（5）油剂　为粉剂与植物油调和成糊状或以药物浸没在植物油中煎炸后滤去药渣而成，具有润泽保护、解毒收敛、止痒生肌、软化痂皮的作用。适用于亚急性皮肤病中有少量渗出、鳞屑、结痂、溃疡的皮损，常用药物如紫草油、青黛散油、三石散油等。常用的植物油为麻油、菜籽油、花生油等，以麻油为佳，有清凉润肤之功。用法为每天外搽患处1~2次。

（6）软膏　是将药物研成细粉，用凡士林、羊毛脂等作为基质调成均匀、细腻、半固体状的剂型，具有保护、润滑、杀菌、止痒、去痂的作用。适用于一切慢性皮肤病具有结痂、皲裂、苔藓样变等皮损者。常用药物如青黛膏、黄连膏、疯油膏、5%硫黄软膏、皮脂膏等。用法为每天外搽皮损处2~3次，或涂于纱布上贴敷于患部，再用塑料薄膜封包，去痂时宜涂厚些。用于皲裂、苔藓样变皮损时，如加用热烘疗法效果更好。凡糜烂、渗出及分泌物较多的皮损忌用。

2. **皮肤病外用药物使用原则**　根据皮损选择适当的剂型和药物。

（1）根据病情阶段正确选择剂型　皮肤病，在急性阶段，若仅有红斑、丘疹、水疱而无渗液，宜用洗剂、粉剂；若有大量渗液或明显红肿，则用溶液做开放性冷湿敷。在亚急性阶段，渗液与糜烂很少，红肿减轻，有鳞屑和结痂，则以油剂为宜。在慢性阶段，有浸润肥厚、苔藓样变者，则用软膏及酊剂。可参照表7-1-1选择合适的皮肤病外用药物剂型。

表7-1-1　皮肤病外用药物剂型选择

皮肤损害	选用剂型
斑疹	洗剂、软膏
丘疹	洗剂
水疱	粉剂、洗剂
脓疱	粉剂、洗剂
结节	软膏
风团	洗剂
结痂	油剂、软膏
抓痕	洗剂
鳞屑	油剂
糜烂	渗液多者，溶液洗敷；渗液少者，洗剂
皲裂	软膏
苔藓样变	软膏

（2）根据疾病性质合理选择药物　如有感染时先用清热解毒、抗感染制剂控制感染，然后再针对原发皮损选用药物。

（3）用药宜先温和后强烈　先用性质比较温和的药物，尤其是儿童或女性患者不宜使用刺激性强、浓度高的药物。面部、阴部皮肤慎用刺激性强的药物。

（4）用药浓度宜先低后高　先用低浓度制剂，根据病情需要再提高浓度。一般急性皮肤病用药宜温和安抚，顽固性慢性皮损可用刺激性较强和浓度较高的药物。

（5）外涂软膏　第二次涂药时，要用棉花蘸上植物油或液体石蜡轻轻揩去上一次所涂的药膏，然后再涂上新药膏，切不可用汽油或肥皂、热水擦洗。

（三）其他疗法

1. 抗组胺类药物

（1）生理性组胺拮抗剂　如肾上腺素、麻黄素等。常用于过敏性休克、急性喉头水肿、严重荨麻疹等。一般用肾上腺素 0.3~0.5mg，肌内或皮下注射，必要时再注射 0.3mg。

（2）竞争性组胺拮抗剂

① H_1 受体拮抗剂：传统的 H_1 受体拮抗剂，如氯苯那敏、苯海拉明、乘晕宁、赛庚啶、安泰乐、去氯羟嗪、异丙嗪等，用于治疗各型荨麻疹、血管性水肿、异位性皮炎、药物性皮炎、接触性皮炎及其他伴有瘙痒性皮肤病。常见的不良反应有倦怠、头晕、嗜睡、口干、胃肠道反应、排尿障碍等，也可致敏出现皮疹。禁用于昏迷状态或已服用大量中枢神经系统抑制药者，以及青光眼、狭窄性胃溃疡、幽门梗阻、十二指肠梗阻、对抗组胺药过敏者。司机、高空作业、注意力需高度集中者，及肝肾功能不全、患有癫痫者应慎用。新型 H_1 受体拮抗剂，如特非那丁、美喹他嗪、西替利嗪、氯雷他定等，适应证、禁忌证与传统的 H_1 受体拮抗剂基本相同，但抗组胺作用较强，且不易通过血脑屏障，对中枢神经系统无镇静作用或镇静作用很弱。

② H_2 受体拮抗剂：如西咪替丁、雷尼替丁，对全身性疾病、恶性淋巴瘤引起的皮肤瘙痒有明显的止痒效果。与 H_1 受体拮抗剂联合应用治疗人工荨麻疹、慢性荨麻疹和血管神经性水肿较好。此外，该药尚有增强细胞免疫功能及抗雄性激素样作用，可减少皮脂分泌，可用于治疗带状疱疹、女性多毛和痤疮等。不良反应有头痛、眩晕、呕吐、腹泻、便秘、血清转氨酶升高及药疹等。年老或肝肾功能障碍者易引起精神失常，宜减少用量；孕妇及哺乳期妇女禁用；男性长期大量应用可致阳痿及精子减少。

③其他：多虑平、酮替芬亦有抗组胺样作用。

2. 皮质类固醇激素　亦称为糖皮质激素，如氢化可的松、泼尼松、曲安西龙、甲泼尼龙、地塞米松、倍他米松等，具有抗过敏、抗炎、抗毒、抗休克、抗核分裂和免疫抑制作用，此外，其可提高中枢神经系统的应激性，影响蛋白质、碳水化合物、脂肪的代谢，影响水和电解质的代谢，影响血细胞的生成，增加胃蛋白酶及胃酸的分泌等。全身用药：主要用于过敏性休克、急性荨麻疹、重症药疹、接触性皮炎、系统性红斑狼疮等；局部用药：主要用于瘢痕疙瘩及增生性瘢痕、扁平苔藓、局限性神经性皮炎、斑秃、囊肿性痤疮等。其不良反应有水肿、满月脸、血压升高、尿糖、色素沉着、骨质疏松、股骨颈坏死、白内障、精神障碍、月经不调、痤疮、多毛、皮肤萎缩、并发或加重感染等。禁用于肾上腺皮质功能亢进症、活动期结核病、糖尿病、孕妇、胃溃疡、十二指肠溃疡、严重的精神病及骨质疏松等。

3. 抗病毒药

（1）无环鸟苷（阿昔洛韦）　为抗疱疹病毒药。在细胞激酶的作用下转化为三磷酸无环鸟苷，后者对病毒DNA多聚酶具有强大的抑制作用，从而干扰疱疹病毒DNA的合成。用于单纯疱疹、带状疱疹等。不良反应可有注射处静脉炎和暂时性血清肌酐升高。肾功能不全者慎用。

（2）三氮唑核苷　又称病毒唑，为广谱抗病毒药。主要通过干扰病毒DNA合成而阻止病毒复制。用于疱疹性口炎、带状疱疹等。不良反应可有口渴、白细胞减少等。妊娠早期忌用。

（3）干扰素　具有抗病毒作用，对DNA病毒和RNA病毒均有抑制作用。此外，还有抗肿瘤及免疫调节作用，用于病毒性皮肤病和肿瘤。不良反应可有发热、流感样症状和肾损害等。

（4）干扰素诱导剂　如聚肌胞，能与病毒聚合酶相结合而阻止病毒复制，具有广谱抗病毒作用及抗肿瘤和免疫抑制作用。用于单纯疱疹、带状疱疹、扁平疣、寻常疣及肿瘤等。可有轻度发热等不良反应。孕妇忌用。

4. 抗真菌药

（1）灰黄霉素 是一种窄谱抗真菌药，对皮肤癣菌有抑制作用。主要用于治疗头癣。与高脂肪饮食同时服用，可增加其吸收率。可有胃肠道反应、头晕、光敏性药疹、白细胞减少及肝损害等不良反应。

（2）二性霉素B 对多种深部真菌如隐球菌、白色念珠菌、着色真菌、荚膜组织胞浆菌等均有较强的抑制作用，但对皮肤癣菌无效。不良反应较大，可有寒战、发热、胃肠道反应、眩晕、肾损害和低血钾等。

（3）制霉菌素 对白色念珠菌和隐球菌有抑制作用。主要用于皮肤、黏膜念珠菌病。不良反应可有轻微的胃肠道反应。

（4）唑类药物 为人工合成的广谱抗真菌药，对酵母菌及丝状真菌如念珠菌、隐球菌、曲霉菌及皮肤癣菌等均有抑制作用。外用的有克霉唑、咪康唑、益康唑、酮康唑等；内用的有伊曲康唑、氟康唑等。伊曲康唑、氟康唑常有胃肠道反应及肝肾功能损害。

（5）特比萘芬 对皮肤癣菌、丝状菌、双相型真菌均有活性。主要用于甲癣和角化过度型手癣。不良反应可有胃肠道反应和皮疹。

5. 维生素类

（1）维生素A 能调节人体皮肤的角化过程，用于维生素A缺乏时所致的皮肤干燥等。维生素A过量时可出现中毒反应如头痛、恶心、疲乏、毛发脱落、皮肤干燥及脱屑症状加重、情绪不稳定、肌痛、骨痛、肝肿大和血清转氨酶升高。

（2）维生素C 具有降低毛细血管通透性、减少渗出的作用，参与体内氧化还原反应、细胞间质的形成、胶原蛋白的合成及肾上腺皮质激素的合成，有增强机体的抗病能力和解毒作用。常用于过敏性皮肤病。

（3）维生素E 有抗氧化、抗衰老、抑制胶原酶的活性、改善结缔组织的代谢，减轻毛细血管的脆性，减少渗出，改善微循环等作用。常用于红斑狼疮、冻疮、血管炎、雷诺病、大疱性表松解症等。不良反应可有轻度恶心，大量长期应用可致血脂升高，妇女可引起月经失调。

6. 免疫增强剂

（1）转移因子 用于带状疱疹、寻常疣、扁平疣、复发性单纯疱疹等。不良反应有注射处胀痛、全身不适、眩晕、短暂性肾功能损害和皮疹。

（2）胸腺素 用于红斑狼疮、复发性顽固性口腔溃疡、病毒感染等。不良反应有注射处红肿、硬结和瘙痒，偶有全身发热、头痛、眩晕和肌痛等。

（3）左旋咪唑 用于带状疱疹、复发性单纯疱疹、寻常疣、跖疣、红斑狼疮、恶性黑色素瘤。不良反应有恶心、呕吐、腹泻等胃肠道反应，有时可引起瘙痒和皮疹，白细胞和血小板减少。

7. 免疫抑制药

（1）硫唑嘌呤 用于红斑狼疮、血管炎、慢性湿疹、银屑病等。不良反应有白细胞减少、肝肾功能损害。

（2）环磷酰胺 用于红斑狼疮等。可单用或与皮质类固醇并用。不良反应有骨髓抑制、恶心、呕吐、脱发、出血性膀胱炎、迟发性膀胱纤维化、膀胱癌、肺癌、部分或完全不育、致畸。

（3）甲氨蝶呤 用于银屑病、荨麻疹等。不良反应有呕吐、骨髓抑制，少数可引起慢性纤维化间质性肺炎、肝纤维化和肝癌。

（4）雷公藤　具有免疫调节、抗炎、抗肿瘤及抗生育等药理作用。用于红斑狼疮、银屑病、掌跖脓疱病、湿疹、皮肤血管炎、斑秃等。不良反应有消化道症状、神经系统症状如头晕、乏力、嗜睡等，精子活力下降、月经量减少及闭经等。

【预防与调护】

皮肤病在治疗过程中，若能根据病因、病情，适当配合预防与调护，则可提高疗效、缩短病程、加速痊愈、减少复发。

1. 情志　保持舒畅，忌抑郁、愤怒和烦恼。

2. 饮食　宜清淡，多食蔬菜、水果及性质温和的食物，不过食辛辣厚味、虾、蟹、牛奶、牛肉、鹅肉、羊肉、狗肉、笋类、醇酒等助火生热之品。

3. 起居　有规律，适寒温，充足睡眠，避免诱发因素，加强锻炼，增强体质。

4. 皮损局部　保持局部清洁，养成良好卫生习惯，不要用热水或热肥皂水烫洗，也不要用手强力搔抓。

5. 传染性皮肤病　要隔离治疗。

6. 过敏性皮肤病　应积极寻找原因，避免接触。

7. 药物引起的皮肤病　治疗时要忌用该药物。

PPT

第二节　癣

【概述】

癣是指发于表皮、毛发、指（趾）甲的浅部真菌病，是一种由真菌感染所致的慢性炎症性皮肤病。西医学亦称为癣。

古代中医对癣的认识有以下几个特点：有癣字的，属浅部真菌病，如圆癣、铜钱癣、阴癣等；有癣字的，但不属浅部真菌病，如牛皮癣、奶癣、马桶癣等；无癣字的，但属浅部真菌病，如白秃疮、肥疮、鹅掌风、脚湿气、臭田螺、烂脚丫、灰指甲、紫白癜风、汗斑等。

癣，依据其发病部位、皮损特点和感染病原菌的不同，临床上常分为以下几种类型：头癣（白秃疮、肥疮）、手足癣（鹅掌风、脚湿气、臭田螺、烂脚丫）、甲癣（灰指甲）、体癣（圆癣、铜钱癣）、股癣（阴癣）、花斑癣（紫白癜风、汗斑）等。目前临床已极少见。近年来，由于广谱抗生素、皮质类固醇激素、免疫抑制剂和放、化疗的普遍应用以及各种器官移植手术、各种导管插入等诊疗技术的开展，一些条件致病菌如念珠菌、曲菌、毛霉菌等可乘机侵入人体，引起疾病，并有不断增多的趋势。

癣的临床特征：好发于夏秋季节，具有传染性，病程长，较难治愈，愈后易复发。皮损多样，伴瘙痒。

【病因病机】

本病因生活起居不慎，感染癣虫，复因风湿热邪外袭，郁于腠理，淫于肌肤所致。若风热盛者，则可发落起疹，脱屑瘙痒等；湿热盛者，则多渗流滋水，结痂瘙痒等；病久郁而化热化燥，气血不和，皮肤失养，则皮肤出现肥厚、燥裂、瘙痒等。

西医学认为，本病的病原菌为浅部真菌，通过直接接触癣病患者，或间接接触患者污染的物品，或患癣病的猫、狗等动物而传染发病。头癣多为黄癣菌、铁锈色小孢子菌、犬小孢子菌引起；手足癣、甲癣、体癣、股癣多为红色毛癣菌、石膏样毛癣菌、絮状表皮癣菌、白色念珠菌引起；花斑癣多为花斑癣菌引起。浅部真菌大多喜欢温暖潮湿的碱性环境。故本类疾病好发于我国南方，如长江两岸、沿海等温暖潮湿之地，以及梅雨湿热之季。

【诊断与鉴别诊断】

（一）临床表现

1. 头癣　头癣是发于头皮和毛发的浅部真菌感染性疾病。好发于儿童。临床上可分为黄癣、白癣、黑点癣三种。我国仅有白癣、黄癣两种。

（1）黄癣（肥疮）　为头癣中最常见的一种，多见于农村，好发于儿童。其特征：有黄癣痂堆积，呈蜡黄色，肥厚，富黏性，边缘翘起，中心微凹，上有毛发贯穿，质脆易粉碎，有特殊的鼠尿臭。久之毛囊被破坏而成永久性脱发。当病变痊愈后，则在头皮留下广泛、光滑的萎缩性瘢痕。病变四周1cm左右的头皮不易受损。

（2）白癣（白秃疮）　为头癣的一种，多见于学龄儿童，男性多于女性。皮损特征：在头皮有圆形或不规则的覆盖灰白鳞屑的斑片。病损区毛发干枯无泽，常在距头皮0.3~0.8cm处折断（高位断发）而呈参差不齐。头发易于拔落且不疼痛，病发根部包绕有白色鳞屑形成的菌鞘，自觉瘙痒。发病部位以头顶、枕部居多，但发缘处一般不被累及。青春期可自愈，秃发也能再生，不遗留瘢痕。

（3）黑点癣　头皮见散在的小片白色鳞屑斑。病变区毛发则刚出头皮即折断（低位断发），残发留于毛囊口，外观如小黑点。自觉微痒。病程长短不一，青春期部分可自愈，毛发可再生。

2. 手足癣及甲癣　手足癣是指发于手、足及指（趾）部的浅部真菌感染性疾病。好发于成人，我国尤以南方常见，足癣多于手癣，夏季发病率高，且手足癣可互相传染，常见二足一手发病。

（1）足癣（脚湿气、臭田螺、烂脚丫）　发病有明显的季节性，常夏秋病重，冬春病轻。主要发于趾缝，也可见于足底。临床上常分为水疱型、糜烂型、鳞屑角化型三种。

①水疱型：多发于足弓、趾的两侧等处，初起为散在或成群的较深在水疱，伴有明显瘙痒，水疱壁厚，内容物清澈，不易破裂，数日后疱液干涸或融合成多房性水疱，撕去疱壁可见蜂窝状基底及鲜红色糜烂面。

②糜烂型：多发于趾缝间，尤以3、4趾间多见。趾间皮肤潮湿、浸渍、发白，易于剥脱，常因剧痒而搔抓、摩擦后而露出鲜红色基底面，并伴有特殊臭味。易继发感染，如并发丹毒等。

③鳞屑角化型：多发于趾间、足跟两侧及足底。皮损可见肥厚、粗糙、干燥、脱屑、皲裂等，呈苔藓样变。老年人多见，常由水疱型发展而来。伴有瘙痒感，冬季发生皲裂时可疼痛剧烈。

（2）手癣（鹅掌风）　以成年人多见，男女老幼均可染病。多数为单侧发病，也可波及双手。夏天起水疱病情加重，冬天则枯裂疼痛明显。皮损特点：初起为掌心或指缝水疱或掌部皮肤角化脱屑、水疱，水疱多透明如晶，散在或簇集，瘙痒难忍。水疱破后干涸，叠起白屑，中心向愈，四周继发疱疹，并可延及手背、腕部。若反复发作后，致手掌皮肤肥厚、枯槁干裂、疼痛、屈伸不利，宛如鹅掌。损害若侵及指甲，可使甲板被蛀蚀变形，甲板增厚或萎缩翘起，色灰白而成灰指甲（甲癣）。鹅掌风病程为慢性，易反复发作。

（3）甲癣（灰指甲）　是指发于趾（指）甲的浅部真菌感染性疾病。多见于成人，常由手足癣传染所致。起病时大多为单个趾（指）甲，逐步累及其他趾（指）甲，甲板增厚、翘起，甲板与甲床分离，前缘如虫蚀样，残缺不整，久之甲板可完全被破坏，高低不平，失去光泽，变脆，蛀空，呈灰褐色或白色等。一般无自觉症状。

3. 体癣（圆癣、铜钱癣）及股癣（阴癣） 因皮损多呈钱币状、圆形，故名圆癣，亦称铜钱癣。发于股胯、外阴等处者，称阴癣（股癣）。以青壮年男性多见，多发于夏季，好发于面部、颈部、躯干及四肢近端。圆癣初起为丘疹或水疱，逐渐形成边界清楚的钱币形红斑，其上覆盖细薄鳞屑。病灶中央皮疹消退，呈自愈倾向，但向四周蔓延，有丘疹、水疱、脓疱、结痂等损害。圆癣的皮损特征为环形或多环形、边界清楚、中心消退、外围扩张的斑块。

4. 花斑癣（紫白癜风、汗斑） 花斑癣是一种侵犯浅表角质层的慢性皮肤真菌病、常见于多汗体质青年男性，夏季多发。好发于胸背、面颈、肩胛等多汗部位。皮疹以色素减退或加深的糠秕状鳞屑斑为特征。初起为围绕毛孔的圆形点状斑疹，以后逐渐增大至甲盖大小，边缘清楚，邻近皮损可融合成不规则大片形，而周围又有新皮疹出现，表面附有少量的糠秕样鳞屑，易剥脱，可呈肤色、灰白色、淡黄色、淡红色、褐色或棕黄色不等，状如花斑色。病程慢性，自觉微痒，夏重冬轻，复发率高。

（二）辅助检查

在皮损处取皮屑镜检可发现致病真菌孢子及菌丝。真菌培养为阳性。

（三）鉴别诊断

1. 白疕 与头癣相鉴别。仅发于头皮部的白疕，具有边界较为清楚的红斑上覆以较明显的干燥白屑，头发较短时小片皮疹上的毛发多呈束状，且无折断、无脱落、无菌鞘、无传染源。真菌检查阴性。

2. 汗疱疹 与手癣相鉴别。汗疱疹为双手同时发生的对称性的小水疱或脱屑，无炎症反应，常伴有手足多汗症，夏发冬愈，或一年发作1~2次，常见于青少年。真菌检查阴性。

3. 玫瑰糠疹 与体癣鉴别。玫瑰糠疹，皮疹虽亦呈环形，边缘略高呈红色，边界清楚，与体癣相近，但玫瑰糠疹的斑疹较密集分布，对称排列，多数斑呈近椭圆形，斑疹表面有干燥、细小鳞屑，斑疹中轴多与肋骨或皮纹平行，多位于躯干、颈及四肢根部。真菌检查阴性。

4. 脂溢性皮炎 与头癣鉴别。脂溢性皮炎多见于青壮年，白色鳞屑堆叠，伴有脱发而不是断发，无传染性。真菌镜检一般阴性，但因合并真菌感染常呈现阳性。

5. 白癜风 与花斑癣鉴别。白癜风皮损为瓷白色斑片，白斑中毛发也可变白，边缘色素沉着明显，一般无鳞屑，无传染性。真菌镜检阴性。

6. 红癣 与体癣及股癣鉴别。红癣为股内侧不规则的大片淡红色斑片，边缘无丘疹、疱疹等，镜检为微细棒状杆菌，而非真菌。

7. 手部湿疮 与鹅掌风鉴别。手部湿疮常对称发生，皮损多形性，边界不清楚，瘙痒剧烈，可反复发作。真菌镜检阴性。

【治疗】

癣属于浅部真菌病，发病部位浅表，一般选用酸性抑真菌药物与轻度剥脱剂外用即有显效，且内服药多不良反应较大，故癣病治疗多以外用药物治疗即可。若为头癣或皮疹泛发全身，可短期配合西药内服。只要恪守"坚持搽药、彻底消毒、同时治疗同居（同体）的同病患者"的原则，各种癣均可治愈。中药对本病虽也有一定治疗作用，但远逊于西药，故本病以西药治疗为首选。

（一）辨证论治

1. 湿热蕴结证

证候：肥疮、脚湿气等，症见皮损蔓延泛发，浸淫，或大部分头皮、毛发受累黄痂堆积，或手掌皮下水疱，或趾间糜烂、浸渍剧痒。舌苔腻，脉濡。

治法：清热祛湿。

方药：苦参汤加减。

2. 血虚风燥证

证候：白秃疮、鹅掌风等，症见皮损广泛，头部白屑斑驳，断发，或手如鹅掌，粗糙开裂，瘙痒难忍或疼痛。苔薄白或薄腻，脉细。

治法：疏风止痒，养血润燥。

方药：消风散合当归饮子加减。

（二）其他疗法

皮损广泛及顽固不化者，可用伊曲康唑（斯皮仁诺）、特比萘芬、氟康唑、灰黄霉素等口服，肝功能不良者应慎用。伊曲康唑与灰黄霉素为脂溶性药物，与脂肪类食物同服，可促进药物的吸收。灰黄霉素主要用治头癣，若同时服用茵陈煎剂（茵陈30g，水煎服），可减少灰黄霉素对肝脏的毒害作用。

1. 头癣　头癣局部治疗的方法和程序：剪发→洗头→搽药→消毒。

（1）剪发　先用剪刀将病区的头发剪平（切忌用刀剃，以免感染扩散），剪至毛根部为宜，注意勿伤害头皮。以后每周剪发1次。

（2）洗头　每天搽药前可选用10%的明矾水、温肥皂水、2%的酮康唑洗剂或2%的蛇床子水等，洗头1~2次。

（3）搽药　外搽5%~10%硫黄软膏、5%水杨酸软膏、1%特比萘芬霜、1%联苯苄唑霜或2%酮康唑霜等，每天2次，连用8周。

（4）消毒　对患者的生活用品，如衣、被、毛巾、梳子、理发工具、帽子等应每周煮沸或用其他灭菌措施消毒1次。

2. 手足癣

（1）水疱型　可选用一号癣药水、复方土槿皮酊、复方雷锁辛搽剂、10%~30%冰醋酸液外搽。

（2）糜烂型　可选用1:8000的高锰酸钾溶液、3%的硼酸溶液或用马齿苋、生地榆、黄柏、枯矾等煎水湿敷。

（3）鳞屑角化型　若角化增厚明显者，可先用10%水杨酸软膏厚涂，外用油纸包扎，每晚1次，使厚层角质剥脱，然后再用抗真菌药物，如复方水杨酸苯甲酸软膏、1%酮康唑霜、1%特比萘芬霜等外搽。

3. 甲癣　先去除病甲，可选用40%尿素霜封包，待病甲软化后无痛拔除。亦可采用手术拔甲，去除病甲后用抗真菌的药物外搽，直至长出正常指甲。

4. 体癣和股癣　可选用水杨酸苯甲酸酊、1%特比萘芬软膏、复方雷锁辛搽剂、2%咪康唑等外搽。股癣由于股部皮肤娇嫩，注意不要用刺激性强的外用药物，若有皮损糜烂疼痛者，宜用青黛膏外搽。

5. 花斑癣　可先用40%硫代硫酸钠液外搽，稍干后再搽4%稀盐酸液，每天1次。也可用2%克霉唑霜、2%酮康唑霜、1%联苯苄唑霜等外搽。

【预防与调护】

1. 重视个人、家庭及集体卫生，不共用毛巾、脚盆、拖鞋等。
2. 对癣病患者应早发现、早治疗，坚持治疗，以便巩固疗效。
3. 针对不同癣病传染途径做好消毒灭菌工作，同时对患癣病的动物也应及时处理。
4. 对学校、浴室、理发室、旅店等公共场所要加强癣病知识的宣传教育。
5. 不要滥用抗生素、皮质类固醇激素。

> **知识拓展**
>
> 　　真菌感染性皮肤病：是指由真菌感染引起的以皮肤、黏膜病变为主的皮肤疾病。真菌是真核类生物，以腐生、寄生、共生或超寄生方式生存。真菌种类有很多种，一般不致病，少数真菌可致病，称为致病真菌。近年来，由于广谱抗生素、糖皮质激素、免疫抑制剂和放射治疗等使一些条件致病菌在机体免疫力下降时乘机侵入机体，而导致真菌性皮肤病广泛发生。
>
> 　　根据真菌侵犯人体的部位不同，分为浅部真菌病和深部真菌病。浅部真菌只侵犯毛发、表皮和甲板。浅部真菌病，常见的有头癣、体癣、股癣、手足癣、花斑癣和甲癣等。深部真菌主要侵犯内脏器官、骨骼及中枢神经系统，也可侵犯皮肤、黏膜。深部真菌病较常见的有孢子丝菌病、着色真菌病、放线菌病及隐球菌病等。念珠菌属则对皮肤、黏膜、指（趾）甲和内脏器官均可侵犯。

第三节　疥　疮

PPT

【概述】

　　疥疮是由疥虫（疥螨）侵入人体皮肤所致的一种接触性传染性皮肤病，又有"虫疥""癞疥""干疤疥"之称。继发于化脓性细菌感染者称"脓窝疥"，是一种由疥虫感染所致的急性传染性炎症性皮肤病。本病西医学亦称为疥疮。

　　中医对本病已早有认识，如早在春秋时期成书的《五十二病方》中即提出了用雄黄、水银等含汞的药物治疗疥疮。《诸病源候论》在世界上首次提出了疥疮由疥虫引起的病因学说。

　　疥疮的临床特征：传染性强，易在家庭和集体生活环境中传播；皮损以丘疹、疱疹、隧道为主，可找到疥虫，夜间奇痒。

【病因病机】

　　人类疥疮是由人型疥虫通过密切接触传染而致病。其传染性强，可由人与人之间直接接触传染，也可由被褥、衣服等间接接触传染。寄生于动物的疥虫如兔疥虫、狗疥虫等，可在人畜间相互传染，但症状轻微。

　　疥虫，俗称疥螨。其生长发育有四个时期，即虫卵、幼虫、稚虫、成虫。成虫呈白色或为灰白色，半透明，背部隆起，体表有横纹、短棘、三角刺，腹部扁平有4对足，寄生于表皮层的隧道内，喜欢侵犯柔嫩的皮肤。疥虫较小，寄生于皮肤，白天基本不动，主要在夜间活动，叮咬皮肤致皮肤损害及剧烈瘙痒。夜间雄虫与雌虫在体表交配后不久即死，而雌虫在交配后20~40分钟内钻入皮肤角质层内，并在其中生活、产卵，而每一卵经孵化为幼虫再生长为成虫需要7~10天，疥虫离体后可存活2~3天。

【诊断与鉴别诊断】

（一）临床表现

本病多有接触传染史，易在家庭和集体生活的人群中流行，冬春季节多见。好发于皮肤嫩薄和皱褶处，如指缝、腕屈侧、肘窝、腋窝、女性乳房下、下腹部、股内侧、外生殖器等部位。成人一般不会累及头面和掌跖部，但婴幼儿可累及头面部及掌跖。

皮损主要为丘疹、丘疱疹、小水疱、隧道、结节和结痂。隧道为疥疮特异性皮损，长5~10mm，弯曲、微隆，呈淡灰色或皮色，末端常有丘疹或水疱，为疥虫隐藏的地方；结节多发生于阴囊、阴茎或阴唇等处，为绿豆至黄豆大半球形炎性硬结。婴幼儿疥疮，掌跖常有脓疱。

自觉症状为夜间奇痒，常影响睡眠，白天一般不痒。

（二）辅助检查

刮取水疱、丘疹或隧道内容物，置于载玻片上，用低倍镜观察，可发现成虫、幼虫，以及椭圆形、淡黄色薄壳虫卵。

（三）鉴别诊断

1. 寻常痒疹　该病好发于四肢伸侧，丘疹较大，多数自幼童时期发病，慢性过程，常在秋冬季节加重，易并发腹股沟淋巴结肿大。

2. 皮肤瘙痒症　该病好发四肢，重者可延及全身。皮损主要为抓痕、血痂和脱屑等继发性损害，而无原发性损害。也无疥疮特有的丘疹、水疱和隧道。

3. 丘疹性荨麻疹　该病好发于儿童，多见于夏秋季节，皮损多发于四肢、躯干部位，主要表现为红斑、风团，呈纺锤形，中央部位有小丘疹或小水疱。

【治疗】

以杀虫止痒为主要治法。患者须隔离，以外治为主，一般不需要内治。患者衣物、用具应消毒，家庭或同宿舍内的患者应同时治疗。

（一）中医外治法

1. 硫黄　是古今治疗疥疮的常用特效药物。临床多与水银、雄黄等杀虫药配用，以油调敷，或与大枫子、蓖麻仁等有油脂之果仁捣膏用之。目前临床常用浓度5%~20%硫黄软膏，其中小儿用5%~10%的硫黄软膏，成人用10%~15%的硫黄软膏，若患病时间长，可用20%硫黄软膏，但浓度不宜过高，以免产生皮炎。亦可用含水银的制剂一扫光或雄黄软膏等外搽。

2. 搽药的方法及步骤

（1）沐浴　先用花椒、地肤子、苦参、百部等药煎汤外洗，或用肥皂、温水洗涤全身后，再搽药。

（2）搽药　先搽皮损好发部位，再自颈部向下遍搽全身，儿童头面、掌、跖亦搽。每天早、晚各1次，连用3~4天，有结节者，可延长1~2天，为1个疗程。搽药期间不洗澡、不更衣。

（3）更衣、消毒　1个疗程结束后，仍以前法沐浴，浴后换用消毒后的衣被，并将换下的衣被、床单等进行煮沸或曝晒等消毒处理。停药观察1周，若有新皮疹者，再重复第2个疗程。

（二）其他疗法

1. 用疥灵霜、苯甲酸苄酯乳及优力肤霜等外搽。

2. 儿童、孕妇禁用疥灵霜。

【预防与调护】

1. 重视个人卫生，勤洗澡、勤换衣服，被褥常洗晒。

2. 接触疥疮患者后，用肥皂水洗手。患者所用过的衣服、被褥等物品，均应进行煮沸、曝晒等消毒处理。

3. 患者隔离治疗，并避免搔抓，以免自身传播和继发感染。

4. 加强卫生宣传及监督管理，对公共场所应定期严格消毒。

> 🖋 知识拓展
>
> 动物性皮肤病：常见的有螨、蚊、蠓、臭虫、蚤、蜂、隐翅虫等节肢动物导致人体皮肤伤害。这些节肢动物可以直接侵入人体内寄生，也可通过叮咬皮肤、毒液的刺激、分泌物或异物所致的变态反应等发病。轻者可仅有局部皮肤表现，如红斑、肿胀、水疱、瘙痒、灼痛等，重者也可出现全身中毒症状，如恶心、呕吐、头晕、抽搐等临床表现。

第四节　热　疮

PPT

【概述】

热疮是一种好发于皮肤黏膜交界处的急性复发性疱疹性皮肤病，以其多于发热后或发热过程中发病而故名。本病是一种由病毒感染所致的急性疱疹性炎症性皮肤病，相当于西医学的单纯疱疹。

热疮的临床特征：好发于口唇、鼻、外阴等皮肤黏膜交界处；多见于热病后或高热过程中，如感冒、猩红热等病；皮损为成群的水疱，有的可互相融合，伴痒、痛等症状；1周左右可痊愈，但愈后易复发。

【病因病机】

发于上部者，多为外感风热邪毒，阻于肺胃二经，蕴蒸皮肤而生；发于下部者，多为肝胆二经湿热下注，阻于阴部而成；反复发作者，多为热邪伤津，阴虚内热而成。

西医学认为，本病由单纯疱疹病毒感染所致。单纯疱疹病毒一般分为二型：Ⅰ型主要引起口、眼部皮肤黏膜感染；Ⅱ型主要引起生殖器部位的皮肤黏膜感染，称为生殖器疱疹。多在感冒、猩红热等病的发展过程中，或因劳累、受凉、日晒、经期、妊娠、外伤、惊吓等机体免疫力低下，病毒趁机侵入而发病。

【诊断与鉴别诊断】

（一）临床表现

发疹前常有发热，及月经来潮、妊娠、过度劳累、情志不畅、胃肠功能紊乱病史等。好发于皮肤黏膜的交界处，如口角、唇缘、鼻孔周围、面颊及外阴等部位。

皮损初期为红斑，灼热而痒，继而形成针尖大小簇集成群的水疱，疱内含透明浆液，数日后水疱破裂，露出糜烂面，伴渗液，逐渐干燥，结痂脱落而愈，愈后留有轻微色素沉着。

一般无全身症状。病程1~2周，易反复发作，常倾向于在同一部位复发，也可发生在其他部位。

发于外阴部者，可有尿频、尿痛等症状；发于阴道及宫颈者，可伴有发热等全身不适，腹股沟淋巴结肿大，易引起早产、流产和新生儿感染。

幼儿发于口腔者，可见口腔、牙龈上出现成群疱疹，浅表溃疡，剧痛，唇红及口周疱疹，并可伴有发热、咽痛等症状，称疱疹性齿龈口腔炎；新生儿单纯疱疹除皮肤黏膜、口腔、眼部疱疹外，还可引起内脏损害。

（二）辅助检查

血清免疫抗体测定、免疫荧光检查阳性。

（三）鉴别诊断

1. 蛇串疮　皮损为簇集成群的绿豆大小的水疱，沿机体的一侧神经呈带状分布，疱群间皮肤正常，疼痛明显，愈后一般不再复发。

2. 黄水疮　多于夏秋季节发病，好发于头面、四肢等暴露部位，皮损以脓疱为主，结黄色脓痂，皮损广泛者常有全身症状，并具有传染性。

【治疗】

本病以清热解毒养阴为主要治法。注意休息，避免各种诱发因素，以防复发。

（一）辨证论治

1. 肺胃热盛证

证候：病程短，好发于口角、唇缘、鼻孔等处，皮损为群集小水疱，自觉灼热刺痛；可伴有轻度周身不适，口干，心烦郁闷，大便干，小便黄。舌质红，苔薄黄，脉弦滑数。

治法：疏风清热。

方药：辛夷清肺饮合竹叶石膏汤加减。

2. 湿热下注证

证候：好发于外阴部，水疱易破裂糜烂，渗出，灼热疼痛；可伴有尿频、尿急、尿痛。舌质红，苔黄腻，脉滑数。

治法：清热利湿。

方药：龙胆泻肝汤加减。

3. 阴虚内热证

证候：皮疹反复发生，迁延日久；可伴有口干唇燥，午后低热。舌质红，少苔，脉细数。

治法：养阴清热。

方药：增液汤加板蓝根、紫草、生薏苡仁、石斛、天花粉、白茅根。

（二）中医外治法

用金黄散油膏、青黛散油膏、黄连油膏及青吹口散油膏等外搽。

（三）其他疗法

1. 阿昔洛韦，每次0.2g，5次/天，口服。转移因子，每次2mL，肌内注射，2次/周。左旋米唑，2片/次，3次/天，3天/周，口服。2%龙胆紫液或阿昔洛韦霜局部外搽。

2. 忌用皮质类固醇激素。

【预防与调护】

1. 多饮水，多食蔬菜、水果，忌食辛辣炙煿、肥甘厚味之品。
2. 避免诱发因素，加强锻炼，增强体质。
3. 局部保持清洁，并促使皮损干燥结痂，防止继发感染。

第五节 蛇串疮

PPT

【概述】

蛇串疮是一种在皮肤上出现成簇水疱，呈带状分布，痛如火燎的急性疱疹性皮肤病，又名"缠腰火丹""火带疮""蛇丹""蜘蛛疮"等，是一种由病毒感染所致的急性疱疹性炎症性皮肤病。本病相当于西医学的带状疱疹。

蛇串疮的发病特征：一年四季均发，尤以春秋季节多见，好发于成人。皮损为红斑上出现簇集性水疱，沿机体的一侧神经呈带状分布，可伴剧烈疼痛如火燎。愈后多数可获得终身免疫力。老年患者可遗留较长时间的神经痛。

【病因病机】

本病多因情志不畅，肝气郁结，郁久化火，肝经蕴热，外溢皮肤而发；或脾失健运，湿邪内生，蕴湿化热，外溢皮肤而生；或感染毒邪，湿热火毒蕴结肌肤而成。年老体弱，常因血虚肝旺，湿热火毒炽盛，而导致经络阻塞，气血凝滞，以致疼痛剧烈，病程迁延难愈。总之，本病初期以湿热火毒为主，后期以正虚血瘀为主。

西医学认为，本病与水痘是由同一病毒，即由水痘–带状疱疹病毒（VZV）所致。初次感染后，表现为水痘或呈隐性感染，产生抗体。此后，该病毒潜伏于脊髓后根神经节的神经元中，当机体免疫功能低下时，如传染病、外伤、疲劳、恶性肿瘤、放射治疗等，病毒被激活，使侵犯的神经节发炎及坏死，产生神经痛。病毒沿着周围神经纤维移至皮肤而发生节段性水疱疹。

【诊断与鉴别诊断】

（一）临床表现

本病好发于春秋季节，以成人多见。任何部位都可发生，但以腰胁部、胸部、头面部多见。皮损主要分布于机体一侧，一般不超过体表正中线，腰胁部常沿肋间神经分布，头面部常沿三叉神经分布。

发疹前，往往有轻度发热、全身不适、食欲不振及患处皮肤灼热感或神经痛等前驱症状。

皮损初起时，为带状红色斑丘疹，继而出现集簇粟粒至绿豆大的水疱群，累累如珠，疱液透明，周围绕以红晕，疱液很快浑浊。新水疱群陆续出现，各水疱群间皮肤正常。数群水疱常沿一侧皮神经呈带状排列。数天后水疱干涸、结痂，痂皮脱落，遗留暂时性红斑或色素沉着。轻者可无皮损，仅有刺痛感，或稍潮红，不发生典型的水疱；重者可伴有大疱、血疱、坏死，甚至皮损呈泛发性。有的患者可伴有病变附近淋巴结肿痛。

伴有明显的神经痛，为本病的特征之一。疼痛可在皮损出现前发生，或与皮疹同时出现，或在皮损出现之后发生。疼痛程度往往随年龄增大而加剧，如老年患者疼痛剧烈，甚至难以忍受，而儿童患者不痛或疼痛较轻。老年患者可遗留顽固性神经痛，常持续数月或更久。发于头面部者，尤以眼部和耳部者病情较重，疼痛剧烈，并引起眼炎，甚至全眼球炎而致失明，个别患者可引起脑膜炎而致死亡；发于外耳道者，可出现面瘫、耳聋、外耳道疱疹三联症，表现为患侧面瘫、耳痛、耳聋、耳鸣、眩晕、恶心、呕吐等。

病程2~4周，严重者，可迁延日久。愈后极少复发。

（二）辅助检查

1. 血清免疫抗体测定、免疫荧光检查阳性。
2. 早期疱疹液中和某些患者的脑脊液标本中可分离出水痘-带状疱疹病毒（VZV）。

（三）鉴别诊断

1. **热疮** 以发热性疾病的中、后期多见，好发于皮肤与黏膜交界处，如口唇，皮损为针头至绿豆大小的小水疱，常为一群，1周左右痊愈，但愈后易复发。
2. **接触性皮炎** 发病前往往有明确的接触史，皮损局限于接触的部位，一般为红斑、丘疹、水疱，疱破后则形成糜烂，边界清楚，形态与接触物大抵一致，自觉局部瘙痒、烧灼感，重者疼痛。去除病因后很快痊愈，不接触不再发。

【治疗】

以清热利湿、行气止痛为主要治法。病变初起可配合西医抗病毒等治疗，可减轻病情，缩短疗程。后遗神经痛可运用中医药并配合针灸治疗。

（一）辨证论治

1. 肝经郁热证

证候：皮损鲜红，水疱集簇成群，疱壁紧张，灼热刺痛；伴口苦咽干，烦躁易怒，大便干燥或小便黄。舌质红，苔薄黄或黄厚，脉弦滑数。

治法：清肝泻火，利湿，解毒止痛。

方药：龙胆泻肝汤加紫草、板蓝根、延胡索。发于头面者，加牛蒡子、桑叶、菊花；眼部者，加石决明；下肢者，加木瓜、牛膝；有血疱者，加丹皮、赤芍；疼痛剧烈者，加乳香、没药等。

2. 脾虚湿蕴证

证候：皮损色淡，疱壁松弛，易于破溃，渗水糜烂，疼痛较轻；可伴有食少腹胀，大便溏薄。舌质淡，苔白或白腻，脉沉缓或滑。

治法：健脾利湿，解毒消肿。

方药：除湿胃苓汤加减。水疱大而多者，可加土茯苓、萆薢、车前草等。

3. 气滞血瘀证

证候：多见于老年人，常可持续数月或更长时间。皮损减轻或消退后局部疼痛不止；可伴心烦，夜寐不安。舌质暗，苔白，脉弦细。

治法：理气活血，通络止痛。

方药：柴胡疏肝散合桃红四物汤加减。疼痛剧烈者，加延胡索、乳香、没药、全蝎、蜈蚣等；心烦失眠者，加栀子、龙骨、牡蛎、珍珠母、酸枣仁、合欢皮等。

（二）中医外治法

1. 外敷疗法　初期水疱未破者，用玉露膏或青黛膏外敷；水疱已破者，可用四黄膏、青黛膏外敷；有坏死者，用九一丹换药。

2. 针刺疗法　取内关、足三里、阳陵泉等穴，平刺，留针30分钟，每天1次。或阿是穴强刺激。

（三）其他疗法

1. 抗病毒　阿昔洛韦，口服，每次0.2g，5次/天，或阿昔洛韦5mg/kg静脉滴注，每8小时1次；西咪替丁，口服，每次0.2g，4次/天。疗程均为7~10天。

2. 止痛　口服去痛片、布洛芬、吲哚美辛、阿司匹林等。

3. 维生素类药物　口服复方维生素B，3片/次，3次/天，维生素B$_{12}$ 0.5mg/次，1次/天，肌内注射。

4. 皮质类固醇激素　早期应用可减轻炎症反应及疼痛，对预防后遗神经痛的发生有一定效果。一般应用泼尼松20~30mg/d，分2~3次口服。

5. 免疫增强剂　可用转移因子、胸腺肽、丙种球蛋白等，肌内注射。

6. 其他药物　炉甘石洗剂、阿昔洛韦霜及酞丁胺搽剂局部外涂。眼部可用0.1%~0.5%疱疹净眼药水。

【预防与调护】

1. 清淡饮食，忌食辛辣炙煿、肥甘厚味之品。
2. 注意休息，避免劳累。
3. 保持局部清洁，并促使皮疹干燥结痂，防止继发感染。
4. 保持心情舒畅。

岗位情景模拟2

　　李某，女，50岁。左侧胸胁部起水疱、灼痛4天。4天前，患者有轻度发热，倦怠，食欲不振，左侧胸胁部皮肤灼热刺痛，后起水疱，疼痛明显。检查：体温37.5℃。左胸胁部散在成群水疱，绿豆至黄豆大小，疱周基底发红，疱液澄清，疱群间皮肤正常，皮损呈带状排列；左腋下淋巴结肿痛。舌质红，苔薄黄，脉弦滑数。

　　问题与思考

　　请写出中西医诊断、中医病因病机、中医治法、代表方及外治法。

答案解析

PPT

第六节 疣

【概述】

疣是一种发于皮肤浅表的良性赘生物，是一种由病毒感染所致的增生性皮肤病。本病西医亦称为疣。

临床上一般将疣分为寻常疣、扁平疣、跖疣、传染性软疣、丝状疣、尖锐湿疣六种。其中，尖锐湿疣为性传播疾病，将在本教材的性病章节中单独讨论。

疣，在中医古代文献中，因其皮损形态及发病部位不同而名称各异，如发于手足背、手指、头面等处，皮损为乳头状角质隆起，表面粗糙者，称疣目、枯筋箭、瘊子、千日疮等；发于颜面、手背、前臂等处，皮损为扁平隆起，表面光滑者，称扁瘊；发于足跖部，皮损为角化性丘疹，除去表面角质物后，可见疏松的角质软芯者，称跖疣；发于躯干和面部，皮损为表面有蜡样光泽的半球形丘疹，顶端凹陷如脐窝，可挤出白色乳酪样物质者，称鼠乳；发于眼睑、颈项等处，皮损呈柔软的丝状突起者，称丝瘊；发于外阴、肛周等处，皮损为柔软的淡红色乳头状丘疹者，称臊瘊、臊疣。

【病因病机】

本病多由风热毒邪搏于肌肤而生；或怒动肝火，肝旺筋气不荣，肌肤失润所致；跖疣多因外伤、摩擦过度导致局部气血凝滞而成。

西医学认为，本病多由人类乳头瘤病毒（HPV）所致，其不同亚型可引起不同的症状，主要通过直接接触传染，外伤常为重要因素，尤其在细胞免疫功能低下时更易发病。而传染性软疣则是由痘病毒中的传染性软疣病毒所致，通过共用浴巾等直接接触或自体接触传染。

【诊断与鉴别诊断】

（一）临床表现

1. 疣目 相当于西医的寻常疣。多见于儿童及青少年。好发于手足背、手指、头面部等。皮损初起为针尖大小的丘疹，渐扩大为黄豆大小或更大的乳头状角质隆起，呈圆形或多角形，表面粗糙，顶端刺状，触之坚硬，灰白、灰黄、污褐或正常皮色。初起为单个，称母瘊，后可因自身接种，数目增多，称子瘊，一般为二三个，多则十余个乃至数十个不等，有时可呈群集状。多无自觉症状或稍有触痛，搔抓、摩擦或撞击时易于出血。慢性病程，亦可经过2~3年（约一千日而愈称千日疮）而自然消退。愈后不留痕迹。

2. 扁瘊 相当于西医的扁平疣。多见于青少年，尤以青春期前后的少女更为常见。好发于颜面、手背、前臂等处。皮损为米粒至黄豆大小扁平丘疹，表面光滑，淡红色、褐色或正常肤色，触之稍硬，数目多，散在分布，或密集成群，有的互相融合，常因搔抓而沿抓痕排列成线状。一般无自觉症状或伴有轻度瘙痒。慢性经过，有时可自行消退，但也可复发。

3. 跖瘊 相当于西医的跖疣。多见于青壮年。好发于足底、趾（指）侧，有时也可发于手掌，外伤及足部多汗者易发。皮损初起为一针头大小的发亮丘疹，渐扩大为黄豆大或更大的角化性丘疹，由于压迫形成淡黄或灰褐色斑块，表面粗糙不平呈圆形，边界清楚，表面常有散在小黑点，中央稍凹，外周有稍带黄色增厚的角质环，除去表面角质物后，可见疏松的白色角质软芯。数目多少不定，有时在一个较大的跖疣的周围，有散在性的针尖大的卫星疣，或数个疣融合成角质斑块。一般无自觉症状，但压痛明显。掐或挑破后易出血。慢性病程，有时可自然消退。

4.鼠乳　相当于西医的传染性软疣。多见于儿童及青年。可发于任何部位，但以躯干部、面部多见。皮损为米粒至黄豆大小半球形丘疹，中央有脐凹，表面有蜡样光泽，挑破顶端可挤出白色乳酪样物质。数目不定，数个至数十个不等，呈散在或密集分布，但不相互融合。个别皮损可异常巨大或偶可角化，类似皮角，称为巨大型或角化性传染性软疣。微痒或不痒，可直接接触或自体接种传染，自觉微痒。慢性病程，有时可自然消退。

5.丝瘊　相当于西医的丝状疣。多见于中老年妇女，眼睑、颈项等处易生。皮损为单个柔软而细长的丝状突起，呈淡红色或褐色，长1cm左右，可自行脱落，但不久又可长出新的皮损。一般无自觉症状。

（二）辅助检查

皮损活检中有人乳头瘤病毒感染的组织病理学变化特点。

（三）鉴别诊断

1.鸡眼　注意与跖疣鉴别。鸡眼亦好发于足底和趾间，但皮损为单个淡黄色圆锥形角质栓，外围以透明黄色环，形似鸡眼，中心处皮纹消失，一般不痛，行走时由于压迫而疼痛。

2.胼胝　注意与跖疣鉴别。胼胝俗称老茧子，好发于掌跖等易于摩擦的部位，皮损为边缘较薄，中央较厚的蜡黄色斑块，表面光滑，皮纹清晰，边界不清，可有轻度触痛。

3.扁平苔藓　注意与扁平疣鉴别。扁平苔藓多发于四肢伸侧、背部及臀部，皮损为暗红色、多角形扁平丘疹，表面有蜡样光泽，可融合成片，伴有剧烈瘙痒。

【治疗】

以外治法为主。内治法主要用于寻常疣、扁平疣、跖疣及传染性软疣皮疹广泛者，以清热解毒散结为主。

（一）辨证论治

1.寻常疣（疣目）

（1）风热血燥证

证候：皮损如豆，坚硬粗糙，色黄或暗红，或自觉瘙痒；可伴烦躁易怒。舌质红，苔薄，脉弦数。

治法：疏风清热解毒，养血活血。

方药：治瘊方加板蓝根、夏枯草等。

（2）湿热血瘀证

证候：病程较长，皮损暗红或褐色；可伴有烦热，口渴。舌质暗红，苔薄白，脉沉弦。

治法：清化湿热，活血化瘀。

方药：马齿苋合剂加薏苡仁、冬瓜仁。

2.扁平疣（扁瘊）

（1）风热蕴结证

证候：皮损色淡红，微痒，同形反应，数目渐多，口干。舌红，苔薄白或薄黄，脉浮数或弦。

治法：疏风清热，解毒散结。

方药：马齿苋合剂去桃仁、红花，加木贼草、郁金、浙贝母、板蓝根。

（2）热瘀互结证

证候：病久，皮疹较硬，色黄褐或暗红。舌红，或暗红，苔薄白，脉沉弦。

治法：清热，活血化瘀。

方药：桃红四物汤加马齿苋、薏苡仁、浙贝母、板蓝根、紫草、生黄芪。

（二）中医外治法

1. **洗揉法** 用于各种疣。用马齿苋、大青叶、板蓝根、紫草、香附、苦参、木贼草、蜂房、蛇床子、细辛等中药煎汤，先熏后洗，边洗边揉，每天2~3次，每次10~15分钟。

2. **挑疣法** 用于鼠乳（传染性软疣）。局部消毒之后，用针头或三棱针挑破软疣顶端，挤出乳酪样物质，并压迫止血，外涂碘酒，常一次痊愈。

3. **结扎法** 用于丝状疣。用细丝线或头发结扎疣的根部，数日后疣体可自行脱落。

4. **艾灸法** 用于寻常疣、跖疣。用艾炷置于疣体上，每次3~5壮，每天1次，至疣体脱落为止。

5. **针刺法** 用于跖疣。消毒后用银针自疣的顶部刺到基底部，留针10余分钟，周围再以多针加强刺激，针后挤出少量血液，有效者常3~5天可脱落。

（三）其他疗法

转移因子、左旋咪唑等可提高机体免疫力；电灼、激光、微波、液氮冷冻法及手术切除法可用于祛除较大的疣体。

【预防与调护】

1. 锻炼身体，增强体质。

2. 避免摩擦、撞击、挤压等，以免自身传染。

3. 传染性软疣，注意隔离治疗，消毒患者用过的衣物，勿共用浴巾，以防自身接种、传染他人及继发感染等。

> 📝 **知识拓展**
>
> 病毒感染性皮肤病：是由病毒感染引起的以皮肤、黏膜病变为主的皮肤疾病。
>
> 病毒分为脱氧核糖核酸（DNA）病毒和核糖核酸（RNA）病毒两大类。导致病毒性皮肤病的多数是DNA病毒，少数为RNA病毒。除直接感染引起皮肤损害外，还可由于病毒的抗原性作用而导致皮肤黏膜变态反应。根据病毒感染性皮肤病的不同临床表现特点，又将其分为三种类型：
>
> 新生物型：多由乳头多瘤空泡病毒引起，少数由痘病毒所致，皮疹以乳头瘤状或疣状增生为主。常见的有寻常疣、扁平疣、跖疣、尖锐湿疣、传染性软疣等疣病。
>
> 疱疹型：由疱疹病毒及痘病毒引起，皮疹以水疱或疱疹为主。常见的有带状疱疹、单纯疱疹、水痘、种痘性湿疹、疱疹样湿疹等。
>
> 红斑发疹型：多由RNA病毒引起，皮疹以红斑或斑丘疹为主。常见的有传染性红斑、麻疹、风疹等。

PPT

第七节　黄水疮

【概述】

黄水疮是一种发于皮肤的急性传染性脓疱性炎症性皮肤病,以其破后渗流黄水,故名黄水疮,还有滴脓疮、天疱疮、火赤疮等名称。本病相当于西医学的脓疱疮。

黄水疮的临床特征:儿童多见,常在托儿所、幼儿园或家庭中传播流行。多发于夏秋季节,好发于头面、四肢等暴露部位。皮损主要为浅在性脓疱和脓痂,自觉瘙痒,具有接触传染和自身接种的特性。

【病因病机】

本病多因夏秋季节,气候炎热,湿热交蒸,暑湿热毒侵袭肌表,以致气机不畅,疏泄障碍,熏蒸皮肤而成;或小儿机体虚弱,皮肤娇嫩,腠理不固,汗多湿重,暑湿邪毒更易侵袭而发病,且可相互传染;反复发作者,邪毒久羁,可致脾气虚弱。

西医学认为,本病主要由金黄色葡萄球菌或乙型溶血性链球菌单独或混合感染所致。儿童皮肤娇嫩,易受摩擦等轻微外伤,且皮脂较少,皮肤也易脏,因此易受化脓菌的感染致病。高温、潮湿、搔抓皮肤、体弱、机体免疫功能低下等,常为致病的诱因。

【诊断与鉴别诊断】

(一)临床表现

本病多发于夏秋季节,儿童多见,好发于头面、四肢等暴露部位,也可蔓延全身,皮损主要为浅在性脓疱和脓痂,自觉瘙痒,具有接触传染和自身接种的特性,常在托儿所、幼儿园,或家庭中传播流行。由葡萄球菌引起的,脓疱多大而散在;链球菌引起的,脓疱多小而群集,并易结脓痂。一般可分为寻常型和大疱型。

1. **寻常型脓疱疮**　多由金黄色葡萄球菌或与溶血性链球菌混合感染。

皮损初起为红斑或水疱,粟粒至黄豆大小,1~2天很快变为脓疱,界限分明,周围轻度红晕,疱壁极薄,内含透明水液,渐浑浊成脓。疱壁易破,故有时不易见到初发脓疱。疱破后露出潮红湿润疮面,脓液外溢之处,可发新脓疱,疱液干燥结成蜜黄色厚脓痂,痂皮脱落而愈,愈后一般不留瘢痕。自觉瘙痒,破后形成糜烂时疼痛,重者可致发热、口渴、附近淋巴结肿大及疼痛,并可引起败血症。由链球菌感染者,可诱发急性肾炎。病程长短不一,少数可延至数月。

2. **大疱性脓疱疮**　多由金黄色葡萄球菌所致。常继发于虫咬等瘙痒性皮肤病之后。

皮损为散在性大疱。初起为米粒至黄豆大水疱,迅速增大如蚕豆大或更大,周围红晕较轻,大疱内容物初起时呈淡黄色且清澈,后变浑浊,脓疱开始紧张丰满,数日后松弛,疱内脓液沉积疱底呈半月形坠积性脓疱,称为袋脓。疱壁薄,破裂后有似烫伤样糜烂面,干燥后结黄痂,不易剥去。有时痂下脓液向周围溢出,在四周发生新的水疱,排列成环状,称为环状脓疱疮。自觉瘙痒。

发生于新生儿的,又称新生儿脓疱疮。多见于出生后4~10天的新生儿,易在婴儿室内流行。病后可有低热或高热、呕吐、腹泻、精神萎靡等,病情发展迅速,可在较短时间内迅速扩展或泛发于躯干各部，也可因并发败血症、肺炎或脑膜炎而死亡。

（二）辅助检查

1. 血常规显示白细胞总数及中性粒细胞、淋巴细胞比例均可增高。泛发者，血沉升高。由链球菌引起者，抗"O"可明显升高。

2. 患儿尿中可见白细胞、红细胞、蛋白及细胞管型。

（三）鉴别诊断

1. 水痘　该病多发于冬春季节，以躯干部、头面部多见，口腔黏膜亦常受累，皮损主要为大小不等的发亮的水疱，周围明显红晕，水疱中央呈脐窝状，不融合，向心性分布，并可见红斑、疱疹、结痂等各种不同的皮损，可有明显的全身症状。

2. 脓疱性湿疮　该病发病与季节、年龄无关，也无一定的好发部位，皮损呈多形性，有脓疱现象，渗出明显，边界不清，慢性病程，自觉剧痒，易反复发作。

【治疗】

以清暑利湿解毒为主要治法。局部治疗以解毒、收敛、燥湿为原则。忌用水洗，隔离患儿，对已污染的衣物等进行消毒。

（一）辨证论治

1. 暑湿热毒证

证候：脓疱较多，色黄，周围红晕明显，破后糜烂面鲜红；伴发热，口干，便干，尿黄。舌质红，苔黄腻，脉濡数或滑数。

治法：清暑利湿解毒。

方药：清暑汤加减。高热者，加黄连、黄芩、山栀子、蚤休等；胸闷纳呆者，加藿香、佩兰、陈皮等。

2. 脾虚湿蕴证

证候：病程较长，脓疱稀少，色淡白或淡黄，周围红晕不明显，破后糜烂面淡红；伴有面色萎黄，纳呆，便溏。舌质淡，苔薄微腻，脉濡细。

治法：健脾渗湿。

方药：参苓白术散加减。纳差者加砂仁、鸡内金；便稀溏者加葛根、藿香。

（二）中医外治法

1. 脓疱未破时，用硫黄炉甘石洗剂、三黄洗剂等外搽。

2. 脓疱已破时，脓液多者，可用黄柏溶液或马齿苋、野菊花、蒲公英、黄柏、千里光等煎水外洗或湿敷；脓液少者，可用三黄洗剂加九一丹外搽，青黛散油外涂，青黛散、冰硼散外扑。脓疱较大未破时，可先用消毒针刺破疱壁放出脓液后，再按上述方法处理。

3. 结痂时，用5%硫黄软膏或红油膏掺九一丹外敷。

（三）其他疗法

用抗生素控制感染病灶，以减小或清除细菌产生的外毒素，如青霉素、红霉素等；糜烂、渗出明显时，用龙胆紫液外涂，或雷夫奴尔、呋喃西林溶液湿敷；干燥、结痂明显时，用红霉素软膏、氯霉素软膏、莫匹罗星软膏等外涂。

【预防与调护】

1. 夏季可服清凉饮料，体虚证患儿常服绿豆薏仁汤等。
2. 锻炼身体，增强体质。
3. 避免搔抓及水洗。
4. 积极治疗痱子、虫咬皮炎等瘙痒性皮肤病及其他各种皮肤损害。
5. 患病时应注意隔离消毒，防止传染。

> ✐ 知识拓展
>
> 　　球菌感染性皮肤病：是由球菌感染引起的以皮肤、黏膜病变为主的皮肤疾病。球菌主要有葡萄球菌和链球菌等化脓性球菌。葡萄球菌易引起毛囊炎、疖、脓疱疮等；链球菌易引起丹毒、蜂窝织炎，并可诱发肾炎、风湿性关节炎等全身性疾病。当人体皮肤受到外伤，如机械性、物理性及化学性刺激；糖尿病、营养不良、长期应用糖皮质激素、免疫功能受到抑制时，球菌可侵入繁殖而发病。

第八节　漆　疮

PPT

【概述】

　　漆疮是皮肤接触漆等外界刺激物后于接触部位引起的急性或慢性炎症性皮肤病。本病相当西医的接触性皮炎。

　　漆疮在中医文献中没有统一的病名，根据接触物的不同而有不同的病名，如接触漆而引起的称为漆疮；贴膏药引起的称为膏药风；坐马桶引起的称为马桶癣；接触花粉引起的称为花粉疮。

　　漆疮的临床特征：发病前均有明确的某种物质的接触史，好发于接触部位，在接触部位发生边缘鲜明清楚的损害，出现水肿性红斑，或丘疹、水疱、大疱、糜烂、渗液、结痂，甚者坏死，自觉灼热瘙痒，甚至灼痛。

【病因病机】

　　由于禀赋不耐，饮食失节，或过食辛辣刺激、荤腥动风之物，脾胃受损，失其健运，湿热内生，又兼外受风邪，内外两邪相搏，风湿热邪浸淫肌肤所致。急性者以湿热为主；亚急性者多与脾虚湿恋有关；慢性者则多病久耗伤阴血，血虚风燥，乃致肌肤甲错。发于小腿则常由经脉弛缓、青筋暴露，气血运行不畅、湿热蕴阻，肤失濡养所致。本病的发生与心、肺、肝、脾四经的病变有密切的关系。

　　西医学认为，本病分为原发刺激性和变态反应性刺激（过敏反应性刺激）两种。原发刺激性接触性皮炎，为所有人接触某物质后，均能立即发生皮炎，如烧烫伤、冻伤；强酸、强碱刺激等，发病后一般放在烧烫伤病中诊治。所以临床一般情况下，提到接触性皮炎，大多认为其发病机制为变态反应性。变态反应性接触性皮炎是指具有过敏性体质之人，接触某物质后，经过一定的潜伏期（致敏）而产生的变态反应（效应）性皮炎，其发病机制十分复杂，目前尚未完全明了。接触物有很多，主要有动物性的、植物性的及化学性的三种。

【诊断与鉴别诊断】

（一）临床表现

患者可为过敏性体质，或有过敏史。发病前有明确的接触史。除原发性刺激物引起者可立即发病外，大多经过一定的潜伏期，第1次在4~5天或以上，再次接触发病时间缩短，多数在数小时或1天左右发病。发病的部位即所接触的部位，临床上以暴露部位为多见。若接触物为气体，则多发于面部。皮损的形态、范围、严重程度取决于接触物的种类、性质、浓度，接触时间的长短，接触部位和面积大小以及机体的反应性等。

皮损边界清楚，一般多局限于接触部位，形态与接触物基本一致，多为红斑、丘疹、水疱，疱破后则形成糜烂；严重时红肿、渗出明显，甚至局部皮肤坏死。若发生在眼睑、包皮、阴囊等组织疏松部位，则肿胀明显，边界多不清楚。若接触强酸、强碱等由原发刺激所致的，可出现皮肤坏死或溃疡。若病情严重时，皮损不仅局限于接触部位，还可播散至其他部位，甚至泛发于全身。自觉局部瘙痒，有烧灼感，重者疼痛。一般无全身症状。

病程有自限性，即祛除致敏的接触物并不再接触后，经适当治疗，一般于1~2周内即很快痊愈。若不再接触即不再复发；若反复接触，则可致病情迁延而转成慢性，或皮肤增厚粗糙，呈现苔藓样变。

（二）辅助检查

皮肤斑贴试验或血清过敏原试验，可发现致敏原。

（三）鉴别诊断

1. **急性湿疮** 可无明显的接触史，皮损部位不定，形态多样，边界不清，反复发作，极易演变为慢性湿疮。

2. **颜面丹毒** 无异物接触史；全身症状严重，常有寒战、高热、头痛、恶心等症状；皮疹以水肿性红斑为主，形如云片，色若涂丹；自感灼热、疼痛而无瘙痒。

【治疗】

以清热祛湿止痒为主要治法。首先应避免接触过敏物质，否则治疗无效。急性者以清热祛湿为主；慢性者以养血润燥为主。外治宜用温和的药物，以免加重病情。病情严重者可短期应用皮质类固醇激素。

（一）辨证论治

1. **风热蕴肤证**
证候：起病较急，好发于头面部，皮损色红，肿胀轻，其上为红斑或丘疹，自觉瘙痒，灼热；伴心烦，口干，小便黄。舌红，苔薄白或薄黄，脉浮数。
治法：疏风清热，止痒。
方药：消风散加紫荆皮、白僵蚕。

2. **湿热毒蕴证**
证候：急性起病，皮损鲜红肿胀，有水疱或大疱，破裂后则糜烂渗液，自觉灼热、瘙痒；伴发热，口渴，大便干结，小便短赤。舌红，苔微黄，脉弦滑数。

治法：清热利湿，凉血解毒。

方药：龙胆泻肝汤合化斑解毒汤加减。黄水多者，加土茯苓、马齿苋。

3. 血虚风燥证

证候：病情反复发作后，接触部位皮损变厚干燥、脱屑，或呈现苔藓样变，剧烈瘙痒，有抓痕及血痂。舌质淡，苔薄，脉弦细。

治法：养血润燥，祛风止痒。

方药：当归饮子合消风散加减。瘙痒重者可加蝉蜕、僵蚕、徐长卿。

（二）中医外治法

用药宜简单、温和、无刺激。皮损以潮红、丘疹、水疱为主者，可选用三黄洗剂等外搽；若红肿或渗出明显者，可选用黄柏、马齿苋、蒲公英等煎出液冷湿敷。以糜烂、结痂为主者，可选青黛膏等外搽；皮损肥厚粗糙，有鳞屑，或呈苔藓样变者，可选用黑豆馏油软膏、糠馏油软膏外敷。

（三）其他疗法

1. 外搽皮质类固醇激素类软膏。

2. 对重症或皮损广泛者，可内服皮质类固醇激素、抗组胺类药、维生素 C 和钙剂等。

【预防与调护】

1. 皮损处不宜用热水或肥皂水洗涤，避免摩擦、搔抓等刺激，禁用刺激性较强的外用药物。

2. 忌食辛辣、烟酒等刺激之物，并多饮水，以利于过敏物质的排泄。

3. 与职业有关者，应加强防护措施，严重者应调换工作。

4. 积极寻找过敏原，避免再接触致敏物质。

第九节 湿 疮

PPT

【概述】

湿疮是一种以渗出、瘙痒为主要表现的过敏性炎症性皮肤病。本病相当于西医学的湿疹。

湿疮，在古代中医文献中，根据其发病部位和皮损形态的不同而有不同名称，如发于耳部的称旋耳疮；发于阴囊的称肾囊风；发于四肢肘、膝弯曲部的称四弯风；发于乳头的称乳头风；发于脐部的称脐疮；皮损以丘疹为主的称血风疮；浸淫全身，滋水较多的称浸淫疮等。

湿疮的临床特征：可发于任何部位、任何年龄、任何季节，男女老幼均可发病。皮损呈多形性，对称分布，剧烈瘙痒，有渗出倾向，反复发作，易演变为慢性等。以先天禀性不耐者易发。根据病程可分急性、亚急性、慢性，以及婴儿性四类。急性者以丘疹、水疱为主，多泛发全身；慢性者以苔藓样变为主，皮损常见于某些部位，反复发作。

【病因病机】

由于禀赋不耐，饮食失节，或过食辛辣刺激、荤腥动风之物，脾胃受损，失其健运，湿热内生，又兼外受风邪，内外两邪相搏，风湿热邪浸淫肌肤所致。急性者以湿热为主；亚急性者多与脾虚湿恋有关；慢性者则多病久耗伤阴血，血虚风燥，乃致肌肤甲错。发于小腿者则常由经脉弛缓、青筋暴露，气血运行不畅、湿热蕴阻，肤失濡养所致。本病的发生与心、肺、肝、脾四经的病变有密切的关系。

西医学认为，本病主要为变态反应性疾病。其发生与过敏体质，外界的各种物理、化学、药物、羊毛羽毛及花粉等刺激，以及精神紧张、劳累、感染病灶、消化不良、胃肠疾患、肠寄生虫病、内分泌功能失调、神经功能障碍等，均可引起本病的发生。

【诊断与鉴别诊断】

（一）临床表现

不论季节、男女老幼均可罹患，可发于人体的任何部位，多见于禀性不耐（过敏性体质）之人。

1. **急性湿疮**　发病较急，以头面、耳后、手足、外阴、肛周等处多见，初起多进行性加剧，皮损多呈对称性和多形性，边界不清，有复发或发展成慢性倾向。

皮损初起潮红，继则在潮红的基底上出现粟粒大小的丘疹、丘疱疹、水疱，常密集成片，可因搔抓、摩擦等使水疱破裂，形成糜烂，滋水淋漓，浸淫四窜，渗液干燥后结痂。自觉瘙痒剧烈，搔抓、烫洗、饮酒、辛辣食物等均可使皮损及瘙痒加剧，重者可影响睡眠。有的儿童患者可因搔抓而继发感染，呈细菌性湿疹，皮疹往往随渗液的流淌而扩展，并可伴有附近淋巴结肿痛和发热。

病程一般为2~3周，皮损广泛者常在4~6周或更长。愈后有复发倾向。

2. **亚急性湿疮**　常由急性湿疮未能及时治疗，或治疗护理不当，病程迁延所致。也有发病即为亚急性者。皮损较急性轻，以丘疹、结痂、鳞屑为主，仅有少量水疱和糜烂。自觉剧烈瘙痒，夜间尤其严重。

3. **慢性湿疮**　由急性湿疮和亚急性湿疮治疗护理不当，反复发作而成，或开始即为慢性。好发部位多见小腿，其次为阴囊、肛周、腘窝，也可对称发生于其他部位。

皮损多局限于某一部位，表现为皮肤浸润肥厚，触之较硬，色暗红或紫褐，皮纹显著或呈苔藓样变。皮损表面常有抓痕、血痂、色素沉着及轻度糜烂与少量流滋等。患者自觉瘙痒，呈阵发性，夜间或精神紧张、饮酒、进食辛辣时瘙痒加重。

病程长，反复发作，时轻时重，可延及数月或数年。也可因内外刺激而兼有急性发作。

4. **婴儿湿疮**　又称奶癣、胎敛疮。多见于1~2岁的婴儿，有家族过敏史。皮损好发于头面，重者可延及躯干和四肢。多起于头面部，为簇集或散在的红斑、丘疹，在头皮、眉部可有黄色鳞屑和滋痂，因搔抓、洗烫而糜烂、流滋，甚至波及躯干、四肢。若继发感染则伴有发热、纳差等。湿性者多发于1~3个月的肥胖婴儿，以红斑、水疱、糜烂、流滋为主；干性者多发于1岁以上瘦弱婴儿，皮肤以潮红、干燥、脱屑为主，常反复发作，不易治愈。

5. **特殊部位湿疮**　常见特定部位的湿疮有以下几种。

（1）耳部湿疮　多发于耳后皱襞处，皮损表现为红斑、流滋、结痂及皲裂，有时带脂溢性，常两侧对称。

（2）头部湿疮　多由染发剂、生发剂、洗发剂等刺激所引起。呈弥漫性，甚至整个头皮，可有脓性流滋覆以或多或少的黄痂，头发呈团，或化脓染毒而生臭味，甚至头发脱落。

（3）面部湿疮　常见于额部、眉部、耳前等处。皮损为淡红或微红的斑，有少量鳞屑，常对称分布，自觉瘙痒。面部化妆品易致复发。

（4）乳房湿疮　损害局限于乳头，表现为潮湿、糜烂、流滋，表面有鳞屑，或结黄色痂皮，反复发作可以出现皲裂，疼痛，自觉瘙痒。

（5）脐部湿疮　皮损为位于脐窝的鲜红或暗红色斑片，或有糜烂、流滋、结痂，边缘清楚，常有臭味，自觉瘙痒，病程较长。

（6）手部湿疮　很常见，好发于手背及手指掌面，可至手腕或手背，皮损多样，边界不清，表现为潮红、糜烂、流滋、结痂。慢性时皮肤粗糙肥厚，易皲裂，病程长，顽固难愈。

（7）阴囊湿疮　局限于阴囊皮肤，有时可及肛周和阴茎部。整个阴囊肿胀、潮红、轻度糜烂、流滋、结痂，日久皮肤肥厚、发亮，色素加深；或潮红、肿胀较轻，皮肤浸润变厚，呈灰色，覆盖鳞屑并有裂隙，瘙痒剧烈，夜间更甚，影响睡眠和工作。

（8）小腿湿疮　好发于小腿下1/3内侧，常伴有青筋暴露，皮损呈局限性暗红斑，密集分布有丘疹、丘疱疹，糜烂、流滋，日久皮肤肥厚、色素沉着。

（9）钱币状湿疮　是湿疮的一种特殊类型，因其皮损似钱币状而得名。常常发于冬季，与皮肤干燥同时发生。皮损好发于手足背、四肢伸侧、肩、臀、乳房等处。皮损为红色小丘疹或丘疱疹，密集而呈钱币状，滋水渗出较多。慢性者皮肤肥厚、表面有结痂及鳞屑，周围散发丘疹、水疱，呈卫星状。自觉剧烈瘙痒，反复发作，不易治愈。

（二）辅助检查

皮肤斑贴试验或血清过敏原试验，可发现致敏原。

（三）鉴别诊断

1. 漆疮　与急性湿疮鉴别，具体鉴别点见表7-9-1急性湿疮与漆疮鉴别表。漆疮有较明确的接触过敏史，好发于接触或暴露部位，皮损以红斑、水疱为主，边界清楚，去除病因易愈，愈后不接触则不再复发。

表7-9-1　急性湿疮与漆疮鉴别表

类别	漆疮	急性湿疮
接触史	明确	常不明
发病	常突然急性发作	发病较急，但进行性加剧
皮损	皮疹为红斑、肿胀、丘疹、水疱、糜烂，但在一个时期内常以1~2种为主，形态常与接触物一致	皮疹为多形性，为红斑、丘疹、丘疱疹、水疱、糜烂、渗出、结痂等，形态多无特殊
部位	接触部位，以暴露部位为多见	部位不定，常对称分布
边界	清楚	不清
复发	如不再接触过敏物质即不再复发	有复发倾向

2. 牛皮癣　注意与慢性湿疮鉴别。牛皮癣多发于颈项、四肢伸侧、尾骶等易摩擦部位，皮损为典型的苔藓样变，阵发性瘙痒，皮损倾向干燥，搔抓后易出血。

【治疗】

以清热利湿、解毒止痒为主要治法。急性者以清热利湿为主；慢性者以养血润肤为主。外治用温和的药物，以免加重病情。并积极寻找诱发因素，并祛除之。

（一）辨证论治

1. 温热蕴肤证

证候：发病快、病程短，皮损潮红，有丘疱疹，灼热，瘙痒无休，抓破渗液流脂水；伴心烦口渴，身热不扬，大便干、小便短赤。舌红，苔薄白或黄，脉滑或数。

治法：清热利湿止痒。

方药：龙胆泻肝汤合萆薢渗湿汤加减。水疱、渗液多者，加土茯苓、鱼腥草；瘙痒者，加苦参、地肤子、白鲜皮。

2. 风湿热证

证候：皮损泛发，表现以淡红斑和散在米粒大的丘疹、丘疱疹为主。舌质红，苔薄白或薄黄，脉浮数。

治法：疏风清热利湿。

方药：消风散加减。

3. 脾虚湿蕴证

证候：发病缓慢，皮损潮红，瘙痒剧烈，抓后糜烂渗出，可有鳞屑；伴有纳少，疲乏，腹胀便溏。舌质淡胖，苔白或腻，脉弦缓。

治法：健脾利湿止痒。

方药：除湿胃苓汤或参苓白术散加紫荆皮、地肤子、白鲜皮。瘙痒剧烈者加苦参、白鲜皮、黄柏。

4. 血虚风燥证

证候：病程长，反复发作，皮损色暗或色素沉着，或皮损肥厚、粗糙、鳞屑，剧痒；伴有头晕眼花，失眠多梦，口干不欲饮，纳差腹胀。舌淡，苔白，脉弦细。

治法：养血润肤，祛风止痒。

方药：当归饮子或四物消风饮加丹参、鸡血藤、乌梢蛇。皮损肥厚者，加鸡血藤、丹参；瘙痒剧烈难忍者，加珍珠母、首乌藤、酸枣仁。

（二）中医外治法

1. 急性湿疮　渗出明显者，宜用溶液冷湿敷，常用药物有黄柏、蛇床子、苦参、明矾、徐长卿等；若渗出不多或无渗出者，可分别选用三黄洗剂、炉甘石洗剂等外搽，或用青黛散、三石散、黄连粉外扑；若炎症减轻，皮损淡红、糜烂、结痂者，可用青黛膏或黄连软膏等外搽。

2. 亚急性湿疮　以清热燥湿、收敛止痒为主，可用三黄洗剂、黄连油、3%黑豆馏油外搽。

3. 慢性湿疮　用青黛膏、硫黄软膏、黑豆馏油软膏等外搽。

4. 婴儿湿疮　湿性者可参照急性湿疮治疗；干性者可外搽蛋黄油（鸡蛋煮熟去白存黄，加黄柏文火煎熬，待枯去渣存油），或用3%~6%黄连油外搽。

（三）其他疗法

内服抗组胺药、维生素C、钙剂及内服、外用激素。

【预防与调护】

1. 忌食辛辣、虾、蟹、羊肉、牛肉、狗肉、牛奶、酒类等动风助火、碍脾生湿之物，以及易致病情加重的有关食物。

2．避免刺激性药物，忌用热水或肥皂水烫洗，忌搔抓等。

3．增强体质。

4．寻找诱因，防止复发。

5．发作期应暂缓预防注射各种疫苗。

第十节　瘾　疹

PPT

【概述】

瘾疹是一种以风团、瘙痒为主要表现的过敏性炎症性皮肤病。以其风团时隐时现而得名瘾疹；又因其小则如麻如豆，大则成片成块，多遇风而发，故俗称风疹块。本病相当于西医学的荨麻疹。

瘾疹的临床特征：一年四季均可发病，男女老幼都可罹患，有15%~20%的人一生中发生过本病。皮肤上常突然出现瘙痒性风团，发无定处，骤起骤退，消退后不留任何痕迹。临床上可分为急性和慢性，急性者骤发速愈，慢性者可反复发作。

【病因病机】

本病总由禀性不耐，卫外不固，风邪侵袭所致。或表虚不固，风寒、风热之邪客于肌表，营卫失调而发；或饮食不节，或肠道寄生虫，致肠胃湿热郁于肌肤，复感风邪，内不得疏泄，外不得透达，郁于肌肤而发；或气血不足，血虚生风生燥；或情志内伤，肝肾不足，冲任不调，风邪搏结，郁阻皮肤而发。

西医学认为，本病发病机制比较复杂，主要分为变态反应（过敏反应）和非变态反应两种。变态反应是由各种因素引起组胺释放，引起毛细血管扩张和血清渗出所致。荨麻疹的致病因素甚多，有食物类（鱼、虾、蟹、蛋）、药物类（青霉素、疫苗、异种血清）、吸入物类（花粉、粉尘）、感染因素、物理因素（冷、热、摩擦）、精神因素、全身性疾病等。

【诊断与鉴别诊断】

（一）临床表现

1．**急性荨麻疹**　皮疹为大小不等的风团，色鲜红，也可为苍白色，孤立、散在或融合成片，数小时内风团减轻，变为红斑而渐消失。但不断有新的风团出现。病情严重者可有烦躁、心慌、恶心、呕吐等症状，甚至血压下降，发生过敏性休克样症状；有的可因累及胃肠道黏膜而出现腹痛、恶心、呕吐、腹泻，有的甚至似急腹症，有的因食管水肿而进食困难；累及喉头黏膜时，可出现喉头水肿、呼吸困难，甚至窒息。如有高热、寒战等全身中毒症状，应注意有无严重感染的可能，大约有90%的急性荨麻疹在2~3周后症状消失，不再复发。

2．**慢性荨麻疹**　全身症状一般较轻，风团时多时少，反复发生，病程在6周以上。大多数患者不能找到病因，有约50%的患者在5年内病情减轻，约20%患者病程可达20年以上。

3．**特殊类型荨麻疹**

（1）皮肤划痕症　亦称人工荨麻疹。用钝器或用手搔抓皮肤后，沿着划痕发生条状隆起，并有瘙痒，不久即消退。

（2）**寒冷性荨麻疹** 较常见。可分为家族性（较罕见）和获得性两种。好发于面部、手背部等暴露部位，在接触冷物、冷空气、冷风或食冷物后，发生红斑、风团，有轻到中等度瘙痒。

（3）**胆碱能性荨麻疹** 即小丘疹状荨麻疹。在热水浴、进食辛辣食物、饮料、饮酒、情绪紧张、工作紧张、剧烈运动等刺激后数分钟发生风团。

（4）**压迫性荨麻疹** 身体受压部位如臀部、上肢、掌（跖）等处受一定压力后，一般4~8小时，局部发生肿胀性斑块，累及真皮和皮下组织，多数有痒感，或灼痛、刺痛等。

（二）辅助检查

血液中嗜酸性粒细胞升高。若伴感染时，白细胞总数增高、中性粒细胞的百分比增高。

（三）鉴别诊断

丘疹性荨麻疹 小儿多见，好发于下肢等暴露部位。皮疹为散在的丘疹性风团，或风团上有针尖大小的水疱，呈梭形或纺锤形，瘙痒剧烈，通常数日才消退，退后留有暂时性浅褐色色素沉着斑。

【治疗】

积极寻找引发本病的诱因并予以消除。以内治法为主，并对症治疗。特殊类型者予中西医结合治疗。

（一）辨证论治

1. 风寒束表证

证候：风团色白，遇寒加重，得暖则减；恶寒怕冷，口不渴。舌淡红，苔薄白，脉浮紧。

治法：疏风散寒止痒。

方药：麻黄桂枝各半汤加减。

2. 风热犯表证

证候：风团鲜红，灼热剧痒，遇热加重，得冷则减：伴有发热，恶寒，咽喉肿痛。舌质红，苔薄白或薄黄，脉浮数。

治法：疏风清热止痒。

方药：消风散加减。

3. 胃肠湿热证

证候：风团片大、色红、瘙痒剧烈；伴脘腹疼痛，恶心呕吐，神疲纳呆，大便秘结或泄泻。舌质红，苔黄腻，脉弦滑数。

治法：疏风解表，通腑泄热。

方药：防风通圣散加减。

4. 血虚风燥证

证候：反复发作，迁延日久，午后或夜间加剧；伴心烦易怒，口干，手足心热。舌红少津，脉沉细。

治法：养血祛风，润燥止痒。

方药：当归饮子加减。

5. 冲任不调证

证候：常在月经临行前数天起风团，色淡，经后消失，呈周期性发作；伴有痛经，或月经不调。舌质淡，苔薄，脉弦细。

治法：调摄冲任。

方药：二仙汤合四物汤加减。

（二）中医外治法

1. 熏洗疗法　瘙痒明显，无胸闷气憋者适用。风团色红，瘙痒明显者，选用马齿苋、白鲜皮等解毒止痒中药熏洗；风团色淡白，皮肤干燥者，选用当归、茯苓、白术等健脾养血中药熏洗，每日1次。

2. 灌肠疗法　对于因饮食不慎而诱发者，采取苦参、黄柏等中药保留灌肠以泄浊解毒，每日1次。

3. 针灸疗法　皮疹发于上半身者，取曲池、内关；发于下半身者，取血海、足三里、三阴交；发于全身者，加配风市、风池、大椎、大肠俞等，隔日1次，10次为一疗程。

4. 拔罐疗法　取神阙穴拔罐，每天1次，每次10~15分钟。

（三）其他疗法

可合用抗组胺类药、皮质类固醇激素。伴有喉头水肿者，应立即皮下注射0.1%肾上腺素0.3~0.5mL。

【预防与调护】

1. 胃肠道功能障碍、肠寄生虫、内分泌障碍及慢性感染病灶者，应给予处理。
2. 忌食过敏性食物和辛辣、鱼腥发物、酒类等。
3. 注意气候变化，及时增减衣物，加强体育锻炼，增强体质。
4. 避免接触致敏物质。

PPT

第十一节　药　疮

【概述】

药疮是指药物通过口服、注射、吸入、皮肤黏膜吸收等途径进入人体，引起人体皮肤或皮肤与黏膜的急性炎症反应。本病相当于西医学所称的"药物性皮炎"，简称"药疹"，属变态反应（过敏）性疾病。

药疮的临床特征：发病前有较明确的用药史，并有一定的潜伏期，常突然发病，皮损多样，无特异性，可泛发全身，亦可局限某部，轻重不一，轻者仅引起皮肤损害，重者可危及生命。

【病因病机】

总由禀赋不耐，邪毒侵入所致，风热之邪侵袭腠理、入里化热、热入营血、血热妄行、溢于肌肤；或素禀血热之体，受药毒侵扰，火毒炽盛，燔灼营血，外发于皮肤，内攻于脏腑；或素禀湿热之体，受药毒侵扰，体内湿热蕴蒸，郁于肌肤；病久药毒灼伤津液，气阴两伤，肌肤失养。久病阴液耗竭，阳无所附，浮越于外，病重而危殆。

西医学认为本病的发病机制比较复杂，且是多方面的，包括免疫反应和非免疫反应两种，多属于免疫反应，常为重复给药时发病，即第一次给药仅产生致敏，第二次给药才发生效应（过敏反应）；但若连续应用某一种药物达5天以上者也可产生效应而发生过敏反应。本病多属变态反应性皮肤疾病，变态反应的发生一般与用药量的大小及其毒副作用无关，而与药物的化学结构密切相关。

任何药物均可引起药物性皮炎，但以具有高度反应性（抗原性）的化学药物多见，常见致病药物有抗生素类、解热镇痛类、安眠镇静类药、抗毒素与血清、中药等。

【诊断与鉴别诊断】

（一）临床表现

1. 共有表现

（1）患者有用药史，本人或家族中有过敏史。

（2）有潜伏期，第一次用药多在5~20天（平均7~8天）发病，重复用药常在24小时内发病。

（3）皮疹的形态多种多样，无特异性疹型，同一药物于不同的患者引起的皮疹可不相同，同一皮疹可以由不同药物引起。除固定性红斑型药疹外，皮疹的分布多广泛而对称，有的可伴有内脏损害和全身症状。

2. 常见类型

（1）固定性红斑型　本型是药疹中最常见的一种类型，好发于全身皮肤及皮肤黏膜交界处，以口唇、手足背、躯干及外阴多见。皮疹为圆形水肿性红斑，红斑的四周鲜红，中央稍紫，边界清楚，红斑之上可起大疱。发于口腔或生殖器的皮肤黏膜交界处者，皮疹常表现为擦烂。特点是部位固定，每次发病，必在原有发疹部位。但若复发时，皮疹范围多扩大，或反复发作，皮疹可发展成全身性和对称性，但不相互融合。有时在口腔黏膜或外生殖器皮肤黏膜交界处单独或同时累及。自觉灼热、瘙痒或痒痛并作。皮疹消退后常遗留紫黑色色素沉着，数年方可尽退。

（2）瘾疹（荨麻疹）样型　疹型同瘾疹，可同时伴有血清病样损害，如发热、关节痛、淋巴结肿大、血管性水肿，甚至蛋白尿，皮疹的消退多较慢。

（3）麻疹样或猩红热样型　本型发病常较突然，皮疹发展较快，呈广泛性和对称性，局部焮红灼热，皮损主要为针尖到米粒大小的丘疹或斑丘疹，散在或密集成片，形态上酷似麻疹或猩红热，可伴发热，患者的全身症状和一般情况远比麻疹或猩红热轻，也无麻疹和猩红热的其他特征。

（4）湿疹皮炎样型　此类型特殊，部分患者可因药物过敏引起接触性皮炎后，再经口服、注射或外用相同或类似药物后导致湿疹样损害，泛发或对称，自觉瘙痒，可伴有发热。

（5）剥脱性皮炎型　此型较严重，但少见。其特点：潜伏期长，常在20天以上；发病突然，一般在病程发展中呈逐渐加剧；皮损初起多表现为麻疹样或猩红热样，或湿疹皮炎样皮疹，部分皮肤，特别是面部呈显著肿胀，伴以渗液、结痂，自觉瘙痒。会出现一个典型的剥脱阶段，此时在麻疹样或猩红热样，或湿疹皮炎样皮疹的基础上，出现大量的鳞屑剥脱，有的则掌（跖）部大片剥脱，呈戴破手套或穿破袜子样外观，重者连头发、指甲均脱落。反复进行，持续1个月左右或更久；全身症状较严重，常伴有寒战（多出现在剥脱晚期）、高热，内脏如肝、心、肾等也常受累，全身淋巴结肿大，病程常超过1个月。常因内脏受损或并发感染而危及生命。

（6）大疱性表皮松解型　本型是药疹中最严重的一型。其特点：发病急，初起常在腋窝、腹股沟出现大片鲜红色或紫色斑片，自觉灼痛。皮疹迅速扩大融合，1~2天内即可遍及全身，数日内变为棕黑色，表面出现菲薄而松弛的大疱，指压疱壁则疱液可在表皮下移动（称尼氏征阳性），疱壁极易破裂，破后糜烂面呈深红色。严重时，口腔黏膜和眼结膜均可剥脱，胃肠道、肝、肾、心、脑等内脏器官均有病变而危及生命。如无并发内脏损害，常于3~4周恢复，病程一般不超过1个月。

此外，尚可有重型多形红斑样型、紫癜样型、光敏皮炎型、玫瑰糠疹样型、痤疮样型等各种疹型出现。

（二）辅助检查

1. 血常规检查可见白细胞计数增多，伴有嗜酸性粒细胞增高。

2. 肝受累时，可见肝功能异常，血清转氨酶增高；还可见肾功能异常，见血尿、蛋白尿、血尿素氮，肌酐增高；累及心脏，可见心电图异常。

（三）鉴别诊断

1. 麻疹　应与麻疹样型药疹相鉴别。麻疹无服药史，呈流行性发病，多发于冬春季，多在儿童中流行，有接触传染史；常先有上呼吸道症状及怕冷、发热等；2~3日后颊黏膜上出现麻疹黏膜斑，继而成批出疹；皮疹自耳后开始，约3天可遍及全身，全身症状较明显。出疹5~7日后体温下降，皮疹自然消退。有的可在发病过程中并发肺炎而出现高热等。

2. 猩红热　应与猩红热样型药疹相鉴别。猩红热无服药史，瘙痒轻微，患者先有咽痛，有杨梅舌、口周苍白圈等典型症状；可伴高热、头痛、恶心、呕吐等明显的全身症状。

【治疗】

药疹一经发现，应立即停用一切可疑致敏药物及化学结构近似的药物，并多饮水以加速致敏药物排出，同时采用中医辨证施治或西药抗过敏治疗。

（一）辨证论治

1. 湿毒蕴肤证

证候：皮疹为红斑、丘疹、风团、水疱，甚则糜烂渗液，表皮剥脱；伴灼热、剧痒、口干、大便燥结、小便黄赤，或有发热。舌红，苔薄白或黄，脉滑或数。

治法：清热利湿，解毒止痒。

方药：萆薢渗湿汤合五神汤加减。

2. 风热证

证候：多见于麻疹样或猩红热样型、瘾疹样型药疹。皮疹表现为丘疹、红斑、风团。发病较急，发展较快，多发于人体上半身，分布疏散或密集，焮热瘙痒；可伴有恶寒发热，头痛鼻塞，咳嗽。舌质红，苔薄黄，脉浮数。

治法：疏风解表，清热解毒。

方药：银翘散加生地黄、侧柏叶。若里热盛，而出现但热不寒、烦渴引饮、便秘溲赤者，宜用白虎汤合黄连解毒汤清泄里热，泻火解毒。

3. 热毒入营证

证候：皮疹鲜红或紫红，甚则为紫斑、血疱，灼热痒痛；伴高热，神志不清，口唇焦燥，口渴不欲饮，大便干结，小便短赤。舌红绛，苔少或镜面舌，脉洪数。

治法：清热凉血，解毒护阴。

方药：清营汤加减。

4. 火毒证

证候：多见于大疱性表皮松解型、重型多形红斑型和剥脱性皮炎型等药疹。皮疹全身泛发而密集，并可侵犯黏膜，皮损潮红、肿胀、松弛的大疱，色暗褐、表皮易破；可伴有寒战、高热、烦渴、衄血，甚或出现神昏谵语、黄疸、血尿，以及内脏损害等全身严重症状。舌质红绛，苔黄腻，脉弦滑洪数。

治法：清热解毒，凉血化斑。

方药：清瘟败毒饮去桔梗。便秘者加生大黄；尿血者加大小蓟、白茅根；口渴引饮加沙参、麦冬、鲜石斛。若热毒内陷而出现神昏谵语者，宜清心开窍，选用紫雪丹、安宫牛黄丸等。

5. 气阴两伤证

证候：多见于大疱性表皮松解型药疹和剥脱性皮炎型药疹恢复期，邪热已去而气阴两伤等。皮疹大片脱屑，甚或伴有食管黏膜剥脱，全身表现为神疲乏力、心悸、纳呆、口干唇燥、渴不多饮。舌质红，苔光剥，脉细数。

治法：补气育阴，生津益胃。

方药：增液汤合益胃汤加减。

（二）中医外治法

选用药物必须温和无刺激，禁用轻粉、升丹等含汞类外用药。以红斑、丘疹为主的无渗出性皮疹，可选用三石散、三黄洗剂等外搽；渗出明显者，选用马齿苋、黄柏等中药煎出液湿敷；皮疹干燥者，用青黛膏等外搽。

（三）其他疗法

一般药疹，可选用抗组胺类和非特异性抗过敏药；重症药疹，宜尽早应用足量的皮质类固醇激素，一般每日可用氢化可的松 300~400mg（或地塞米松 12mg），加入 10% 葡萄糖溶液中静脉滴注。待体温下降，皮疹颜色变淡，无新皮疹发生，症状缓解后可逐渐减量，并换用泼尼松、地塞米松口服剂直至停药。必要时选用抗感染、水和电解质平衡疗法、各种支持疗法等。

【预防与调护】

1. 预防药疹的关键在于合理用药，严格掌握用药指征。用药前应详细询问有无药物过敏史，避免使用已知过敏或化学结构相似的药物。使用青霉素类、普鲁卡因、血清制品等药物时，使用前应按规定方法做皮肤过敏试验。药物使用过程中如突然出现皮肤瘙痒、出疹、发热等反应，应立即停止可疑药物，密切观察并争取早期确定致敏药物，及时处理。还应注意迟发性过敏的发生。

2. 已确诊为药疹者，应发给"药物禁忌卡"，将致敏药物用红笔写在病历首页醒目处，并嘱咐患者牢记。

3. 剥脱性皮炎型药疹剥脱期者，应注意防寒保暖、防止感染和补充营养。

4. 治疗过程中宜密切观察病情，避免发生药物交叉过敏或多价过敏。

5. 多饮水，保持大便通畅，以加速药毒排泄。

6. 局部护理忌用热水烫洗或搔抓，并防止感染。

知识拓展

变态反应性皮肤病是由变态反应引起的一组炎症性皮肤病，又称过敏性皮肤病，主要有接触性皮炎、湿疹、荨麻疹、药疹等。变应原可通过食入、注射、吸入、与皮肤黏膜直接接触等途径而引起机体过敏性炎症性皮肤病。轻症可出现各种皮疹；重症可瘙痒难忍，甚至危及生命。

PPT

第十二节 白 疕

【概述】

白疕是一种红斑上覆有多层银白色干燥鳞屑的慢性易复发的红斑鳞屑性皮肤病。因刮除鳞屑后可见点状出血点，似匕首刺伤皮肤之状，故名之。有的患者因其皮疹广泛而附着较厚鳞屑，状如松树之皮，故有"松皮癣"之称。本病相当于西医学的银屑病，旧称牛皮癣。

白疕的临床特征：红斑之上有多层银白色干燥鳞屑，刮除鳞屑有薄膜及露滴现象；自觉瘙痒；进展期有同形反应；病程长，愈后易于复发；发病初期有冬重夏轻的趋势。在自然人群中的发病率为0.3%~3%，约有30%的患者有家族史。

【病因病机】

初期多因平素体内有血热，外感风邪，风邪袭于肌肤所致。日久热胜伤阴，阴伤则生风化燥，以致血燥，而使肌肤失养；或邪阻经络，致血瘀而肌肤失于濡养而成。也可因肝肾不足，营血亏虚，冲任不调而发。

西医学对本病的病因认识不明确，认为其可能与遗传、感染、外伤、精神因素、代谢障碍、内分泌失调等因素有关。

【诊断与鉴别诊断】

（一）临床表现

本病可发于任何年龄，但好发于青壮年；可发于任何部位，但多对称发生于四肢伸侧和头皮，严重者可泛发全身。早期常冬重夏轻或冬发夏愈，病久者可逐渐失去此规律性。根据临床特征，可分为寻常型、特殊型（包括关节病型、红皮病型、脓疱病型三种）。

1. 寻常型 最常见，占90%以上。患者大多为急性发作。初起为基底发红的丘疹或斑丘疹，表面附有白色鳞屑，以后逐渐扩大融合成片、成块，边缘明显，红斑上覆以多层干燥银白色鳞屑；将鳞屑刮去后有发亮薄膜，即"薄膜现象"；再钝性刮去薄膜则有筛状出血，临床称之为"露滴现象"；反复发病的慢性损害，皮疹的基底部可表现为鲜红、淡红、暗红或不红；鳞屑量可多可少，大多疏松干燥易脱落，少数则黏着而不易脱落。皮损形态有点滴状、钱币状、盘状或地图状。自觉有不同程度的瘙痒。

头皮受累时，若头发较短则皮损上的毛发聚集呈束，但无脱落现象。指甲受累时，可见点状凹陷（顶针样甲）、增厚、变色、脆裂、分离等。皮疹消退或稳定时，指甲可恢复正常。

病程慢性，常数年、数十年缠绵不愈，其间反复发作或病情时轻时重。皮损消退后常留有暂时性色素沉着或色素减退斑。部分患者初期发病可有自愈现象。

根据病情活动情况可分为三期：

（1）进行期 皮疹不断增多、扩大，色鲜红或红晕，鳞屑增多，此期若针刺、搔抓及外伤，可在受损部位引起新的皮损，称为"同形反应"，自觉瘙痒明显。

（2）稳定期（静止期） 病情稳定，基本无新皮疹出现，原有皮损经久不消，炎症减轻。

（3）消退期 皮损缩小，颜色变淡，逐渐消退，可遗留暂时性色素减退或沉着斑。

2. 特殊型

（1）关节病型（银屑病性关节炎） 临床上较少见。有寻常型银屑病的基本皮疹，又有关节的酸痛、肿胀、活动受限，甚至变形。大、小关节均可累及。

（2）红皮病型（银屑病性剥脱性皮肤炎） 多由寻常型银屑病发展而来，或由于治疗不当；或外用刺激性很强的药物；或长期大量应用激素后，突然停药而引起。皮疹多表现为全身皮肤弥漫性大片红斑，伴有水肿、脱屑，可伴有发热、寒战、疲乏等全身不适。

（3）脓疱病型 临床上较为少见。为红斑上大小不等的无菌性脓疱。临床上又分为泛发性和掌跖性两种类型。

①泛发性脓疱病型：皮疹初发多为炎性红斑，或在寻常型银屑病的皮疹上出现密集的、针尖到粟粒大小、黄白色浅在性的小脓疱，表面覆盖少量鳞屑，约2周消退，之后再发新脓疱。重者可急性发病，全身出现密集脓疱，并可融合成脓湖，可伴有发热、关节肿痛、全身不适。

②掌跖性脓疱病型：皮疹仅限于手、足部，掌跖出现对称性红斑，其上密集针尖至粟粒大小的脓疱，不易破溃，约2周后干枯、结痂、脱皮。脓疱常反复发生，顽固难愈。

（二）辅助检查

1. 组织病理检查 寻常型可见表皮角化不全，在疏松角质角化不全细胞间夹杂空气间隙，使鳞屑呈银白色；脓疱型与寻常型相似，但角化不全和表皮突延伸较轻，真皮炎症浸润较重；红皮病型见真皮浅层血管扩张，充血更明显。

2. 血常规检查 伴有感染者可见白细胞增高。

（三）鉴别诊断

1. 白屑风 应与发于头皮部的银屑病相鉴别。白屑风皮损为片状鳞屑红斑，浸润较轻，境界不清，鳞屑少而薄，呈油腻性，带黄色；毛发不呈束状；常合并有稀疏脱发，无薄膜现象和筛状出血现象。

2. 风热疮 好发于躯干及四肢近端。皮损为多数椭圆形淡红色斑，其长轴与胸肋或皮纹一致，上覆糠秕样细小鳞屑，无薄膜现象和筛状出血现象；病程常数周，多不复发。

3. 慢性湿疮 好发于四肢屈侧，皮损肥厚粗糙，呈苔藓样变，有色素沉着，鳞屑少，刺激后有渗出，瘙痒剧烈，抓之无出血点。

【治疗】

本病尚无特效疗法，容易复发。若辨证施治正确，护理得当则可以逐渐取效，且愈后多不易复发，故宜首选辨证论治。

（一）辨证论治

1. 血热内蕴证

证候：多见于进行期。皮疹多呈点滴状，发展迅速，色鲜红，层层鳞屑，瘙痒剧烈，刮去鳞屑有点状出血；伴口干舌燥，咽喉疼痛，心烦易怒，便干溲赤。舌质红，苔薄黄，脉弦滑或数。

治法：清热凉血，解毒消斑。

方药：犀角地黄汤合土茯苓汤去威灵仙，加槐花、紫草、山豆根、板蓝根。

2. 血虚风燥证

证候：多见于静止期。病程较久，皮疹多呈斑片状，色淡红，鳞屑减少，干燥皲裂，自觉瘙痒；伴口咽干燥。舌质淡红，苔少，脉沉细。

治法：养血滋阴，润肤息风。

方药：当归饮子加减。

3. 气血瘀滞证

证候：多见于静止期或消退期。皮损反复，皮疹多呈斑块状，鳞屑较厚，颜色暗红。舌质紫暗有瘀点、瘀斑，脉涩或细缓。

治法：活血化瘀，解毒通络。

方药：桃红四物汤加减。若皮损坚厚者，可加三棱、莪术、凌霄花以助活血软坚之力；瘙痒者加乌梢蛇、白蒺藜、白鲜皮以祛风止痒。

4. 湿毒蕴阻证

证候：皮疹多发于腋窝、腹股沟等皮肤皱褶处，红斑、糜烂、痂屑黏厚，瘙痒较剧烈；或掌跖红斑、脓疱、脱皮；或阴雨季节加重；或伴关节酸痛、肿胀，下肢沉重，神疲困倦，口苦。舌质红，苔黄腻，脉滑。

治法：清利湿热，解毒通络。

方药：萆薢渗湿汤加减。脓疱泛发者加蒲公英、紫花地丁、半枝莲；关节肿痛明显者加羌活、秦艽、忍冬藤；瘙痒剧烈者加白鲜皮、地肤子。

5. 火毒炽盛证

证候：多急性发作，皮疹泛发全身，针尖或粟粒大脓疱，基底潮红，或干涸成痂皮，层层脱落，有腥臭味，自觉灼热痒痛，或皮疹扩大融合，全身皮肤潮红、肿胀、灼热痒痛、大量脱皮；伴高热、口渴、头痛、畏寒、大便干燥、小便短赤。舌质红绛，苔黄腻，脉弦数滑。

治法：清热泻火，凉血解毒。

方药：清瘟败毒饮加减。寒战高热者加羚羊角粉；大量脱屑，口干唇燥者加玄参、天花粉、石斛；便秘者加大黄。

6. 冲任不调或肝肾不足证

证候：皮疹的发生、消退与妊娠或月经的变化相关；常伴有头昏眼花、腰膝酸软、月经不调等症；男子可伴有遗精、阳痿等肝肾不足之象。舌淡苔少，脉细。

治法：补益肝肾，调摄冲任。

方药：六味地黄汤合二仙汤加枸杞子、何首乌、香附、郁金。若病久而瘀血明显者，上方加三棱、莪术等以散瘀活血。

可选用复方青黛丸、雷公藤苷片，口服。

（二）中医外治法

1. 搽法　进行期一般用低浓度、性质温和的药物，如5%~10%硫黄软膏、绿药膏、黄连膏外搽；静止期和消退期可外搽1%~2%斑蝥酊、10%雄黄软膏。

2. 药浴　用楮桃叶500g，侧柏叶200g，煎水泡浴，每日1次。

（三）其他疗法

1. 光化学疗法：可口服8-甲氧补骨脂素配合长波紫外线照射（黑光疗法）等。

2. 抗生素类、维生素类、皮质类固醇激素、免疫抑制剂（甲氨蝶呤）、维甲酸类等西药，对本病可有一定疗效，但不良反应大而多，停药后皮疹多更为严重，故临床上除严重的红皮病型、脓疱病型可短时间应用以临时控制症状外，一般多不宜选用。

【预防与调护】

1. 保持良好情绪，树立信心，避免劳累紧张，生活规律。
2. 进行期银屑病者，饮食宜清淡，忌食辛辣、酗酒、浓茶、咖啡等刺激性饮食。
3. 局部应护理得当，避免刺激，如搔抓及外用刺激性药物等，尤其洗澡等不宜用力搓洗。
4. 预防感染，若患者伴有慢性感染病灶、精神创伤，或女性伴有月经不调、痛经等妇科疾病等，均应同时给予积极治疗。

岗位情景模拟 3

张某，男，45岁。头部及全身皮疹伴瘙痒3年。3年前于头皮部起皮疹，继则逐渐扩大，并逐步扩散到躯干和四肢，自觉瘙痒，有鳞屑脱落。初始冬重夏轻，后则全年变化不显。检查：躯干、四肢散见多数红斑、丘疹，尤以背部最多，表面覆盖白色干燥鳞屑，头皮有一鳞屑斑超过前额发际边缘，超过部分皮疹为鲜红斑，多个指甲缘部分变白。舌红，苔薄黄，脉弦细稍数。

问题与思考

请写出中西医诊断、中医病因病机、中医治法及代表方。

答案解析

第十三节 红蝴蝶疮

PPT

【概述】

红蝴蝶疮是一种常在面部皮肤上出现的以蝴蝶样红斑为特征的皮肤疾患。本病属西医学的红斑狼疮范畴，为结缔组织疾病，亦为自身免疫性疾病，临床上分为"盘状红斑狼疮"（DLE）和"系统性红斑狼疮"（SLE）两类，后者可累及多个重要脏器，故若治疗不当则可危及生命。

在中医文献中尚未发现类似本病的记载，从其临床表现和各地的实践经验看，本病多散记于"温病发斑""日晒疮"等病证中。

红蝴蝶疮的临床特征：临床上根据组织损害的不同分为盘状红蝴蝶疮和系统性红蝴蝶疮，前者损害主要局限于皮肤，多呈慢性经过；后者除皮肤损害外，尚同时累及多个脏器，造成多系统损害。系统性红蝴蝶疮，早期因多有发热、肾脏损害和关节炎样症状等表现，故往往容易误诊为肾小球肾炎、风湿性关节炎等疾病，而贻误病情。

【病因病机】

本病由内因与外因相合而成。内因多由先天禀赋不足，肾精不充，元气虚损。肾水亏损则不能涵木，木旺则火炽，火炽则伤阴耗气，以致气阴两伤；肾为先天之本，生命之根，五脏六腑之源，肾虚则五脏六腑、四肢百骸犹如无本之木，而相继溃损。此外，若情志内伤，劳伤心脾而致心脾积热，则内燔脏腑，灼伤营血，亦可使脏腑功能紊乱，气血失和，阴阳不调而发。外因主要由于外感六淫邪毒如日光曝晒等，外邪乘虚内犯，病邪留止则气血运行失常导致经络阻塞、气滞血瘀而发为本病。

总之，先天不足、肾精亏损乃发病之本，心脾积热、外感六淫为发病的重要条件，内外合邪而成本病。病之初起可为肾阳不足、风寒湿外侵；病程中可出现热毒炽盛、阴虚火旺、肝郁血瘀等；病之后期可表现为气阴两虚和脾肾阳衰之象。在整个疾病病程中，多虚实互见，变化复杂。

西医到目前为止，对本病的病因认识尚不清楚，认为可能与遗传、感染、精神、环境、紫外线、药物等因素有关，导致患者自身免疫功能缺陷而发病。

【诊断与鉴别诊断】

本病多见于 20~40 岁的女性，男性患者较少见。

（一）临床表现

1. **盘状红蝴蝶疮**　皮损好发于暴露于日光的部位，如面、手背、耳、颈前 V 形区和上肢外侧，头皮亦常累及。最好发的部位是颧、鼻、口唇，但鼻唇沟处一般不累及。

皮疹为圆形或不规则形，或类圆形呈盘状斑。皮损初起为一片或数片鲜红色斑，约黄豆大小，略高出皮面，边界清楚。以后范围渐扩大，中心逐渐萎缩微凹，部分消退，稍有色素减退，上覆黏着性灰褐色鳞屑，除去鳞屑可见扩大的毛孔，鳞屑的底面有嵌入毛孔的角质栓，边缘清晰、略隆起呈环状（盘状），四周常有色素沉着带。局部自觉症状轻微，或有轻微瘙痒及刺痛、灼热感，一般多无全身症状。

发于鼻梁和面颊者，常呈蝴蝶状。发于下口唇者，表现为灰白色小片表浅糜烂，绕以紫色红晕。发于头皮者，中央萎缩更明显，失去毛发。对日光敏感，日晒后症状加重。

病程慢性，日久损害可趋于静止状态。呈中心色素减退、周围色素增加的萎缩性瘢痕。极少数患者（占 2%~5%）可能转变为系统性，个别患者可癌变。

2. **系统性红蝴蝶疮**　系统性红蝴蝶疮除可见皮肤损害外，常侵犯多个系统的器官和组织，甚至可累及所有脏器，而发生各种各样的临床症状，表现错综复杂。早期多一个器官受损，或几个器官同时被累及，但任何一个器官的症状皆可为本病的早期表现。

（1）皮肤症状　皮疹常为多数患者的首发症状，一般呈广泛性对称性分布。初起时多在面部，主要分布在面颊、前额、下颌、耳缘等处，或四肢同时发生。少数患者在整个病程中没有皮疹出现，应予注意。

损害为大小不等、不规则的水肿性红斑，颜色鲜红或紫红，边界清或不清。常因部位不同而表现各异，发于鼻颊部常融合成蝶形，在掌跖、四肢大小关节面、肩胛、上臂、臀部等易摩擦的部位可见压之不褪色的水肿性红斑，其上可发生坏死，干燥后结成厚痂。皮疹发生在指甲根周围者为紫红色斑，发生在口唇者，多为下口唇部红斑性唇炎改变。在疾病严重时，可有瘀点或瘀斑成群出现。部分患者有典型盘状红蝴蝶疮的皮疹。有的患者早期有两手遇冷则出现青紫现象（雷诺现象）。

（2）全身症状

①发热：为常见症状，90% 以上的患者可伴发热，常见于疾病初期。可为长期低热，或弛张型高热。持续在 40℃ 以上，多见于脑损害的后期或心肺损害的临终表现，预后险恶。

②关节痛：约见于 90% 的患者，多见于肘膝以下的大小关节，常呈风湿性关节炎样表现，为游走性。

③肾脏损害：约见于 75% 的患者，可出现于本病的任何时期，可见各种肾炎的表现，但以肾小球

肾炎为多见，若发生肾病综合征者，预后不良。肾脏损害常给患者带来致命后果。

④其他：如心、心包、肺、胸膜、肝、脑、血液、神经等均可受累，高血压、精神症状、眼部病变、月经紊乱或停经及消化道症状等亦常出现。

（二）辅助检查

实验室检查的异常发现可为：①血常规下降；②血沉增快；③血清丙种球蛋白和 α_2 球蛋白增高；④狼疮细胞（＋）；⑤ANA（＋）、抗dsDNA抗体（＋）、抗Sm抗体（＋）；⑥狼疮带试验（＋）；⑦皮肤活组织检查符合红斑狼疮的变化；⑧血清补体C3和C4下降；⑨尿检有蛋白、管型、红细胞、白细胞等。

系统性红蝴蝶疮的诊断目前尚缺乏特异性，但只要具备蝶形红斑或盘状红斑、光敏感、口腔溃疡、关节炎、浆膜炎、肾脏病变、神经系统异常、血液学异常、免疫学异常、抗核抗体滴度异常等中的四项或四项以上，即可做出诊断。

（三）鉴别诊断

1. 风湿性关节炎　关节肿胀明显，可呈现游走性疼痛，抗风湿因子大多阳性，对日光反应不敏感。

2. 日晒疮　皮疹可见于面部，日晒后加剧，但皮疹呈多形性，不呈蝶形分布，无角化及角质形成，伴瘙痒明显，停止日晒后症状减轻明显，内脏多无损害。

【治疗】

本病为结缔组织病，临床治疗难度高，需中西医结合治疗，经过有效治疗可稳定病情，且能带病延年。除盘状红斑狼疮一般以局部治疗为主外，系统性红斑狼疮应以皮质类固醇激素治疗为先，配合中医辨证论治，能提高患者的生存质量。

（一）辨证论治

1. 风寒湿痹证

证候：主要表现为四肢小关节酸痛，呈游走性，屈伸不利，关节胀痛，或伴有雷诺现象，或肢端有冻疮性红斑皮疹；可伴有四肢逆冷；舌质可紫暗，苔薄白，脉浮紧。郁久化热则表现为发热，咽干，口渴，烦闷不安，便干溲赤；舌质红或有芒刺，舌苔黄糙，脉多滑数。

治法：益肾温阳，散寒通络，祛风胜湿。

方药：阳和汤合四物汤去麻黄、白芥子，加淫羊藿、巴戟天、秦艽、威灵仙。

2. 热毒炽盛证

证候：相当于系统性红蝴蝶疮急性活动期。面部蝶形红斑，色鲜红，皮疹紫暗，有瘀斑，甲下和眼结膜有出血点；伴高热神昏，烦躁口渴，关节肌肉疼痛，便干尿赤。舌质红绛，苔黄糙，脉弦滑或洪数。

治法：清热解毒，凉血护阴。

方药：清瘟败毒饮去桔梗，加白花蛇舌草。

3. 阴虚火旺证

证候：斑疹暗红；伴不规则发热或持续低热，手足心热，心烦乏力，自汗盗汗，颜面潮红，关节痛，足跟痛，月经不调。舌质红，苔少，脉细数。

治法：滋阴降火，佐以疏肝。

方药：知柏地黄汤合青蒿鳖甲汤加秦艽、白花蛇舌草、玫瑰花。

4. 肝郁血瘀证

证候：多见于盘状局限型及亚急性皮肤红蝴蝶疮，红斑色暗，角栓形成及皮肤萎缩；伴精神抑郁。舌质暗红，苔白或光面舌，脉弦细。

治法：疏肝解郁，理气活血。

方药：血府逐瘀汤去牛膝、柴胡，加黄芪、玫瑰花、绿萼梅。

5. 气阴两虚证

证候：多见于急性发作期过后，红斑隐约，可表现为低热，神疲乏力，心悸自汗，少气懒言，纳少便干，关节隐痛，妇女月经量少或闭经。舌质淡，苔少，脉细弱。

治法：益气养阴，佐以清热。

方药：竹叶黄芪汤去石膏、半夏、黄芩、生姜，加白花蛇舌草。

6. 脾肾阳虚证

证候：多见于病程晚期或长期使用激素治疗的患者。皮疹为暗褐色斑，隐约可见或无皮疹、脱发。伴见全身浮肿，面白神疲，腰膝酸软，四肢逆冷，腹痛腹泻，纳少腹胀，尿少或尿闭，心悸怔忡，甚则胸水、腹水、周身关节酸痛。严重者，可表现为虚阳浮越而出现颜面潮红等升火之象。女性月经量少或闭经，体温不高或低于正常。舌质淡胖而嫩，边有齿痕，脉沉细而弱或沉微。

治法：益肾温阳，健脾利水。

方药：真武汤加人参、黄芪、怀山药、肉桂、山茱萸、枸杞子。

（二）中医外治法

主要用于盘状红蝴蝶疮，可外搽白玉膏、黄柏霜等。

（三）其他疗法

1. 可外搽皮质类固醇激素软膏、霜剂，或皮损内注射皮质类固醇激素，1~2周1次；角化明显的皮损亦可外涂维A酸乳膏。

2. 盘状红蝴蝶疮和全身症状轻的系统性红蝴蝶疮用氯喹，每天0.25g，或羟基氯喹，每天0.2~0.4g，口服，每周服5天，停2天，连用4~6周，病情好转后逐渐减量。盘状皮疹泛发者口服小剂量泼尼松。系统性红蝴蝶疮病轻者，每日给予泼尼松20~40mg，顿服或隔日顿服；病重者每日用泼尼松40~80mg或120mg，口服或静脉滴注，待病情缓解后逐渐减量至每天5~10mg维持量后可持续服用。

【预防与调护】

1. 系统性红蝴蝶疮是一种全身性可危及生命的疾病，病程中常可出现反复，患者宜畅情志、保肾精、护胃气。

2. 注意休息、营养，避免日晒。

第十四节　摄领疮

PPT

【概述】

摄领疮是一种慢性瘙痒性皮肤病，因多发于颈部，摄起衣领则现而得名。又称为"牛皮癣"，因其皮损多厚且坚，状如牛皮；亦称顽癣，因其病缠绵顽固难愈。本病相当于西医学的神经性皮炎。

摄领疮的临床特征：好发于心情烦躁易怒之人；皮损可发于颈项、骶部、四肢伸侧等处，以颈项部为最多见，皮损多为圆形或多角形的扁平丘疹，日久可融合成片，剧烈瘙痒，搔抓后皮损肥厚，并易形成苔藓样变。

【病因病机】

本病多因情志内伤，郁久化热，复感风邪，风热之邪搏结于肌肤，致气血失和为患。病久则伤阴耗血，营血不足，则生风化燥，肌肤失于濡养。情志不遂、衣领摩擦和搔抓等内外刺激常可诱发本病，或使病情加剧。

西医学认为，本病与神经系统功能障碍、大脑皮质兴奋和抑制平衡失调有关。诱发因素可有精神刺激、胃肠功能障碍、内分泌失调、局部刺激等有关。

【诊断与鉴别诊断】

（一）临床表现

本病多见于情绪烦躁易怒之人，多见于20~40岁的青壮年。

皮疹好发于颈项、上眼睑、骶部、肘指伸面、阴囊、肛门周围等处，以颈项部为最多见。局部初起表现为间歇性瘙痒，经搔抓或摩擦后出现成群粟粒大的圆形或多角形扁平丘疹，呈淡红色。皮疹因搔抓而很快融合扩大，浸润肥厚，表面粗糙、干燥呈苔藓样变，边界较清楚，伴阵发性剧痒，常因搔抓而见皮损上间有抓痕或血痂。有的可因剧烈搔抓而继发感染，或外用刺激性强的药物而引起接触性皮炎。少数患者皮疹分布广泛而弥散呈播散性。

病程慢性，常数年不愈，时轻时重，愈后极易复发。

（二）鉴别诊断

1. **慢性湿疮** 慢性湿疮常有急性湿疮发病史，小腿屈侧多见，其次是小腿伸面、肘、腘窝、外生殖器等，皮损见苔藓样变，浸润肥厚，可间有少许糜烂，少量渗出。病久色素多加深，受刺激后易引起急性湿疮样发作。

2. **原发性皮肤淀粉样变** 原发性皮肤淀粉样变有家族史，发于两小腿伸面及上背部等，皮疹多对称分布，呈圆形、半圆形，芝麻至高粱米大、顶平、比较粗糙的丘疹，质坚，密集成片而不融合。

【治疗】

本病多以外治收功，取效较速，但易复发。若皮疹泛发或反复发作，顽久不愈者，可内外兼治。内治以中医辨证论治为优，同时应消除各种诱发因素。

（一）辨证论治

1. **肝郁化火证**

证候：皮疹色红；伴烦躁易怒，失眠多梦，眩晕，心悸，口苦咽干。舌边尖红，脉弦数。

治法：疏肝解郁，清热止痒。

方药：加味逍遥丸加减。瘙痒剧烈者，加刺蒺藜、白鲜皮；心烦失眠者，加钩藤、珍珠母。

2. 风湿蕴肤证

证候：皮损呈淡褐色片状，粗糙肥厚，剧痒时作、夜间尤甚。舌淡红，苔薄白或白腻，脉濡缓。

治法：祛风利湿，清热止痒。

方药：消风散加减。

3. 血虚风燥证

证候：病程长，皮疹干燥、肥厚、粗糙，伴阵发性剧痒；伴头晕，失眠。舌质淡红，苔薄白，脉细弱。

治法：养血祛风润燥。

方药：当归饮子加白鲜皮、龙骨、珍珠母等。

（二）中医外治法

1. 肝郁化火，风湿蕴肤者，用三黄洗剂外搽，每天3~4次。

2. 血虚风燥者，外用油膏加热烘疗法，局部涂油膏后，热烘10~20次，烘后可将所涂药膏擦去，每天1次，4周为一个疗程。

3. 羊蹄根散用醋调搽患处，每天1~2次。

4. 醋泡鸡蛋，将醋泡过鸡蛋的蛋黄与蛋白搅匀，用棉棒或棉球蘸其液外搽数次。

5. 皮损浸润肥厚瘙痒者，外用核桃枝或叶，刀砍取汁，外搽患处，每日1~2次。

6. 局部用梅花针移动叩击，以少量出血为度，每2日一次。

7. 针灸治疗：针刺曲池、血海、大椎、足三里、合谷、三阴交等，每天1次，10次为一个疗程；对小块肥厚皮损用艾条点燃后灸患处，每次15分钟，每日1次，10次一个疗程。

（三）其他疗法

封闭疗法　慢性泛发性皮损，可用普鲁卡因及等量泼尼松局部封闭。

【预防与调护】

1. 树立信心，解除思想负担，避免过度劳累与精神刺激，调节良好的情绪。

2. 局部避免强烈的搔抓和烫洗，内衣以柔软的棉织品为好，衣领宜柔软舒适。

3. 生活起居规律。

4. 饮食清淡有节，忌饮浓茶、咖啡及戒烟酒，少食辛辣刺激性食物。

👤 岗位情景模拟 4

王某，男，32岁。右颈项部，双肘伸侧皮肤，肥厚、粗糙，剧烈瘙痒3个月。近3个月自觉右颈项部瘙痒，渐发展至双肘，皮肤变粗变厚，阵发性瘙痒，夜间尤甚；自觉心烦易怒，夜寐不安，口苦咽干。检查：颈项、双肘伸侧等处有片状肥厚角化皮损，边缘不整齐，皮脊皮沟显著，表面干燥伴有抓痕、血痂；舌尖红，苔微黄，脉弦滑。

问题与思考

请写出中西医诊断、中医病因病机、中医治法、代表方及外治法。

答案解析

PPT

第十五节 风瘙痒

【概述】

风瘙痒是以瘙痒为主要症状而无原发皮疹的皮肤病，亦称痒风。本病相当于西医的皮肤瘙痒症。发于老年者称"老年皮肤瘙痒症"；冬季发病者称"冬季皮肤瘙痒症"。临床上有局限性和泛发性两种。某些局限性皮肤瘙痒症，如阴囊、肛门、外阴等皮肤瘙痒症等，其病因、症状、治疗均与本病相异，非本节论述范畴，本节仅叙述全身性皮肤瘙痒症。

风瘙痒的临床特征：全身皮肤阵发性瘙痒，但无原发皮疹，皮肤常因搔抓而引起抓痕、血痂、苔藓样变等继发性皮疹。

【病因病机】

本病多由饮食失节，平日恣食辛辣肥甘厚味或嗜酒，脾失健运，导致湿热内蕴，外泛肌肤而成；亦可因阴血不足，生风化燥，肌肤失养而发。

西医学认为，本病的病因复杂，可内由糖尿病、神经功能障碍、内分泌紊乱、恶性肿瘤、肝胆疾患等并发，外可因环境因素、皮肤接触某些刺激物等引起。

【诊断与鉴别诊断】

（一）临床表现

本病多发于中老年人，尤以老年人多见。好发于冬季，少数也可发于夏季。发病部位常不固定，多发于背部或泛发全身。

伴有阵发性剧烈瘙痒是本病的主要特征，瘙痒常于入睡前，或精神、饮食刺激后，或局部受刺激而加剧。瘙痒剧烈，多难以忍受。常影响患者睡眠、食欲和精神状态。皮疹无原发性，反复搔抓后，常出现抓痕、血痂、苔藓样变、色素沉着等继发性损害，发于老年人者多伴有皮肤干燥。好发于冬季者，春暖后多自愈。

（二）鉴别诊断

摄领疮 摄领疮也可伴阵发性剧痒，继发性皮疹亦相近，但有扁平多角形原发性损害，皮疹多局限于颈项、肘伸侧、尾骶、小腿伸侧等处，皮疹多呈对称性，发病对象以青壮年为主。

【治疗】

首先应查明病因或原发疾病并做有效处理，再以中医辨证论治为主，适当配合应用西药镇静止痒和外用药物治疗。

（一）辨证论治

1. 湿热蕴结证

证候：体形多肥胖，皮肤瘙痒可有红热现象，或夏天发病，或有不节饮食嗜好，如长期酗酒、饮食肥甘等。舌质红，苔黄腻，脉滑数。

治法：清热利湿，祛风止痒。

方药：龙胆泻肝汤加白术、茯苓、怀山药、薏苡仁。

2. 血虚风燥证

证候：多为形体消瘦的老年人，皮肤多干燥，伴少量脱屑，常冬季发病。舌质红，苔薄少，脉细或细数。

治法：滋阴养血，祛风润燥止痒。

方药：当归饮子合增液汤加减。

（二）中医外治法

1. 搽法　选用冰黄肤乐软膏、无极膏等止痒膏外搽。
2. 洗浴　全身皮肤瘙痒者可用苦参、蛇床子、地肤子、桃仁、川椒、明矾等煎水沐浴。

（二）其他疗法

1. 皮肤肥厚粗糙者选用尿素软膏、维生素A酸软膏等外搽。
2. 选用有镇静作用的抗组胺类药物，如苯海拉明、扑尔敏、赛庚定等内服；老年皮肤干燥者可口服维生素A。

【预防与调护】

1. 内衣宜全棉、柔软、洁静，衣内贴身标牌宜清除，避免刺激皮肤。
2. 忌烟酒、浓茶、咖啡及辛辣刺激性食物。
3. 忌局部搔抓、摩擦及烫洗。

第十六节　粉　刺

PPT

【概述】

粉刺是一种发于毛囊、皮脂腺的，以皮肤出现丘疹、可挤出粉汁样物质为主要表现的慢性炎症性疾患，又称"肺风粉刺"，俗称"酒刺""青春痘"。有的因丘疹顶部呈黑色，故又有"黑头粉刺"之称。本病相当于西医学的痤疮。

粉刺的临床特征：好发于青春期，多发于颜面部、前胸、后背等皮脂腺丰富的部位，皮疹呈多形性，有粉刺、丘疹、脓疱、结节、囊肿及瘢痕等，青春期后可逐渐减轻或消退。

【病因病机】

本病可由肺经风热阻于肌肤而发；或因过食肥甘、厚味、辛辣炙煿之品，致脾失健运，湿热内生，上熏于面而成；或因青春之体，血气方刚，阳热克阴上壅，风寒外束，郁阻肌肤所致。

西医学认为，本病的发生与雄激素增加、皮脂腺分泌旺盛、毛囊口上皮角化亢进、毛囊内丙酸杆菌增殖及遗传等因素有关。

【诊断与鉴别诊断】

（一）临床表现

本病多发于男女青春生机旺盛之体，自青春发育期开始发病。多始发于颜面部，严重者也可见于上胸和背部。

皮疹初为粟米大毛囊性丘疹，顶部为白色或黑色，可挤压出乳白色粉质物。皮疹散在分布，常伴有皮脂分泌过多。病情轻者，仅于面部出现毛囊性丘疹，白头、红头及黑头粉刺；病情重者，可产生脓疱、结节、囊肿，愈后可留有暂时性色素沉着和点滴状凹陷性瘢痕，有的甚至留有萎缩性瘢痕。皮疹常呈进行性增多，女性常在月经前呈周期性加剧。

本病病程缓慢，一般至青春发育期过后即逐渐减轻或消退。但婚后30岁以上复发或发病者亦并不少见。

（二）鉴别诊断

1. **酒渣鼻** 多见于中年人，好发于以鼻尖为中心的颜面部；患部潮红、充血，常伴有毛细血管扩张；无黑头粉刺。

2. **职业性痤疮** 常发生于长期接触煤焦油、石蜡、机油的工人；好发于面部、手背、前臂等接触部位；皮损为丘疹密集，伴毛囊角化。

【治疗】

本病治疗方法较多，以中医辨证施治疗效明显，且愈后多不易复发，疗程多在2~4个月不等或更长，因此需坚持治疗。

（一）辨证论治

1. 肺经风热证

证候：颜面潮红，以散在丘疹损害为主，色淡红或正常肤色，头面油腻现象不显。舌尖红，苔薄黄，脉弦或弦数。

治法：疏风宣肺清热。

方药：枇杷清肺饮去人参。伴口渴喜饮者，加生石膏、天花粉；伴便秘者，加生大黄；脓疱多者，加紫花地丁、白花蛇舌草；经前加重者，加香附、益母草、当归。

2. 脾胃湿热证

证候：头面皮肤油腻，皮疹可为丘疹、脓疱、囊肿等；大便正常或干燥。舌质红，苔黄或黄腻，脉滑数。

治法：清热燥湿泻火。

方药：黄连解毒汤加减。若大便秘结者，加生大黄；若腹胀者，加生山楂、鸡内金、厚朴、枳实；脓疱多者，加白花蛇舌草、野菊花、金银花。

3. 阳热克阴证

证候：头面皮疹较密，潮红，常伴有皮肤油腻、疮顶脓疱，或结节、囊肿等；全身可伴有便干，小便黄，体强食旺，女性可出现月经色鲜量多。舌质红，苔薄黄，脉洪滑。

治法：滋阴清热化痰。

方药：滋阴清化汤加减。若肝旺则加柴胡、夏枯草以疏肝清热；皮肤油腻明显者，合用黄连解毒汤；脓疱明显者，加金银花、蒲公英以清热解毒。

4. 痰湿凝滞证

证候：皮损以结节、囊肿、瘢痕为主，颜色暗红，经久难愈；伴纳呆、腹胀；女性可出现痛经。舌质暗红，苔腻，脉弦滑。

治法：除湿化痰，活血散结。

方药：二陈汤合桃红四物汤加减。伴痛经者，加益母草、泽兰；伴结节、囊肿难消者，加三棱、莪术、皂角刺、夏枯草。

（二）中医外治法

局部可用颠倒散洗剂或三黄洗剂外搽；还可采用针灸治疗，取大椎、合谷、太阳、四白、下关、颊车、风池等穴。也可不必外治，仅以内治收功即可。

（三）其他疗法

西医治疗可选用小剂量红霉素、甲硝唑、四环素、维甲酸类及 B 族维生素治疗，应注意耐药性及不良反应。

【预防与调护】

1. 面部油腻者用温水硫黄肥皂清洗颜面及患处，每周1~2次。

2. 局部护理得当，避免用手挤挖，可用器械压出黑头粉刺。避免使用含油脂较多的化妆品和长期使用碘化物、溴化物及皮质类固醇激素药物。

3. 饮食宜清淡，少吃高脂肪、高糖类及辛辣、酒等刺激性食品或饮品，多吃新鲜蔬菜和水果，保持大便通利。

4. 保持心情舒畅。

📖 知识拓展

皮肤附属器疾病：指皮脂腺、顶泌汗腺、小汗腺、毛发、毛囊、指（趾）甲的病变。

皮脂腺疾病：皮脂腺属于全浆分泌腺，生理状态下可合成和分泌皮脂，具有润滑皮肤和毛发的功能。当其出现病理改变或其他因素作用于腺体，影响其分泌和排泄时，即导致皮脂腺疾病，如痤疮、酒渣鼻、脂溢性皮炎等。

毛发疾病：指在某些内外因素作用下，造成毛发外形、色泽、长短出现异常的一种疾病。临床以脱发和白发为多见。

汗腺疾病：汗腺属于局部分泌腺，生理状态下合成和分泌汗液，可调节体温，有助于机体代谢产物的排泄，并可与皮脂混合成乳状脂膜，起到保护和润泽皮肤的作用。当其受到某些内外因素刺激时，可造成汗腺的异常分泌和排泄障碍，致使分泌增多，颜色或气味异常，引起汗腺疾病。如多汗症、色汗症、臭汗症等。

PPT

第十七节 黧黑斑

【概述】

黧黑斑是一种发于面部的慢性色素加深性疾患，又有"肝斑""妊娠斑""蝴蝶斑"之称。本病相当于西医学的黄褐斑。

黧黑斑的临床特征：多见于女性，好发于颧颊、前额、鼻部、唇周，对称分布的淡褐色或黄褐色色素沉着斑片，无自觉症状，可伴有肝病等慢性病，日晒、化妆品等可诱发或加重病情。

【病因病机】

本病多因肝郁或肾虚而成。情志内伤，肝郁化火，伤阴灼血，肌肤失于濡养而发；或肾阴亏虚，则水亏火滞，火郁于面部孙络；肾阳不足则黑色上泛，滞于面部，肾的本色外露等，均可导致面生黧黑。

西医学对本病的病因认识尚不清楚，可能与内分泌失调有关。妊娠、口服避孕药、月经失调、痛经、子宫附件炎、不孕症、肝病、慢性酒精中毒、结核、甲状腺功能亢进等常多见。遗传、日晒、某些化妆品、劳累等也可诱发本病，日光照射可加重病情。

【诊断与鉴别诊断】

（一）临床表现

本病多发生于中年女性，也常见于妊娠期，好发于两侧颜面部，多于夏季加重，冬季减轻。

皮疹为浅褐色或深褐色斑片，边缘较清楚或呈弥漫性，常对称分布于颜面颧部及面颊部，也可累及前额、眉弓、鼻、口唇周围、颏等处。日晒、睡眠不足均可使色素加深，有的女性患者于月经前期加重。表面平滑，无鳞屑。一部分患者可于分娩后或停服避孕药后缓慢减退。一般无自觉症状。

一般为慢性发病，日晒后可加重。

（二）鉴别诊断

1. 艾迪生病　该病表现为弥漫性青黑色或红褐色斑片，颜色较深，边界不清，面部、手背、身体两侧均有弥漫性色素沉着性斑片，以及口腔黏膜亦可见到色素增多。同时伴有体重减轻，血压降低，食欲减退。

2. 黑病变　该病皮损为褐黑色斑，上有粉状鳞屑，深浅不一，边界不清，弥漫分布，常累及大部分面部，以前额及颞部最为显著。也可扩展至耳后、颈侧等处。

3. 雀斑　该病表现为面部出现较小的淡褐色或褐色斑点，数目多，散在分布，不融合。多发于青少年，有家族史，夏重冬轻。

【治疗】

本病目前尚无特效疗法，但应明确并去除可能的致病因素，如停服避孕药、避免日晒、积极治疗各种原发病等，并采取以中医为主的中西医结合疗法，仍可取得较为理想的效果，应以内治为主。

（一）辨证论治

1. 肝郁气滞证

证候：以女性患者为主，面部对称分布的淡褐色或黄褐色色素沉着斑，可有肝病、不孕及月经不调病史，或伴性情急躁，胸胁胀痛，经前乳胀。舌质暗红，苔少，脉弦。

治法：疏肝理气，散瘀退斑。

方药：逍遥散加川楝子、红花、川芎等。

2. 水亏火滞证

证候：面部对称分布的淡褐色或黄褐色色素沉着斑，患者常伴有形体消瘦，面色潮红，咽干口燥，夜寐多梦或寐少。舌质红而舌体瘦削，苔薄少而干，脉弦细。

治法：滋阴降火。

方药：大补阴丸加减。

3. 肾阳不足证

证候：面部对称分布的淡褐色或黄褐色色素沉着斑，褐斑较浅，或伴有面部浮肿，或形寒肢冷，腰膝酸软，脘腹胀满隐痛，便溏，夜间尿频。舌质淡胖而嫩，脉沉细无力。

治法：益肾温阳。

方药：金匮肾气丸加减。

（二）中医外治法

1. 可用五白散（白附子、白薇、白芷、白及、白术等份）研极细末，每次用10g温水化开洗面部，或制成霜剂外搽。

2. 针刺肝俞、肾俞、风池、迎香、太阳、曲池、血海，肝郁者加内关、太冲，肾虚加三阴交、阴陵泉，毫针刺法，留针20分钟，每日1次，10次为一个疗程。

（三）其他疗法

1. 维生素C 0.3g，口服，每日3次，连续服用3个月。

2. 可选用5%对氨基苯甲酸的50%乙醇溶液、10%水杨酸苯酯乳膏或5%二氧化钛霜外搽。

【预防与调护】

1. 饮食有节，宜多食新鲜蔬菜、水果。

2. 避免日晒，日光较强时出门应外搽物理性防晒霜，用防紫外线伞。

3. 积极治疗肝病、妇科疾病等原发疾病和消除诱发因素。

4. 生活起居规律，劳逸结合，保持充足睡眠和乐观心情，房室有节。

5. 慎重选择化妆品。

第十八节　白癜风

【概述】

白癜风是一种慢性皮肤脱色性皮肤病，又称"白驳风""斑白"。西医学亦称白癜风。

白癜风的临床特征：皮疹局限或泛发全身，皮疹为大小不等、形态各异的白斑，边界清楚，慢性过程，无自觉症状，易于诊断，治愈困难。我国人群的发病率为0.1%~2%。

【病因病机】

本病多因情志内伤，肝气郁结，气机运行不畅，复感风邪，搏于肌肤，气血失和而发；或病久体虚，肝肾亏损，精血不足，肌肤失于濡养所致；或素体肝肾不足，精血不足，不荣毛发而变白；或外邪入侵，郁于肌肤而致。

西医学对本病病因认识尚不明确，可能与遗传、自身免疫、神经精神等因素有关。某些化学物质和光敏性药物亦可诱发本病。

【诊断与鉴别诊断】

（一）临床表现

本病多无明显的年龄、性别差异，青年人稍多见。无好发季节和部位。

皮疹为边界清楚的白斑，白斑与健康皮肤交界处可有增深的色素带。白斑大小不等，形态不一，数目单发或多发，可相互融合成大片。白斑处一般无自觉症状，有的可于日晒后有灼痒感，患处毛发可变白。

慢性起病，皮损可长期不变，或呈间歇性发展，早期儿童患者可自愈。

患者的视网膜、脉络膜等通常不受影响。少数患者可并发于糖尿病、恶性贫血、甲状腺病、自身免疫性疾病等。

（二）辅助检查

皮肤病理学检查显示表皮明显缺少黑素细胞和黑素颗粒；还可结合皮肤CT检查。

（三）鉴别诊断

1. 汗斑（花斑癣）　该病好发于颈、躯干、四肢的近心端，皮损有时可为圆形或椭圆形斑，浅白色、浅褐色、灰褐色或深褐色，表面往往有细小的鳞屑，偶有轻度瘙痒，常夏季显现，而冬季隐退，青壮年多见。

2. 虫斑（单纯糠疹）　该病多发于儿童面部，为淡白色斑，边界不清，上覆极细微鳞屑，多可自愈。

3. 贫血痣　该病多为绿豆大小的圆形白斑，斑周无色素加深的晕轮，皮损散在而稳定。

【治疗】

本病治疗应以中医药内外结合治疗为主，若有并发的疾病亦应同时给予积极处理。白斑局限、范围小者，治疗效果佳；白斑泛发、范围大者，疗效差。

（一）辨证论治

1. 肝郁气滞证

证候：病期较短，病情进展，或白斑多而泛发；伴有精神抑郁，心烦易怒，胸胁胀痛，夜寐不安等。舌质淡红，苔薄白，脉弦。

治法：祛风和卫，理气化瘀。

方药：白驳丸合柴胡疏肝汤加桂枝、白芷等。

2．肝肾亏损证

证候：病期较长，或有家族遗传史，白斑边界清楚，斑内毛发变白，局限或泛发；可伴有头晕耳鸣，腰膝酸软，面色无华等。舌红少苔，脉细弱。

治法：补益肝肾，养血祛风。

方药：六味地黄汤加减。神疲乏力者，加党参、白术。

3．气滞血瘀证

证候：患者多有外伤史，病程长，白斑边界清楚，局限或泛发，可有刺痛。舌质紫暗或有瘀斑，苔薄白，脉涩。

治法：行气活血，化瘀通络。

方药：通窍活血汤加减。外伤后而发者，加乳香、没药；发于下肢者，加引经药牛膝；病久者，加苏木、刺蒺藜、补骨脂。

4．气血不足证

证候：患者素体气血亏虚，复感风邪，白斑色淡；伴神疲乏力，面色㿠白。舌质淡，脉沉细。

治法：补气养血祛风。

方药：八珍汤加防风、白蒺藜。发于头部者，加羌活、川芎；发于面部者，加柴胡、白芷；发于项背部者，加葛根；发于腰部者，加续断；发于上肢者，加姜黄；发于下肢者，加牛膝；泛发者，加威灵仙；处于进展期者，加乌梅、五味子。

（二）中医外治法

1．15%~25%补骨脂酊外搽，每日1次，搽药后日光浴5分钟左右或紫外线照射2~3分钟，30天为一个疗程。

2．1%~2%斑蝥酊外搽，每日1次。局部起水疱者，患处消毒后用消毒针头于低位处刺破排液，并将斑蝥酊的浓度降低。

3．局限性白斑可用梅花针叩击，局部消毒后用消毒的梅花针击打，以出血为度，每周1次。

（三）其他疗法

可用自血疗法，从自身抽取静脉血注射到白斑下，每周2次，10次为一个疗程；自体表皮移植有一定疗效；还可采用氮芥、糖皮质激素、光疗法等。

【预防与调护】

1．应保持心情舒畅，避免精神抑郁或紧张，树立信心，坚持治疗。

2．加强锻炼，增加户外活动，可适当进行日光浴，但应注意光照强度和时间。

3．适当避免外受风寒、外伤等诱因，忌冷饮。

　✎　知识拓展

　　色素障碍性皮肤病：指因各种因素影响而引起的皮肤、黏膜色素代谢异常的一类疾病。黑素是决定皮肤的主要色素，其生成、转移与降解过程中，任何一个环节发生障碍均可影响其代谢，引起皮肤黏膜颜色的改变。

色素增加性皮肤病，是皮肤黑素过度沉着，使色素增加，导致皮肤颜色改变的一类皮肤病，以皮肤或黏膜局部着色异常或色泽加深为主要表现。如黄褐斑等。

色素减退性皮肤病，是指由于黑素细胞的缺乏或黑素代谢的缺陷，使黑素细胞形成黑素的能力下降，导致皮肤色素减退而引起的一类损美性疾病。如白癜风等。

第十九节 油 风

PPT

【概述】

油风是一种头发突然呈斑片状脱落的慢性皮肤病，俗称"鬼剃头"，相当于西医学的斑秃。头发呈斑片状脱落者称"斑秃"，全部脱落者称"全秃"，伴有眉毛、胡须、腋毛、阴毛等均脱落者称"普秃"。

油风的临床特征：可发于任何年龄，以青年多见；发病前多有精神紧张或创伤史；发病部位多从头皮毛发开始，脱发区皮肤光亮、变薄。一般无自觉症状，严重者全身毛发全部脱落。

【病因病机】

本病多因情志内伤，肝气郁结，气滞则瘀血阻滞，或饮食失节，脾失健运，湿热内生化火，耗伤阴血，血热生风，风热上窜颠顶，毛发失去阴血滋养而脱落；又或劳伤心脾，生发乏源，致血虚，生风化燥，毛发失养所致；或病久者肝肾亏损，精血不足，无以养发，发失所荣而成。

西医学认为，本病多与精神创伤、过度紧张、内分泌障碍等有关。少数也可与自身免疫、遗传有关。

【诊断与鉴别诊断】

（一）临床表现

本病可发于任何年龄、性别，但多发于20~40岁的青壮年。发病前多有精神紧张或创伤史，发病部位多从头皮毛发开始。

头发常在无意中突然呈斑片状脱落，呈圆形、椭圆形或不规则形，大小和数目不定。脱发区皮肤光滑，略有光泽，皮肤无脱屑、无炎症，无自觉症状。有的患者呈进行性发展，头发逐渐全部脱落，甚或眉毛、睫毛、胡须、腋毛、阴毛等均全部脱落。可伴有精神抑郁、紧张、失眠或寐少梦多。

病程长达数月或数年者，多数可自愈，但范围广者，毛发再生的难度大。病因解除后，毛发多能再生。再生时，毛发先细软色浅，继则渐粗黑。

（二）分型

临床上将本病按发病年龄、临床表现和预后的不同，将本病分为以下四型，临床分型有利于指导治疗和判断预后。

1. Ⅰ型 遗传过敏型，约占10%。一般于儿童期发病，病程可超过10年，单个斑秃常持续超过1年，75%发生全秃，多伴有遗传过敏性疾病。

2. Ⅱ型 自身免疫型，约占5%。常于40岁以后发病，病程多迁延，仅10%发生全秃。常伴有自身免疫性疾病，如恶性贫血、甲状腺炎、白癜风等。

3. Ⅲ型 高血压前期型，约占4%。本型主要见于年轻人，其双亲或双亲之一为高血压患者，脱发常发展迅速，约39%可发展为全秃。

4. Ⅳ型 寻常型，约占83%。不属于Ⅰ~Ⅲ型患者，多见于20~40岁者，总病程多在3年以内，多为斑秃，少数发生全秃，单个斑秃多在6个月以内新发开始生长。

（三）鉴别诊断

1. 白屑风 白屑风的脱发多自头皮额角前部至颅顶，呈稀疏脱落，多伴有脱屑、瘙痒和毛发油腻，脱发多难以再生而呈永久性脱发。

2. 白秃疮 白秃疮为多发于儿童的浅部真菌病。表现为头部圆形区域有白色鳞屑，毛发出头皮后折断，残留毛根，长短不齐，自觉瘙痒。真菌检查阳性。

3. 面游风 面游风患者头发稀疏，可散在脱落，多从额头开始逐渐向前头及颅顶蔓延，皮损处覆盖有糠秕状或油腻性鳞屑，自觉瘙痒。

【治疗】

治疗本病的关键是解除病因，树立信心，保持良好情绪，同时给予中医内治法。实证以清以通为主，血热清则血循其经，血瘀祛则新血易生；虚证以补摄为要，精血得补则毛发易生。选用适当的外治或其他疗法能促进毛发生长。

（一）辨证论治

1. 血热风燥证

证候：突然脱发成片，偶有头皮瘙痒，或伴头部烘热；伴心烦易怒，急躁不安。舌质红，苔薄，脉弦。

治法：凉血息风，养阴护发。

方药：四物汤合六味地黄汤加减。

2. 气滞血瘀证

证候：病程较长，头发脱落前先有头痛或胸胁疼痛等症；伴噩梦多，烦热难眠。舌质暗红，有瘀点、瘀斑，苔薄，脉沉细。

治法：通窍活血，祛瘀生发。

方药：通窍活血汤加减。

3. 气血两虚证

证候：多在病后或产后头发呈斑块状脱落，并呈渐进性加重，范围由小变大，毛发稀疏枯槁，触摸易脱；伴唇白，心悸，气短懒言，倦怠乏力。舌质淡，苔薄白，脉细弱。

治法：益气补血。

方药：八珍汤加减。

4. 肝肾不足证

证候：病程日久，平素头发焦黄或花白，发病时呈大片均匀脱落，甚或全身毛发脱落；伴头昏，耳鸣，目眩，腰膝酸软。舌质淡，苔薄，脉细。

治法：滋补肝肾。

方药：七宝美髯丹加减。

（二）中医外治法

鲜生姜切片外搽，每天2次；10%辣椒酊、5%~10%斑蝥酊或10%补骨脂酊外搽，每天2次。

【预防与调护】

1. 生活起居规律，保持充足的睡眠。
2. 应保持心情舒畅，忌烦恼、紧张、郁怒、忧思等负面情绪。
3. 饮食有节，营养全面均衡，注意保护脾胃功能。
4. 宜加强户外活动与身体锻炼，脱发区宜适时暴露于阳光之下。

岗位对接

　　皮肤是人体的重要器官，是人体的第一道防御屏障，参与人体免疫。学习时要注意了解皮肤的解剖生理、常见致病因素的致病特点、皮疹的概念、外用药物剂型及其选择原则，及西医西药治疗。对常见的皮肤病，如癣、疥疮、热疮、蛇串疮、疣、黄水疮、漆疮、湿疮、瘾疹、药疹、白疕、红蝴蝶疮、摄领疮、风瘙痒、粉刺、黧黑斑、白癜风、油风等，在熟悉其概念、发病特点、病因病机、诊断与鉴别诊断、治疗方案的选择和内外治疗方法，及预防与调摄的基础上，重点掌握皮肤病的病因病机、辨证、治法。如头癣、手足癣、体癣和花斑癣的临床特点与诊断，癣的治疗；疥疮的病因病机、临床特点、治疗与预防；热疮的概念与特点、辨证论治；蛇串疮的概念与特点、辨证论治，各型疣的特点与好发部位，寻常疣、扁平疣、传染性软疣的治疗；黄水疮的概念与特点、辨证论治；漆疮的诊断要点，漆疮与急性湿疮的鉴别，漆疮的治疗；湿疮的临床特点、病因病机、辨证治疗；瘾疹的诊断与治疗；药疹的病因病机、诊断、治疗、预防与调护；白疕（寻常型）的皮损特点、辨证治疗；红蝴蝶疮的皮损特点、辨证治疗；摄领疮的皮损特点、治疗；风瘙痒的皮损特点、治疗；粉刺的皮损特点、治疗；黧黑斑的皮损特点、治疗；白癜风的皮损特点、治疗；油风的概念与特点、辨证论治。

目标检测

答案解析

一、单项选择题

1. 引起脓疱的病邪为（　　）

　　A. 风　　　　　　B. 湿　　　　　　C. 热　　　　　　D. 虫　　　　　　E. 毒

2. 以苔藓样变为主的皮肤病外用药物剂型宜选（　　）

　　A. 洗剂　　　　　B. 油剂　　　　　C. 酊剂　　　　　D. 软膏　　　　　E. 粉剂

3. 治疗疥疮的外用药物宜选用（　　）

　　A. 青黛膏　　　　B. 青黛散　　　　C. 炉甘石洗剂　　　D. 硫黄软膏　　　E. 激素软膏

4. 蛇串疮的自觉症状特征为（　　）

　　A. 瘙痒　　　　　B. 奇痒　　　　　C. 微痒　　　　　D. 患部神经痛明显 E. 灼痛

5. 黄水疮的好发对象为（　　）

A. 儿童　　　　B. 青少年　　　　C. 青年　　　　D. 青壮年　　　　E. 中老年

6. 治疗漆疮的关键在于（　　）

A. 坚持内服药物　　　　　B. 坚持外用药物　　　　　C. 足疗程

D. 避免刺激物　　　　　E. 寻找致敏物质，并脱离接触

7. 下列不属于急性湿疮特点的是（　　）

A. 皮损呈多形性　　B. 常对称分布　　C. 边界清楚　　D. 自觉瘙痒　　E. 渗出明显

8. 下列不属于风疹块临床表现的是（　　）

A. 常突然发病　　　　　B. 皮疹多成批发生　　　　C. 皮疹时隐时现

D. 退后多留有色素沉着　　　　E. 瘙痒较剧

9. 药疹治疗的首要环节为（　　）

A. 尽快应用皮质类固醇激素　　　　　　　B. 尽快采用中西医结合治疗

C. 立即停用可疑致敏药物及化学结构相似药物　　　D. 多饮水以加强药物排泄

E. 防止并发症的发生

10. 摄领疮的特征性皮损为（　　）

A. 丘疹　　　　B. 斑丘疹　　　　C. 苔藓样变　　　　D. 糜烂渗出　　　　E. 色素沉着

11. 粉刺的皮损主要是（　　）

A. 风团　　　　B. 毛囊性丘疹　　　　C. 丘疱疹　　　　D. 脓疱　　　　E. 扁平丘疹

12. 黧黑斑西医称之为（　　）

A. 黄斑　　　　B. 暗斑　　　　C. 色素斑　　　　D. 肝斑　　　　E. 黄褐斑

13. 日晒后加重的皮肤病有（　　）

A. 白疕　　　　B. 红蝴蝶疮　　　　C. 摄领疮　　　　D. 蛇串疮　　　　E. 粉刺

14. 药疹潜伏期第一次用药通常是（　　）

A. 30天以上　　B. 5~20天　　C. 24小时　　D. 1周　　E. 2天

15. 下列关于白疕的表现说法错误的是（　　）

A. 薄膜现象　　B. 红斑鳞屑　　C. 露滴现象　　D. 同形反应　　E. 夏发冬愈

16. 摄领疮的好发部位为（　　）

A. 项后部　　　　B. 两手掌心　　　　C. 口唇周围　　　　D. 外阴周围　　　　E. 肛门周围

17. 黧黑斑的主要病因为（　　）

A. 肝郁、肾虚　　B. 肺虚、肝郁　　C. 心火上炎　　D. 脾虚湿盛　　E. 胃热壅盛

18. 摄领疮患者见皮疹色红；伴烦躁易怒、失眠多梦、眩晕、心悸、口苦咽干；舌边尖红，脉弦数。证属（　　）

A. 肝郁化火　　B. 肝肾不足　　C. 肝郁痰凝　　D. 肾阳亏虚　　E. 风热蕴结

19. 粉刺患者见颜面潮红，以散在丘疹损害为主，色淡红或正常肤色，头面油腻现象不显；舌尖红，苔薄黄，脉弦或弦数。证属（　　）

A. 脾虚湿盛　　B. 肺经风热　　C. 热毒蕴结　　D. 阳热克阴　　E. 肝郁气滞

20. 白疕患者见皮疹部分消退，红斑转淡，鳞屑减少，表面干燥，痒感减轻；伴有面白神疲、头晕心悸、寐少梦多，妇女月经量少；舌质淡，苔少，脉细。方用（　　）

A. 龙胆泻肝汤　　B. 枇杷清肺饮　　C. 黄连解毒汤　　D. 当归饮子　　E. 银翘散

二、简答题

1. 皮肤病外用药物剂型的选择原则，及其预防与护理内容有哪些？

2．蛇串疮的主要病因病机、诊断与治疗要点是什么？

3．瘾疹如何辨证论治？

4．白疕如何分证论治？

5．白癜风的诊断要点有哪些？

（宫少波 姜 蕾）

书网融合……

知识回顾 习题

PPT

第八章 | 性传播疾病

学习目标

知识要求：

1. 掌握性传播疾病的诊断、治疗。
2. 熟悉性传播疾病的病因病机。
3. 了解性传播疾病的预防与调护。

技能要求：

熟练掌握性传播疾病的检查技能。

第一节　概　论

【概述】

性传播疾病（STD）系指主要通过直接性接触、间接性接触、类似性行为所传播的一类传染性疾病，主要病变发生在泌尿生殖器部位。亦可侵犯泌尿生殖器官所属的淋巴结，还可通过血行播散到全身各重要组织和器官造成损害。

传统上，将梅毒、淋病、软下疳、腹股沟肉芽肿、性病性淋巴肉芽肿称为经典性病。近年来，性传播疾病的病种范围扩大，非淋菌性尿道炎、尖锐湿疣、生殖器疱疹、阴道滴虫病、疥疮、阴虱病、阴部念珠菌病、乙型肝炎、传染性软疣、艾滋病等也列入其中。

【病因病机】

引起性传播疾病的常见病原体见表8-1-1。

表8-1-1　常见病原体引起性病一览表

病原体	引起性病
衣原体	沙眼衣原体可引起非淋菌性尿道炎
支原体	解脲支原体是非淋菌性尿道炎的主要病因
细菌	淋病双球菌等可引起淋病
真菌	白色念珠菌可引起生殖器念珠菌病
螺旋体	梅毒螺旋体可致梅毒
原虫	阴道毛滴虫可致生殖器滴虫病
寄生虫	疥虫可致疥疮，阴虱可致阴虱病

性传播疾病的传播途径主要有：性行为传播（主要传播方式为性交，其他性行为如口交、肛交、手淫、接吻、触摸等增加感染机会）、间接接触传播、血源性传播、母婴传播和医源性传播。

【诊断与鉴别诊断】

一般根据病史，特别是不洁性接触史，生殖器部位的临床表现及实验室相关特异性病原学检查可做出诊断。

（一）临床表现

1. 有不同程度的尿频、尿急、尿痛和尿道分泌物，尿道分泌物常为脓性或黏液脓性，尿道内有瘙痒或烧灼感。

2. 外生殖器或肛门周围有集簇或散在的小水疱，2~4日后破溃形成糜烂或浅溃疡，有一定硬度，或手心、脚心可见暗红色或淡褐色环状脱屑性斑疹等，梅毒疹可遍及躯干、面部、手心、脚底等部位。局部有烧灼、针刺感，自觉疼痛或感觉异常，腹股沟淋巴结常肿大，有压痛等，可能出现发热、头痛、乏力等全身症状。

3. 生殖器、会阴或肛门周围，可见红色、灰白色或灰褐色丘疹或乳头状、鸡冠状或菜花状高起的赘生物。自觉有痒感、异物感、压迫感或疼痛，常因皮损脆性增加而出血也是性病的常见症状。

（二）辅助检查

主要有生殖器体检、病原学检查、血清学试验等。

【治疗】

本病应诊断明确，早期、足量、规则治疗，治疗后追踪观察，对传染源和性接触者同时做检查和治疗。

由细菌、衣原体、支原体、螺旋体等病原体引起的性传播疾病，如淋病、非淋菌性尿道炎、梅毒（早期梅毒）、软下疳等，使用合适的抗生素治疗，可达到临床和病原学治愈。由病毒感染引起的性传播疾病，如生殖器疱疹、尖锐湿疣、艾滋病等，在相当一段时期内无法彻底清除病毒，不能达到病原学治愈，但通过抗病毒治疗可以产生抑制作用，达到临床治愈。生殖器疱疹或尖锐湿疣容易复发正是基于此原因。

【预防与调摄】

平时洁身自好，防止不洁性行为；正确使用避孕套，采取安全性行为；拒绝毒品，不与他人共用注射器；生殖器部位出现可疑症状时及时到正规医院早诊断、早治疗；配偶双方同时进行配合治疗；家庭清洁卫生，防止生活用品交叉感染等。

第二节　淋　病

【概述】

淋病是由淋球菌（又称淋病奈瑟菌）感染泌尿生殖系统所引起的性传播疾病。临床上以尿道刺痛、尿道口排出脓性分泌物为特征。发病率高，居性传播疾病之首，是防治的重点。主要通过性交传染，偶尔通过接触淋病患者的分泌物或被淋球菌污染的衣物等间接传染。《金匮要略》云："淋之为病，小便如粟状，小腹弦急，痛引脐中。"属于中医学"淋证""淋浊"范畴。

【病因病机】

淋球菌属革兰阴性双球菌，呈卵圆形或肾形，成对排列。人是其唯一的天然宿主，多侵犯黏膜。淋球菌不耐热，一般消毒液与肥皂液即能使其快速灭活。

中医学认为，因不洁性交或误用污染器具，湿热秽浊由前阴窍口入侵下焦而致淋病。日久及肾，导致肝肾阴亏，瘀结内阻，由实转虚，形成虚证或虚实夹杂之证。

【诊断与鉴别诊断】

（一）临床表现

本病多发生于青壮年，有不洁性交或间接接触传染史。潜伏期一般为2~10天，平均3~5天，此期仍有传染性。可分为单纯性淋病、播散性淋病、有并发症的淋病。

1. **单纯性淋病** 包括淋菌性尿道炎、淋菌性宫颈炎、淋菌性肛门直肠炎、淋菌性咽炎、淋菌性结膜炎。

（1）男性淋病 几乎均由性接触感染。主要表现为尿道炎，按解剖位置可分为前尿道炎和后尿道炎，按病程分为急性淋病和慢性淋病。

1）急性淋病：大多数症状和体征较明显。初为前尿道炎，以后发展成后尿道炎。初期尿道口稍红肿发痒及轻度刺痛，有少量稀薄黏液流出，排尿不适，24小时后病情加重。尿道口红肿，排尿开始时出现尿道口刺激症状，即尿频、尿急、尿痛，排尽后疼痛减轻，可伴有包皮龟头炎、嵌顿包茎、腹股沟淋巴结炎等。尿道口初出现浆液性分泌物，以后逐渐出现黄色黏稠的脓性分泌物，或自行流出污染内裤，或为半球状聚在尿道口，清晨起床后分泌物尤甚。有时脓痂堵住尿道外口，尿液呈乳白浑浊样。若不治疗或治疗不彻底，可出现终末血尿、血性精液、会阴部轻度坠胀、入夜阴茎痛性勃起等现象。全身症状一般较轻，个别出现发热、全身不适、食欲不振等。

2）慢性淋病：多由治疗不当引起，淋球菌潜伏于尿道体、尿道隐窝、尿道旁腺等处，或嗜酒、性交等因素影响，急性淋病转为慢性淋病。也有因患者体质虚弱或伴贫血、结核，病情一开始即为慢性淋病。此型临床表现为排尿时尿道灼热或轻度刺痛，常可见终末血尿。尿道外口不见排脓，挤压阴茎根部或用手指压迫会阴部，尿道外口仅见少量稀薄浆液性分泌物渗出。伴慢性腰痛，会阴部胀感，夜间遗精，精液带血。淋病反复发作者，可出现尿道狭窄，少数可引起输精管狭窄或梗死，发生精液囊肿。

（2）女性淋病 大多女性患者无症状或症状轻微，急、慢性淋病症状不易区分。

1）急性淋病：好发于宫颈内膜和尿道。①淋菌性宫颈炎表现为阴道分泌物异常或增多，初为黏液性，后变成脓性，宫颈充血，宫颈触痛，外阴和阴道内有烧灼感或刺痒，少数会有下腹部坠痛、隐痛、腰痛。②淋菌性尿道炎表现为尿频、尿急、尿痛，排尿时有烧灼感，出现尿道口充血、压痛，溢脓。③淋菌性前庭大腺炎表现为前庭大腺红、肿、热、痛，严重时形成脓肿，触痛明显，可有发热、畏寒等全身症状。④幼女淋菌性外阴阴道炎表现为外阴阴道炎，继发外阴炎，外阴红肿、灼痛，阴道及尿道有黄绿色脓性分泌物等，可有糜烂、渗液和淋病性尿道炎表现，部分可累及肛门、直肠，多数为接触被淋球菌污染的衣物、毛巾等传染而致。

2）慢性淋病：常由急性转变而来，一般症状较轻，部分患者有下腹坠胀，腰酸背痛，白带较多，下腹疼痛，月经过多，盆腔炎，少数可引起不孕、宫外孕等。

（3）淋菌性肛门直肠炎　轻者无症状，重者直肠明显刺痛或烧灼感。主要表现为肛门瘙痒、灼热感，有黏液、脓性分泌物或少量血液排出；重者可有里急后重，排出大量脓性和血性分泌物。

（4）淋菌性咽炎　大部分无临床症状，少数有轻度咽炎、扁桃体炎、咽干、咽痛、吞咽痛等表现，偶伴有发热和颈淋巴结肿大。

（5）淋菌性结膜炎　主要表现为眼结膜充血水肿，黄白色黏稠脓液，检查发现角膜浑浊、溃疡或穿孔，导致失明。新生儿一般是经产道被传染，多双侧发病；成人多为自我接种或接触被淋球菌污染的物品所致，多单侧发病。

2. **播散性淋病**　少见，病情严重而治疗不及时者常发生。淋球菌通过血管和淋巴管播散全身，出现菌血症、败血症，甚至死亡。表现有发热、寒战、全身不适，膝、肘、腕、踝等四肢关节附近出现散在红斑，随后变成脓疱、血疱或中心坏死；同时引起关节炎（疼痛、肿胀等）、腱鞘膜炎、心内膜炎、肝炎等。诊断主要根据临床表现与皮疹、血液、关节液等处的淋球菌培养阳性。

3. **有并发症的淋病**　男性淋病可合并淋菌性前列腺炎、淋菌性附睾炎、淋菌性精囊炎、膀胱炎、蜂窝织炎、海绵体炎等。

女性淋病若波及盆腔等处，则易并发淋菌性盆腔炎、输卵管炎、子宫内膜炎等，偶可继发卵巢脓肿、盆腔脓肿、腹膜炎等。反复发作可造成输卵管狭窄或闭塞，可引起异位妊娠、不孕或慢性下腹痛等。

（二）辅助检查

淋病的实验室检查有涂片、培养和血清学检查等。感染急性期检查常用直接涂片，慢性淋病患者与无症状感染者检查常用分离培养。涂片染色镜检可见大量多形核细胞，细胞内外可找到成双排列、呈肾形的革兰阴性双球菌。培养菌落在血平皿上可形成圆形、稍凸、湿润、光滑、透明到灰白色的菌落，符合淋球菌特性。

（三）鉴别诊断

以下疾病均不能找到淋球菌。

1. **非淋菌性尿道炎**　该病主要由沙眼衣原体和解脲支原体感染所引起，其潜伏期较长，尿道炎症较轻，尿道分泌物少，分泌物查不到淋球菌，可做衣原体、支原体检测。

2. **非特异性尿道炎**　该病有明显的发病诱因，如导尿或留置导尿管，以及泌尿生殖道或邻近脏器炎症等，分泌物检查可见革兰阳性或阴性细菌。

【治疗】

（一）辨证论治

1. **湿热毒蕴证**

证候：急性发作，尿急、尿频、尿痛，淋漓不止，尿液浑浊如脂，尿道口红肿溢脓；女性宫颈充血、触痛，并有脓性分泌物，可有阴阜肿大。舌红，苔黄腻，脉滑数。

治法：清热利湿，解毒化浊。

方药：龙胆泻肝汤加减。

2. **阴虚毒恋证**

证候：病程较长。小便短涩、淋沥不尽；伴腰酸腿软，五心烦热，酒后或疲劳易发，食少纳差，女性带下多。舌红，苔黄或腻，脉细数。

治法：滋阴降火，利湿祛浊。

方药：知柏地黄丸加减。

3. 湿毒瘀结证

证候：多见于伴有并发症者。小便淋涩不畅，余沥不尽，腰腹会阴有下坠感，男子前列腺肿，窍口溢浊；女子下腹隐痛，外阴瘙痒，带下多。腰膝酸软，渴不欲饮，可伴全身不适，低热。舌质暗红，或有瘀点，苔薄黄，脉弦滑。

治法：清热利湿，解毒化瘀

方药：萆薢分清饮加减。

（二）中医外治法

可选用土茯苓、地肤子、苦参、芒硝各30g，煎水外洗局部，每天3次。

（三）其他疗法

应早期选用以下抗生素治疗，及时、足量、规则用药。

1. 青霉素类　普鲁卡因青霉素G 480万单位，每日1次，肌内注射；氨苄西林3.5g，每日1次，口服或肌内注射，并加服丙磺舒1.0g，每日1次。

2. 喹诺酮类　诺氟沙星800mg，每日1~2次，口服；氧氟沙星400mg，每日1~2次，口服，共服10天。

3. 其他类　大观霉素2g，每日1次，肌内注射；或头孢曲松250mg，每日1次，肌内注射。急性期且为初次感染者，给药1~2次即可，慢性者应给药7天以上。或选用复方新诺明、四环素、多西环素等口服，连续用药7天。

淋病的判愈标准：治疗结束2周内无性接触情况下，症状和体征全部消失；治疗结束后4~7天做淋球菌涂片和培养均呈阴性。

【预防与调护】

1. 杜绝不洁性交。
2. 积极治疗性伴侣。
3. 忌烟酒及辛辣之品。

附：非淋菌性尿道炎

【概述】

非淋菌性尿道炎（NGU）是由沙眼衣原体或支原体引起的尿道炎，是一种常见的性传播疾病。主要通过性接触传播，以性活跃期的中青年多见，属中医学"淋证""淋浊""白浊"范畴。

【病因病机】

中医学认为，邪毒湿热由阴窍侵入，蕴积膀胱，熏灼尿道；或肝郁脾湿，久而化火，或过纵色欲而肾气不固，膀胱气化功能失调，三焦水道通调不利而发为本病。

主要病原体为沙眼衣原体、解脲支原体。阴道滴虫、白色念珠菌、乳头瘤病毒、单纯疱疹病毒、巨细胞病毒等亦可致本病。

【诊断与鉴别诊断】

（一）临床表现

似淋病而较其症状轻。潜伏期长短不一，平均1~3周。

男性非淋菌性尿道炎：主要表现为尿道刺痒、尿痛及烧灼感，程度比淋病轻，尿道口轻度红肿，有清稀的黏液性分泌物，量也较少。或结成糊状封住尿道口，可并发附睾炎、前列腺炎。

女性非淋菌性泌尿生殖道炎：尿道炎症状常轻微，甚至无症状，子宫受累明显。一般无尿痛或有轻微的尿痛。宫颈充血水肿、糜烂，检查可见表面肥大性滤泡，分泌物增多，性交后出血。还可并发输卵管炎、前庭大腺炎、阴道炎、子宫内膜炎、宫外孕、不孕症等。

（二）辅助检查

淋球菌涂片及培养阴性，血清补体结合试验、免疫荧光法检查、酶联免疫反应阳性，有条件可分离培养衣原体、支原体等病原微生物。

【治疗】

（一）辨证论治

1. 下焦湿热证

证候：尿频尿痛，浑浊如脂，尿道刺痒，有烧灼感，女子带下，外阴瘙痒，伴口苦口干。舌红，苔黄腻，脉滑数。

治法：清热除湿，分清泌浊。

方药：萆薢分清饮加减。

2. 热毒蕴结证

证候：小便赤色，窍口溢浊较多，灼痒疼痛，男子睾丸坠痛，女子黄白带下，伴少腹胀满拘急，胸胁痞满纳差，会阴有坠胀感。舌质红，苔黄，脉弦滑。

治法：清热解毒，除湿化瘀。

方药：石韦散加减。

3. 脾肾亏虚证

证候：病程长，排尿不爽，淋沥不尽，窍口有稀浊外溢，尿道不适。男子不育；女子不孕，带下绵绵，经少色紫暗。伴腰膝酸软、神疲困惫。舌淡，苔白，脉细涩。

治法：健脾益肾，化瘀散结。

方药：菟丝子丸加减。

（二）中医外治法

可选用蚤休、贯众、败酱草、蒲公英等煎水外洗。

（三）其他疗法

可酌情选用多西环素0.1g，每天2次，或阿奇霉素1.0g，一次顿服，饭前1小时或饭后2小时服用。亦可服多西环素、米诺环素、罗红霉素、氧氟沙星、环丙沙星等内服，孕妇禁用多西环素和氧氟沙星。

【预防与调护】

忌房事及烟酒、辛辣之品。

第三节　梅　毒

【概述】

梅毒是由梅毒螺旋体引起的一种全身性、慢性传染性疾病，是危害性极大的性传播疾病。早期主要表现为皮肤黏膜损害，晚期可造成心血管、中枢神经系统、骨骼及眼部等多器官组织的病变。梅毒在16世纪传入我国，主要通过性接触和血液传播，偶尔通过接吻、哺乳，或接触患者污染的衣物等途径间接传染。属于中医"霉疮""疳疮""花柳病""杨梅疮"等范畴。因患处皮肤溃烂之处"以其肿突红烂，状如杨梅，故名杨梅疮"。

《霉疮秘录》中载本病："酷烈匪常，入体沦肌，流经走络……或攻脏腑，或巡孔窍……可致形损骨枯，口鼻俱废，甚则传染妻妾，丧身绝育，移患于子女。"中医学提出解毒、清热、杀虫为本病的主要治法，开创了用砷剂治疗梅毒的先河。

【病因病机】

梅毒的病原体为梅毒螺旋体（TP），其折光性强，不易着色，故又被称为苍白螺旋体。这是一种小而纤细、形似细密的弹簧，弯曲规则的螺旋状微生物。梅毒螺旋体系厌氧微生物，离开人体不易生存，对温度、干燥均特别敏感，离体干燥1~2小时即死亡，不耐温热，对化学消毒剂敏感，煮沸、干燥、肥皂水、日光以及一般消毒液均可迅速将其杀灭。

梅毒螺旋体主要通过性交等方式由破损处传染，有直接或间接途径。梅毒患者是唯一的传染源，在感染梅毒螺旋体后，梅毒螺旋体大量分布于早期感染者皮肤黏膜损害表面，也常见于血液、唾液、乳汁、精液、尿液、阴道分泌物，经黏膜或破损皮肤进入机体后即在侵入处组织中繁殖，于外生殖器处形成硬下疳，成为一期梅毒。常见传播途径有以下几种。

1. 性接触　患病者约95%是经过性接触传染的，早期梅毒传染性最强，2年后的梅毒传染性逐年下降，4年后的梅毒基本无传染。

2. 母婴传播　患梅毒的母亲在妊娠4个月后可通过胎盘与脐静脉传染给胎儿。

3. 其他　接吻、握手、接触污染物、哺乳等而感染。

由于局部免疫反应，部分螺旋体被消灭，局部损害逐渐消退，成为一期潜伏梅毒；硬下疳消退后约6周，潜伏的螺旋体大量繁殖，进入血液循环，侵入多种组织内，全身皮肤黏膜广泛出现梅毒疹，成为二期梅毒。由于机体的免疫力，皮肤黏膜的梅毒疹也可消退，但当机体的抵抗力低下时，未被自身免疫力消灭的梅素螺旋体仍然可以引起皮损的再发，成为二期复发性梅毒。一、二期梅毒统称为早期梅毒。2年或4年后进入晚期，此期可为无症状的晚期隐性梅毒。如有复发，则可侵犯任何组织，如皮肤黏膜、神经系统及心血管系统等重要脏器，受累组织内梅毒螺旋体虽少，但具有极大的破坏性而致组织缺损及功能障碍，成为三期梅毒。孕妇患者，其病原体可经胎盘进入胎儿血液循环，致胎传梅毒。

中医学认为，淫秽疫毒，可与湿热、风邪杂合致病。传播方式主要是直接传染，间有间接传染和胎中染毒。邪之初染，疫毒结于阴器及肛门等处，发为疳疮后疫毒内侵，伤及骨髓、关窍、脏腑，变化多端，证候复杂。

【诊断与鉴别诊断】

（一）分类

1. 获得性梅毒（后天梅毒）
（1）早期梅毒　感染在2年内，分为一期、二期与早期潜伏梅毒。
（2）晚期梅毒　感染在2年以上，分为三期与晚期潜伏梅毒。

2. 先天性梅毒（胎传梅毒）　分为早期先天梅毒（2岁以内发病）和晚期先天梅毒（2岁以后发病）。

（二）临床表现

1. 获得性梅毒
（1）一期梅毒　主要表现为硬下疳与硬化性淋巴结炎。硬下疳发生于不洁性交后2~4周，常发生在外生殖器部位，如阴茎冠状沟、龟头、包皮、大小阴唇、阴唇系带、会阴、宫颈，少数发生在唇、咽等处。硬下疳常为单个，偶为多个，初为无痛性炎性红斑，很快发展成无痛性炎性丘疹，数天内形成硬结，继之轻度糜烂或成浅表性溃疡。典型的硬下疳表现为圆形或椭圆形无痛性溃疡，直径1~2cm大小或更大，溃疡边缘水肿并稍隆起，基底平坦呈肉红色，表面有浆液性分泌物，境界清楚，触之有软骨样硬度；分泌物中含有大量的TP，传染性极强。常无自觉症状。未经治疗可3~4周自行消退，留有暗红色浅表性瘢痕或色素沉着。硬化性淋巴结炎常在硬下疳出现1~2周后，同侧腹股沟或患处附近淋巴结肿大，散在不融合，质地较硬，不痛，表面无红、肿、热、痛与破溃，穿刺液中含有大量的TP。消退需要数月。

（2）二期梅毒　一期梅毒未经治疗或治疗不彻底，在感染后7~10周或硬下疳出现后6~8周，TP由淋巴系统进入血液循环引起皮肤黏膜与系统损害，称二期梅毒。早期症状有流感样综合征，表现为头痛，恶寒，低热，乏力，肌肉及骨关节疼痛，纳差、恶心、呕吐，全身淋巴结肿大，继而出现皮肤黏膜损害、骨损害、眼梅毒、神经梅毒等。

1）皮肤黏膜损害：分布广泛、对称，自觉症状轻微，破坏性小，皮疹和分泌物可查到大量的TP，传染性强；不经治疗数周后可自行消退。主要表现有下列几种。

①皮损：斑疹性梅毒疹出现圆形或椭圆形斑，颜色呈玫瑰色或褐红色，直径1~2cm，不融合，2~3周可自行消退，易复发。丘疹性梅毒疹出现在二期梅毒晚期，皮损为丘疹，大小不一，表面光滑或有鳞屑，呈肉红色或铜红色，分布于面部、躯干、四肢、掌跖。掌跖梅毒疹发生于掌跖部，圆形斑疹或斑丘疹，呈铜红色或暗红色，有领圈样脱屑，互不融合，大小不一。斑疹、斑丘疹、丘疹性梅毒疹、毛囊疹、脓疱疹、溃疡疹等损害可以单独或合并出现。

②扁平湿疣：好发于肛门周围、外生殖器等皮肤互相摩擦和皱褶多汗部位，如肛周、外生殖器、会阴、腹股沟等。皮损开始为表面湿润的扁平丘，逐渐扩大或融合成扁平状斑块，稍高出皮面，界限清

楚，表面糜烂，直径1~3cm，边缘整齐或呈分叶状，周围暗红色浸润，表面糜烂渗液，内含大量TP。多无自觉症状，少数患者有灼热、痛痒感。

③梅毒性秃发：脱发呈虫蚀状，好发后枕部、侧头部，约0.5cm大小。

④黏膜损害：黏膜红肿及糜烂，黏膜斑内含大量TP，表面可覆有灰白色膜状物，边界清楚。

2）其他表现：二期梅毒可出现骨损害、眼损害、神经损害等。骨损害多发生在四肢的长骨和大关节，也可发生于骨骼肌的附着点，如长骨鹰嘴、髂骨峰及乳突等处，出现骨膜炎及关节炎，疼痛在晚上休息时重，白天活动时轻。

二期眼梅毒可发生虹膜炎、虹膜睫状体炎、视神经炎和视网膜炎等；也可出现二期神经梅毒等。

（3）三期梅毒　早期梅毒未治疗或治疗不彻底，在感染后约40%患者发生三期梅毒。病程长，易复发，除皮肤黏膜损害外，常侵犯多个脏器，破坏性大，尤其是心血管与中枢神经系统，此期的传染性降低。

1）皮肤黏膜损害：多为局限性、孤立性、浸润性斑块或结节，发展缓慢，破坏性大，愈后留有瘢痕。

①结节性梅毒疹：皮损为豌豆至扁豆大小铜红色浸润性结节，呈簇集或环状排列，表面光滑，互不融合，周围浸润，质硬，可溃破，愈后留有萎缩性瘢痕。皮损迁延数年。常无自觉症状。

②树胶样肿：又称梅毒瘤，是三期梅毒的标志，好发于小腿处。皮损为单发无痛性皮下深在性结节，逐渐增大与皮肤粘连，继之中心软化溃破，溃疡基底不平，境界清楚，有黏稠树胶状分泌物渗出。持续数月至2年，愈后留下瘢痕。树胶样肿发生在上腭、鼻中隔可形成鞍鼻，引起吞咽困难及发音障碍。少数可发生喉树胶肿而引起呼吸困难、声音嘶哑。

2）其他表现：可发生虹膜睫状体炎、视网膜炎及角膜炎等眼损害，梅毒性主动脉炎、梅毒性主动脉瓣闭锁不全、梅毒性主动脉瘤和梅毒性冠状动脉口狭窄等心血管损害，还有骨损害、神经系统损害。

2. 先天性梅毒　胎传梅毒是母体内的梅毒螺旋体由血液通过胎盘传入胎儿血液中，导致胎儿感染的梅毒。多发生在妊娠4个月后。发病小于2岁者称早期胎传梅毒，大于2岁者称晚期胎传梅毒。胎传梅毒不发生硬下疳，常有严重的内脏损害，对患儿的健康影响很大，病死率高。

（1）早期先天梅毒　常在出生后3周至3个月发病，表现为消瘦、皮肤松弛多皱褶，哭声嘶哑，发育迟缓。早期有淋巴结肿大和梅毒性鼻炎，皮损有斑疹、斑丘疹、水疱、大疱、脓疱等，口角与肛周放射性皲裂或瘢痕，与获得性二期梅毒疹相似。

多分布在头面、肢端、口周皮肤，口周可见皲裂，愈后留有辐射状瘢痕。大部分患儿可有脾肿大、肝大，少数出现活动性神经梅毒。

（2）晚期先天梅毒　皮疹与获得性三期梅毒相似，主要为树胶肿。患儿发育不良，智力低下，可有前额圆凸、镰刀胫、马鞍鼻、哈钦森齿（门牙基底窄，游离缘呈半月状缺损，牙排列不齐且稀疏）、桑椹齿（第一白齿较小，牙尖较底向中扁，形如桑椹）、锁骨胸骨关节骨质肥厚（胸骨与锁骨连接处发生骨疣所致）、视网膜炎、角膜炎、神经性耳聋。皮肤黏膜损害与成人相似。哈钦森齿、神经性耳聋与间质性角膜炎称哈钦森三联症。

3. 潜伏梅毒　患者有梅毒感染史，未经治疗或用药剂量不足，无临床症状，梅毒血清试验阳性，排除其他可引起血清反应阳性的疾病存在，脑脊液正常，称为潜伏梅毒。若感染期限在2年以内者称为早期潜伏梅毒，早期潜伏梅毒随时可发生二期复发损害，有传染性；病程在2年以上者称为晚期潜伏梅毒，少有复发和传染性，但女性患者仍可经过胎盘而传给胎儿，发生胎传梅毒。

（三）辅助检查

1. 梅毒螺旋体检查 用于早期梅毒诊断。

2. 梅毒血清学试验

（1）非梅毒螺旋体抗原血清试验 有性病研究实验室试验、不加热血清反应素试验、快速血浆反应素环状卡片试验。

（2）梅毒螺旋体抗原血清试验 有荧光螺旋体抗体吸收试验、梅毒螺旋体血凝试验。此类只适用梅毒的确诊试验，即使梅毒已治愈，此类试验仍能长期持续阳性，所以不能作为疗效观察、复发和再感染的指标。梅毒螺旋体抗原血清试验显示梅毒螺旋体阳性，或蛋白印迹试验阳性均有利于诊断。

3. 脑脊液检查 脑脊液VDRL试验是诊断神经梅毒的可靠依据，脑脊液白细胞计数是判断疗效的敏感指标。

（四）鉴别诊断

一期梅毒应与软下疳、固定型药疹、生殖器疱疹、白塞病等相鉴别。二期梅毒应与玫瑰糠疹、病毒疹、寻常型银屑病、股癣等相鉴别。三期梅毒应与麻风、皮肤结核、皮肤肿瘤等相鉴别。以上这些疾病的梅毒螺旋体或梅毒血清试验均为阴性。

1. 玫瑰糠疹 皮损为椭圆形，红色或紫红色斑，其长轴与皮纹平行，附有糠状鳞屑，常可见较大母斑，自觉瘙痒，淋巴结无肿大，梅毒血清反应阴性。

2. 软下疳 潜伏期短，发病急，炎症明显，基底柔软，溃疡较深，表面有脓性分泌物，疼痛剧烈，常多发。

3. 药物性皮炎 有用药史，潜伏期24小时至数日，局部红斑、水疱、糜烂、渗水，自觉灼热瘙痒。梅毒血清反应阴性。

4. 性病性淋巴肉芽肿 初起为炎症性丘疹，疼痛且有淋巴结肿大，化脓粘连，形成窦道。

【治疗】

本病的治疗原则为早诊断、早治疗、剂量足、疗程足。

（一）辨证论治

1. 肝经湿热证

证候：外生殖器及肛门等处有单个质硬丘疹，四周焮肿，患处灼热，腹股沟部有杏核或鸡卵大，色白坚硬，或出现胸腹、腰、四肢屈侧及颈部杨梅疹、杨梅痘或杨梅斑；伴口苦纳呆，小便短赤，大便秘结。舌红，苔黄腻，脉弦数。

治法：清肝解毒，利湿化斑。

方药：龙胆泻肝汤加减。

2. 脾虚湿蕴证

证候：疮面破溃，或结毒遍生，色泽暗褐，或皮肤水疱，滋流黄水，或腐肉败脱，久不收口；伴筋骨酸痛，胸闷纳呆，食少便溏，肢倦体重。舌淡胖，苔腻，脉滑。

治法：健脾化湿，解毒化浊。

方药：芎归二术汤加减。

3. 痰瘀互结证

证候：疮色紫红，四周坚硬突起，或横痃质坚韧，或杨梅结呈紫色结节，或腹硬，肝脾肿大。舌暗红，苔黄，脉细涩。

治法：祛瘀解毒，化痰散结。

方药：二陈汤合消疬丸加减。

4. 气血两虚证

证候：病程日久，结毒溃面苍白，脓水清稀，或疮面干枯，久不收口；伴面色萎黄，头晕眼花，心悸怔忡，气短懒言。舌淡，苔薄，脉细无力。

治法：补气益血，扶正固本。

方药：十全大补汤加减。

5. 气阴两虚证

证候：病程日久，低热不退，皮肤干燥，溃面干枯，久不收口，发枯脱落；伴口干咽燥，头晕目眩，视物昏花。舌红，苔少或花剥苔，脉细数无力。

治法：益气养阴，补肾填精。

方药：生脉散合大补阴丸加减。

（二）中医外治法

1. 外用鹅黄散。

2. 横痃、杨梅结毒未溃时，选用冲和膏，醋、酒各半调成糊状外敷；溃破时，先用五五丹掺在疮面上，外盖玉红膏，1次/日；待其腐脓涤尽，再用生肌散掺在疮面，盖红玉膏，1次/日。

（三）其他疗法

一旦确诊为梅毒，应及早、足量、规则用药。梅毒螺旋体具有抗生素敏感性，对青霉素、四环素、砷剂等抗生素皆敏感。因而在感染梅毒螺旋体后，服用一定剂量的抗生素是治疗梅毒的主要手段。首选药物为青霉素。

1. 早期梅毒　①苄星青霉素240万U，分两侧臀部肌内注射，1次/周，共2周；②普鲁卡因青霉素G 80万U/d，肌内注射，1次/天，连用10天；③四环素或红霉素，每次0.5g，4次/天，连用15日，肝肾功能不良者禁用；④多西环素每次0.1g，口服，2次/天，连用15天；⑤米诺环素，每天200mg，口服，连用15天。

2. 晚期梅毒　治疗与早期梅毒相同，疗程增加到1个月。

3. 胎传梅毒　普鲁卡因青霉素G，每日5万U/kg，肌内注射，连用10天；苄星青霉素5万U/kg，肌内注射，一次即可（对较大儿童的青霉素用量不应超过成人同期患者的治疗量）。对青霉素过敏者，可选用红霉素7.5~25mg/kg，口服，4次/日。

【预防与调护】

1. 加强梅毒危害及其防治常识的宣传教育。

2. 对旅馆、浴池、游泳池等公共场所加强卫生管理和性病监测。

3. 避免染毒，勿食辛燥，严防复发。

第四节 生殖器疱疹

【概述】

生殖器疱疹是由单纯疱疹病毒（HSV）感染生殖器与肛周皮肤黏膜所致的一种慢性、复发性、难治的性传播疾病，多为性行为传播。属中医学"阴疮""热疮"范畴。

【病因病机】

中医学认为本病多为外感风热邪毒，客于肺胃二经，蕴蒸皮肤而生；或因肝胆湿热下注，阻于阴部而成；或由反复发作，热邪伤津，阴虚内热所致。发热、受凉、日晒、月经来潮、妊娠、肠胃功能障碍等常能诱发本病的产生。

西医学认为，本病大多数病原体是HSV-Ⅱ型，少数是HSV-Ⅰ型感染所致。初次感染HSV后引起原发性感染，然后长期潜伏于骶神经结，当人体抵抗力下降时或某些诱发因素作用下可使潜伏病毒激活而复发。HSV-Ⅱ型存在于皮损渗液、精液、宫颈及阴道的分泌物中。

【诊断与鉴别诊断】

（一）分类

本病分为原发性、复发性和亚临床型三种类型。原发性生殖器疱疹，多为初次感染者，感染病毒后3~5天，在外生殖器或者肛周出现群集性的小水疱，破溃之后形成糜烂、溃疡。一般2周左右结痂痊愈，自觉疼痛或者腹股沟淋巴结肿痛。复发性生殖器疱疹，多在机体免疫力下降后，在原部位复发，出现群集性水疱。症状相对较轻，病程较短，一般1周左右好转。亚临床型生殖器疱疹仅在生殖器固定部位反复出现微小裂隙、溃疡等不典型表现，易被忽略。

（二）临床表现

本病多发于青壮年，多见于生殖器与肛周皮肤黏膜交界处，潜伏期为2~14天，平均3~5天。皮疹为簇集成群的小丘疹、丘疱疹、水疱，2~4天后破溃形成糜烂面或溃疡，轻度渗出，结淡黄或淡褐色痂，1~2周痂皮脱落愈合。病程2~3周，自觉疼痛。常伴有发热、头痛、乏力、腹股沟淋巴结肿痛等。可引起尿频、尿痛等症状。

生殖器疱疹消退后1~4个月内可复发，在原发部位先有灼热感、刺痛或刺痒感，随后出现簇集成群的小水疱、丘疱疹或丘疹，病情较原发性的要轻，病程常为7~10天，此为复发性生殖器疱疹。妊娠期发病可造成流产、早产、胎儿发育迟缓，甚至死胎，产道分娩可引起胎儿感染。

（三）鉴别诊断

蛇串疮 蛇串疮皮损沿外周神经走向呈带状分布，不超过正中线；为成簇的水疱，疱间皮肤正常，刺痛明显。HSV（Ⅰ、Ⅱ）-DNA检测为阴性。

【治疗】

（一）辨证论治

1. 肺胃热盛证

证候：多见颜面、口唇、鼻侧群集小水疱，灼热刺痒；伴轻度周身不适，心烦郁闷，便干尿黄。舌红，苔黄，脉弦数。

治法：疏风清热，凉血解毒。

方药：辛夷清肺饮加减。

2. 肝胆湿热证

证候：阴部灼热，疱疹发亮，易破溃糜烂，黄浆汁出，疼痛明显；伴发热，大便干，小便黄赤。舌质红，苔黄腻，脉滑数。

治法：清热利湿、凉血解毒。

方药：龙胆泻肝汤加减。

3. 阴虚内热证

证候：病情反复发作；伴口干唇燥，午后微热。舌红，苔薄，脉细数。

治法：养阴清热、凉血解毒。

方药：增液汤加减。

（二）中医外治法

本病的治疗以清热、解毒、干燥、收敛为主。皮损以丘疱疹为主，糜烂、渗出偏重者，以马齿苋水洗剂外洗或湿敷；皮损以糜烂、结痂为主，或向愈时，以紫金锭磨水，或青黛膏、黄连膏等外搽。

（三）其他疗法

1. 阿昔洛韦，每次200mg，5次/天，连续口服7~10天；伐昔洛韦，每次300mg，2次/天，连续口服7~10天；泛昔洛韦，每次250mg，3次/天，连续口服5~10天。如频繁复发者，可使用免疫调节类药物。

2. 外用3%阿昔洛韦霜、1%喷昔洛韦霜、酞丁胺霜等。

【预防与调护】

1. 注意休息，生活有规律，发作期忌房事。
2. 患病孕妇分娩时最好剖宫产。
3. 保持局部清洁，促使干燥结痂，防止染毒。
4. 饮食清淡，忌辛辣肥甘厚味。

第五节　尖锐湿疣

【概述】

尖锐湿疣（CA）又称生殖器疣、性病疣，是由人类乳头瘤病毒（HPV）所引起的一种良性赘生物的性传播疾病。以皮肤黏膜交界处，尤其是外阴、肛周出现淡红色或污秽色表皮赘生物为临床特征。主要通过性接触传染，也可通过接触污秽的内裤、浴巾、浴盆等方式间接传染。本病男女均可罹患，主要发生在性活跃的人群。有一定的自限性，部分病例治愈后复发，少数尖锐湿疣有癌变的可能。本病属中医学"瘙瘊""臊瘊""疣目"范畴。

【病因病机】

中医学认为，本病因房室不节，纵欲淫乱，或感受秽浊之毒，毒邪蕴聚，酿生湿热，湿热下注阴部，凝聚肌肤而发赘疣；若火毒蕴蒸，热毒肉腐则疣体溃烂，流脓出血。

西医学认为，本病的病原体是人类乳头瘤病毒（HPV），属DNA病毒，具有高度的宿主性和组织特异性，只侵犯人体皮肤黏膜，不侵犯动物。病毒通过局部细微损伤的皮肤黏膜而接种在该部，经过一定的潜伏期而出现赘生物。HPV有100余种亚型，其中与尖锐湿疣有关的有30余种，主要是HPV-6、HPV-11、HPV-16、HPV-18等；最常见的致宫颈癌的亚型为HPV-16、HPV-18、HPV-45、HPV-56。

【诊断与鉴别诊断】

（一）临床表现

潜伏期一般为2周~8个月，平均3个月，有的可达1年，青壮年多发。皮损好发于外生殖器与肛门部位皮肤黏膜交界处。开始为单个或多个散在的小而柔软的丘疹，逐渐增多增大，互相融合形成表面凹凸不平、湿润的乳头状、菜花状、鸡冠状、蕈状赘生物，境界清楚，颜色为灰白色、淡红色或污秽色。本病常无自觉症状，少数可有刺痒、灼痛、异物感、性交不适等。表面易发生糜烂，有渗液、浸渍、破溃、出血、感染及异味，可伴恶臭。巨大的尖锐湿疣，多见于男性，且好发于阴茎和肛门附近，女性则见于外阴部。宫颈CA通常较小，表面光滑或呈颗粒状，边界清楚，可能有性交痛；肛门、直肠CA可能有里急后重与疼痛。

CA复发通常与潜伏感染、亚临床感染有关。HPV潜伏感染外观正常、醋酸白试验阴性，但HPV-DNA能检测到；HPV亚型临床感染肉眼不易观察到，但醋酸白试验阳性。

（二）辅助检查

1. 醋酸白试验 皮损用3%~5%醋酸溶液涂抹或湿敷5分钟后，变成边界清楚的白色者为阳性。
2. 细胞学检查 取疣体组织涂片巴氏染色，可见空泡细胞和角化不良细胞。

（三）鉴别诊断

1. 假性湿疣 多发生于20~30岁的女性小阴唇内侧，特别是小阴唇内侧和阴道前庭。皮损为1~2mm大小的白色或淡红色小丘疹，对称分布，表面光滑，群集分布，触之柔软，无自觉症状。醋酸白试验阴性。

2. 扁平湿疣 此为二期梅毒的常见皮肤损害，发生在生殖器与肛门部位，皮损为扁平而湿润的丘疹，表面光滑，成片或成簇分布，表面易糜烂渗出，有大量梅毒螺旋体，梅毒血清反应强阳性。

3. 阴茎珍珠状丘疹 多见于青壮年，皮损为冠状沟部珍珠样半透明小丘疹，呈半球状、圆锥状或不规则状，为淡红或白色，沿冠状沟排列成一行或数行，或包绕一周，互不融合，无自觉症状。醋酸白试验阴性。

【治疗】

（一）辨证论治

湿毒蕴积证

证候：外阴可见疣状赘生物，形似菜花、草莓、鸡冠状，色灰或褐或淡红，质软，表面秽浊潮湿，触之易出血，恶臭；伴小便黄或不畅。苔黄腻，脉滑或弦数。

治法：利湿化浊，清热解毒。

方药：萆薢化毒汤加减。

（二）中医外治法

1. **熏洗法**　马齿苋、板蓝根、黄柏、薏苡仁各30g，木贼、大青叶、蛇床子各30g，桃仁、红花、紫草、枯矾各10g。煎水趁热熏洗，每天1~2次，每次20分钟。

2. **点涂法**　五妙水仙膏点涂疣体。鸦胆子仁捣烂涂敷或鸦胆子油点涂患处包扎，3~5天换药1次，应注意保护周围正常皮肤。适用于疣体小而少者。

（三）其他疗法

1. **局部注射**　选用干扰素注入疣体基底部，3次/周，肌内注射，4周以上。

2. **药物外涂**　根据病情选用10%~25%足叶草酯（1~2次/周，涂药1~4小时后洗去，注意保护周围皮肤；有致畸作用，孕妇禁用）、1%~5%氟尿嘧啶（1次/周，有致畸作用，孕妇禁用）、30%~50%三氯醋酸（1次/周，不超过6周，保护周围皮肤）、3%~5%酞丁胺等疣体表面涂敷。注意保护正常皮肤黏膜。

3. **物理疗法**　物理治疗有激光、冷冻、电灼疗法等，注意避免损害正常皮肤黏膜和瘢痕形成，预防感染。

4. **手术疗法**　采用手术切除疣体较大者。

【预防与调护】

1. 禁止不洁性交，避免染毒。
2. 勿食辛辣，防止复发。

第六节　艾滋病

【概述】

艾滋病全称为获得性免疫缺陷综合征（AIDS），是由人类获得性免疫缺陷病毒（HIV）感染引起的以严重免疫缺陷为主要特征的性传播疾病，是一种危害性极大的传染病。临床上以淋巴结肿大、厌食、慢性腹泻、体重减轻、发热、乏力等全身症状起病，逐渐发展至各种机会性感染、继发肿瘤等而死亡。至今尚未研制出根治艾滋病的特效药物，目前尚无预防艾滋病的有效疫苗。艾滋病已被我国列入乙类法定传染病。

AIDS的传播途径有以下三种：

一是性传播。这是最常见的传播方式，在同性或者是异性进行不安全性行为时，有极大可能会导致艾滋病病毒的传播。大部分是通过异性性行为传播，亦可通过同性性行为传播。

二是血液传播。这是最直接的传播方式。未感染艾滋病的人如果被注射被艾滋病病毒污染的血液，抑或是使用了被艾滋病病毒污染的注射器、针头等都有可能感染艾滋病。在我国，通过血液传播感染艾滋病主要发生在静脉吸毒人群中，通过共用注射器传播艾滋病病毒。

三是母婴传播。这是传染给婴儿的主要传播方式。如果母亲是艾滋病感染者或者已经是艾滋病患者，可在怀孕过程中或是通过母婴喂养方式将艾滋病病毒传染给孩子。

艾滋病病毒不会通过唾液传播，不易在体外存活，在艾滋病病毒离开人体后，自然条件下的温度和空气湿度都不利于该病毒存活，且日常常用的消毒用品都可以杀死艾滋病病毒。所以在物品表面和人体表面不可能存在艾滋病病毒，因此，在正常的生活、工作接触中，即使和艾滋病病毒携带者接触，也不会感染艾滋病病毒。

AIDS的临床分期：急性HIV感染、无症状HIV感染、艾滋病期。

【病因病机】

HIV是一种能攻击人体免疫系统的病毒。它把人体免疫系统中最重要的CD_4T淋巴细胞作为主要攻击目标，大量破坏该细胞，使人体丧失免疫功能。机体抵抗力极度下降会出现多种感染，如带状疱疹、口腔真菌感染、肺结核，特殊病原微生物引起的肠炎、肺炎、脑炎、念珠菌、肺孢子虫等多种病原体引起的严重感染等，后期常常发生恶性肿瘤，并发生长期消耗，以至全身衰竭而死亡。HIV在人体内的潜伏期平均为8~9年，在艾滋病病毒潜伏期内，可以没有任何症状地生活和工作，多年后才会发展成艾滋病患者。

【诊断与鉴别诊断】

（一）临床表现

好发于18~45岁，感染HIV后，最开始的数年至10余年可无任何临床表现。发展为艾滋病后，可出现各种临床表现。初期的症状如同普通感冒，表现为乏力、食欲减退、发热等，随着病情的加重，症状日见增多，皮肤和黏膜损害（单纯疱疹、带状疱疹、口腔和咽部黏膜炎症、溃烂、紫斑、血疱、瘀斑等）；逐渐累及内脏，出现原因不明的持续性发热；还可出现咳嗽、气促、呼吸困难、持续性腹泻、便血、肝脾肿大，并发恶性肿瘤等。侵犯肺部时常出现呼吸道症状（呼吸困难、胸痛、咳嗽等）；侵犯胃肠可引起消化道症状（食欲下降、厌食、恶心、呕吐、腹泻、腹痛、便血等），通常用于治疗消化道感染的药物对这种腹泻无效；还可侵犯神经系统症状和心血管系统。

（二）辅助检查

主要有机体免疫功能检查、各种致病性感染的病原体检查、HIV抗体检测、PCR技术检测HIV病毒等。

（三）诊断标准

急性期诊断标准：患者近期内有流行病学史和临床表现，结合实验室HIV抗体由阴性转为阳性即可诊断，或仅实验室检查HIV抗体由阴性转为阳性即可诊断。80%左右HIV感染者感染后6周初筛试验可检出抗体，几乎100%感染者12周后可检出抗体，只有极少数患者在感染后3个月内或6个月后才检出。

无症状期诊断标准：有流行病学史，结合HIV抗体阳性即可诊断，或仅实验室检查HIV抗体阳性即可诊断。

艾滋病期：原因不明的持续不规则发热，体温在38℃以上，时间大于1个月；慢性腹泻次数多于3次/日，病程在1个月以上；6个月之内体重下降10%以上；反复发作的口腔白念珠菌感染；反复发作的单纯疱疹病毒感染或带状疱疹病毒感染；肺孢子虫肺炎（PCP）；反复发生的细菌性肺炎；活动性结核或非结核分枝杆菌病；深部真菌感染；中枢神经系统占位性病变；中青年人出现痴呆；活动性巨细胞病毒感染；弓形虫脑病；真菌感染；反复发生的败血症；皮肤黏膜或内脏的卡波济肉瘤、淋巴瘤。

【治疗】

目前在全世界范围内仍缺乏根治HIV感染的有效药物。现阶段的治疗目标：最大限度和持久的降低病毒载量；获得免疫功能重建和维持免疫功能；提高生活质量；降低HIV相关的发病率和死亡率。本病的治疗强调综合治疗，包括一般治疗、抗病毒治疗、恢复或改善免疫功能的治疗及机会性感染和恶性肿瘤的治疗。

对HIV感染者或获得性免疫缺陷综合征患者均无须隔离治疗。对无症状HIV感染者，仍可保持正常的工作和生活。应根据具体病情进行抗病毒治疗，并密切监测病情的变化。对艾滋病前期或已发展为艾滋病的患者，应根据病情注意休息，给予高热量、多维生素饮食。不能进食者，应静脉输液补充营养。加强支持疗法，包括输血及营养支持疗法，维持水及电解质平衡。

抗病毒治疗是艾滋病治疗的关键。随着采用高效抗反转录病毒联合疗法的应用，大大提高了抗HIV的疗效，显著改善了患者的生活质量和预后。

【预防与调护】

1. 坚持洁身自爱。使用安全套是性生活中最有效的预防艾滋病的措施之一。拒绝毒品，远离毒品，不进行不安全性行为；不与他人共用注射器。

2. 不要借用或共用牙刷、剃须刀、刮脸刀等个人用品。

3. 避免直接与艾滋病患者的血液、精液、乳汁接触。

岗位对接

性传播疾病（简称"性病"）是在世界范围内广泛流行的一种常见传染病，并呈现流行范围扩大、发病年龄降低、耐药菌株增多的趋势。性病患者是性病的唯一传染源，性接触和母婴传播是最主要的传播途径，但性活跃人群、多性伴和具有其他不安全性行为人群是性病感染的高危人群或脆弱人群。应通过控制传染源、切断传播途径及保护易感人群来进行防治。性病患者多为青壮年，病种以淋病、非淋菌性尿道炎、尖锐湿疣、梅毒为主，艾滋病病毒（HIV）感染人数在不断增加，需要重点防治。作为医学专业学生，需要特别掌握常见的性传播疾病，如淋病、梅毒、尖锐湿疣的相关知识，清楚其病因病机、诊断方法，从而能正确进行临床诊治。

答案解析

目标检测

一、单项选择题

1. 引起非淋菌性尿道炎最常见的病原体是（ ）
    A. 解脲支原体 　　 B. 阴道毛滴虫 　　 C. 白色念珠菌 　　 D. 纯疱疹病毒 　　 E. 沙眼衣原体

2. 艾滋病是由下列哪种病毒引起的（ ）
    A. HPV 　　　　　　　　　 B. HIV 　　　　　　　　　 C. HSV
    D. 柯萨奇 A16 病毒 　　　　 E. 水痘–带状疱疹病毒

3. 下列不是艾滋病传染途径的是（ ）
    A. 吸食母乳 　　　　　　 B. 器官移植 　　　　　　 C. 共用食具
    D. 人工授精 　　　　　　 E. 共用剃刀、牙刷，可经破损处传染

4. 引起尖锐湿疣的病原体是（ ）
    A. 杜克雷嗜血杆菌 　　　 B. 人类乳头瘤病毒 　　　 C. 肉芽肿莢膜杆菌
    D. 沙眼衣原体 　　　　　 E. 人巨细胞病毒

5. 人类乳头瘤病毒的宿主是（ ）
    A. 猿 　　　　 B. 猴 　　　　 C. 人 　　　　 D. 鼠 　　　　 E. 兔

6. 下列疾病属于经典性病的是（ ）
    A. 梅毒 　　　 B. 疥疮 　　　 C. 艾滋病 　　 D. 阴疮 　　　 E. 尖锐湿疣

7. 目前性传播疾病范围扩大，由衣原体感染的疾病包括（ ）
    A. 衣原体引起的沙眼 　　 B. 性病性淋巴肉芽肿 　　 C. 腹股沟肉芽肿
    D. 硬下疳 　　　　　　　 E. 非特异性阴道炎

8. 下列属于性传播疾病的是（ ）
    A. 阴茎结核疹 　 B. 阴部疱疹 　 C. 口腔皮肤结核 　 D. 假性湿疣 　 E. 鲍温病

9. 艾滋病的传染途径不包括（ ）
    A. 性接触传染 　　　　　 B. 血及血制品传染 　　　 C. 母婴传染
    D. 皮肤破损接触病毒传染 　 E. 日常生活接触传染

10. 先天性梅毒是指（ ）
    A. 生产时由阴道病损感染 　 B. 母亲哺乳感染 　　　 C. 子宫内感染
    D. 生产时经阴道感染 　　　 E. 生产时经剖宫产术感染

11. 二期梅毒的损害不包括（ ）
    A. 斑疹性梅毒疹 　 B. 丘疹性梅毒疹 　 C. 结节性梅毒疹 　 D. 脓疱性梅毒疹 　 E. 黏膜白斑

12. 硬下疳的典型表现为（ ）
    A. 龟头水肿性红斑、糜烂、渗液，可见脓性分泌物
    B. 龟头见一指甲大小溃疡，质硬，边缘隆起，基底平整，不痛
    C. 冠头沟处串珠样排列的光滑小丘疹
    D. 龟头见指甲大小白斑、界清，无自觉症状
    E. 暗红，见一较大溃疡，疼痛，质较硬，表面分泌物多

13. 尖锐湿疣的诊断依据不包括（ ）
    A. 婚外性接触史或配偶感染史

B．生殖器或肛门部位单个或多个乳头状增生物，表面粗糙

C．血液病毒抗体检测

D．必要时做组织病理检查

E．醋酸白试验阳性

14．男性患者，32岁，出现尿痛、排尿困难，龟头红肿流脓4天，7天前有不洁性交史。检查：包皮龟头红肿，尿道口肿胀外翻，有大量黄色脓液自尿道口溢出。最可能的诊断是（　　）

A．非淋菌性尿道炎　　　　　　B．非特异性尿道炎　　　　　　C．淋病

D．生殖器念珠菌病　　　　　　E．滴虫性尿道炎

15．艾滋病的英文缩写是（　　）

A．ARDS　　　　B．AIDS　　　　C．HIV　　　　D．HBV　　　　E．HAV

16．艾滋病病毒主要侵害人体细胞中的（　　）

A．T淋巴细胞　　　B．B淋巴细胞　　　C．抑制性T细胞　　　D．辅助性T细胞　　　E．巨噬细胞

17．淋病的病原体是（　　）

A．淋球菌　　　　B．葡萄球菌　　　　C．杆菌　　　　D．链球菌　　　　E．衣原体

18．下列叙述与梅毒特点不符的是（　　）

A．梅毒的病原体是螺旋体　　　　　　　　B．梅毒患者是唯一的传染源

C．梅毒分为先天和后天性两种　　　　　　D．梅毒临床分四期

E．一期梅毒主要表现为硬下疳与硬化性淋巴结炎

二、简答题

1．一期梅毒的诊断要点有哪些?

2．淋菌性尿道炎和非淋菌性尿道炎的区别有哪些?

（罗红柳）

书网融合……

知识回顾　　　习题

PPT

第九章　男性前阴疾病

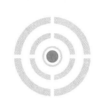

学习目标

知识要求：

1. 掌握男性前阴疾病常见的诊断、治疗方法。

2. 熟悉男性前阴疾病的病因病机。

3. 了解男性前阴疾病的预防与调护。

技能要求：

1. 熟练掌握男性前阴疾病的诊断流程。

2. 熟悉抗结核药物的用量用法。

3. 学会前列腺的检查方法、囊（脓）肿穿刺法的操作方法。

第一节　概　论

【概述】

男性前阴疾病主要指男性生殖系统（睾丸、附睾、前列腺、精囊、阴囊、阴茎）部位发生的疾病，主要临床表现为排尿异常（尿频、尿急、尿痛、排尿困难、尿失禁、遗尿）、尿道分泌物异常（血性、脓性）、性功能障碍（早泄、阳痿）等，部分疾病可伴发热等全身症状。中医学将男性前阴疾病归属肾与膀胱疾病的范畴。

《外科真诠》对男性前阴部位的脏腑归属进行了划分：子系（精索）属肝、玉茎（阴茎）属肝；马口（尿道）属小肠；肾子（睾丸、附睾）属肾；阴囊属肝。

【病因病机】

1. **外感邪毒**　六淫外邪与泌尿、男性生殖系统疾病密切相关。常见热、湿、寒邪，多相兼为患。

（1）寒邪　寒性凝滞、收引，为阴邪。若肝经为寒所困，气血运行受阻，可见少腹拘急或胀痛、睾丸坠胀；寒邪直中肾经，损伤肾阳，水湿不运，可致阴茎包皮水肿等。

（2）热邪　热极生火，为阳邪。若外感热邪，下灼膀胱、精室，导致血络受损，出现尿中带血或精中带血，热邪客于肾子，气血壅遏而生子痈。

（3）湿邪　湿性趋下，易袭阴位，为阴邪。湿浊下注膀胱则生尿浊，湿邪滞络则形成水疝，湿邪壅肝或湿热下注则可成痈。

2. **药物伤害**　长期或大量使用中药、西药，若药物过量或使用不当，可导致男性生殖系统疾病。

3. **邪毒内侵**　若房事不洁，湿热邪毒内侵，可致霉疮、淋证等病。

4. **跌仆损伤**　跌仆损伤男性前阴，致气血痹阻，瘀血凝滞，前阴失养可造成阳痿、早泄；或血络受损，瘀血聚于阴囊、肾子，则成血疝。

5. **脏腑功能失调**

（1）肝　肝藏血，主疏泄，主筋，筋得其养而运动有力。玉茎为宗筋所聚，若肝气郁结，筋失所养，可致阳痿；肝火亢盛，疏泄失司，精窍瘀阻，而致不射精。肝脉络阴器，肝失疏泄，则气滞血瘀，湿热下注，或湿毒侵袭，可见子痈、囊痈、精浊、血精等；或水湿下注而成水疝。

（2）肾　肾藏精，主生殖，为水之下源，开窍于二阴。肾阴不足，阴虚火旺，精室受扰，可致遗精、早泄、精浊等；灼伤血络可出现尿血、血精等；虚火灼津为痰，聚于前阴，发为子痰或阴茎痰核。肾阳不足，精关不固，可致遗精、早泄、白浊。

（3）心　心为君主之官，为君火，主血脉而藏神，开窍于舌，与小肠相表里，易受火邪扰动。心火亢盛，下移小肠，则见心烦、舌糜、小便短赤，发为热淋；心主血脉，如心火亢盛灼伤血烙，迫血妄行，下出阴窍，则为血淋、尿血；肾精需心火温煦，若心火下劫，肾水妄动，或心火亢盛，肾水不济，则心肾不交，出现精浊、血精等。

（4）脾　脾为后天之本，气血生化之源，主运化。脾虚水湿下注，可致水疝；湿聚为痰，滞于阴茎，则发为子痰、阴茎痰核等；脾虚不摄，运化失司，而发尿浊；脾不统血，则为血尿。

（5）肺　肺主气，司呼吸，通调水道，下输膀胱。肺失宣降，水道不利，可致癃闭；肺气虚弱，水道失制，可致小便失禁或遗尿。

男性前阴疾病与内外邪气、全身脏腑关系密切，这些因素是导致男性前阴疾病的重要原因。

【治疗】

（一）内治法

一般遵循辨证论治，不同男性前阴疾病有不同的病理改变，在具体治疗时特别是进行一些特殊疗法时，还要适当考虑辨病施治。

1. **清热利湿**　用于湿热下注所导致的系列病证。主要表现为尿频、尿急、尿痛、茎中灼热感、血淋、阴囊红肿热痛、附睾或睾丸肿痛。

（1）肝经湿热　阴囊红肿热痛，睾丸肿大疼痛，小便短赤，烦躁易怒，口苦纳呆；苔黄腻，脉弦滑数。

（2）脾经湿热　阴囊潮湿或有积水，口干少津，大便秘结；舌燥少苔，脉细数。

（3）膀胱湿热　尿频尿急，排尿热痛感，尿黄赤；舌红，苔黄腻，脉滑数。

排尿异常多为膀胱湿热，用八正散、导赤散等加减；子系异常多为脾肾湿热，用萆薢分清饮加减；前阴病多为肝经湿热，用龙胆泻肝汤加减。

2. **行气活血**　用于气血瘀滞导致的前阴系列病证。主要表现为睾丸硬结，少腹、会阴胀痛或刺痛，排尿涩痛或小便闭塞不通，血精等；舌暗或舌淡有瘀点、瘀斑，脉涩。

气滞为主者，以行气为主，用橘核丸、枸橘汤加减；血瘀为主者，以活血为主，用代抵当丸、活血散瘀汤加减。该法多用于久病后。

3. **化痰散结** 用于痰浊凝结导致的前阴系列病证。表现为附睾慢性肿块或阴茎结节，皮色不变，不痛或微痛。若浊痰化热，局部可发红发热，伴有疼痛，或化脓破溃；浊痰滞于溺窍，可出现排尿淋沥不畅，尿线变细。舌淡，舌苔白腻，脉滑。

寒痰凝结者，当温阳化痰散结，用阳和汤、化坚二陈丸等加减；阴虚火旺痰凝者，当滋阴化痰散结，用滋阴除湿汤加减。

4. **滋补肾阴** 用于肾阴不足导致的前阴系列病证。表现为腰膝酸痛，头目眩晕，盗汗失眠，五心烦热，血精、精浊等；舌淡少津，少苔或无苔，脉细或细数。

常用方为六味地黄丸等。前阴病表现为肾阴不足证者，用滋阴除湿汤加减。

5. **温补肾阳** 用于肾阳虚衰导致的前阴系列病证。表现为形寒肢冷，腰膝酸痛，小便清长，夜尿频多，阳痿不举，精冷不育等；舌淡或有齿痕，苔薄白，脉沉细。

常用方为济生肾气丸、金匮肾气丸、右归丸等。

（二）外治法

1. 根据前阴疾病的不同，可采用不同的中医外治方法。如用活血类药物做药浴，用以治疗精浊之气滞血瘀证等。

2. 根据前阴疾病的不同，可配合使用手术等治疗方法。

第二节 子 痈

【概述】

子痈是指附睾及睾丸的化脓性疾病。中医学称睾丸、附睾为肾子，故称本病为子痈。急性子痈、慢性子痈均以睾丸或附睾肿胀疼痛为临床特点。本病相当于西医学的急、慢性睾丸炎。

【病因病机】

1. **湿热下注** 肝经脉络阻隔，睾丸或附睾气血凝滞；或跌仆损伤后瘀血凝结化热，湿热下注前阴而成子痈。

2. **气滞痰凝** 急性子痈失治、误治，气血长期瘀滞不散，日久而成为慢性肿块；郁怒伤肝，情志不畅，脉络不利，血瘀痰凝，发于肾子，则为慢性子痈。

【诊断与鉴别诊断】

（一）临床表现

1. **急性子痈** 发病突然，附睾或睾丸肿大、疼痛、拒按，尤以活动时明显。疼痛累及腹股沟及下腹部，波及子系则出现子系肿胀，波及阴囊则阴囊红肿热痛。严重者伴有恶寒发热、口渴欲饮、尿黄便秘等全身症状；触诊时可感附睾肿块，有明显压痛，脓肿形成后阴囊红肿光亮。

2. **慢性子痈** 临床较多见。多有急性子痈病史。一般无明显全身症状。附睾上可触及硬结，并有不同程度的触痛。患者自觉前阴坠胀隐痛或牵引少腹疼痛。查体可触及附睾增大、变硬，伴轻度压痛，同侧输精管增粗。

（二）辅助检查

急性子痈发病时，白细胞总数及中性粒细胞比例增高，尿常规中可检出白细胞。

（三）鉴别诊断

1. **子痰**　本病发病缓慢，疼痛轻微，附睾触及结节，常有泌尿系结核病史，可见输精管增粗，出现串珠样改变，溃破后流出稀薄米泔水样的脓液，淋沥不尽，伴窦道形成，不易收口。

2. **睾丸扭转**　睾丸扭转也可引起阴囊内剧烈疼痛，疼痛放射至腹股沟或下腹部，并出现局部压痛。但睾丸扭转发病过程急骤，常有阴囊损伤或剧烈运动的病史，疼痛呈绞窄性，无发热等全身症状。阴囊触诊检查发现睾丸呈横位或上移，可扪及精索呈麻绳状扭曲。

【治疗】

急性子痈在辨证论治的同时配合使用抗生素效果较好，慢性子痈多应用中医药治疗效果较高。

（一）辨证论治

1. **湿热蕴结证**

证候：多见于成年人。睾丸或附睾肿大疼痛、压痛，阴囊皮皱消失、潮红，痛引少腹，局部触痛明显，脓肿形成时按之应指；伴恶寒发热，口干口苦。舌红，苔黄腻，脉滑数。

治法：清热利湿，解毒消肿。

方药：枸橘汤或龙胆泻肝汤加减。

2. **火毒炽盛证**

证候：病变未及时控制，睾丸肿痛加剧，阴囊红肿，睾丸按触后疼痛加重，按之应指；伴高热不退，口干口苦。舌红，苔黄，脉弦数。

治法：清热透脓托毒。

方药：五味消毒饮合透脓散加减。

3. **正虚邪恋证**

证候：睾丸肿痛渐消，触痛减轻，或溃脓后出脓不畅，或窦道形成；伴手足心虚热、乏力等症状。舌质红少苔，脉细无力。

治法：扶正祛邪，清解余毒。

方法：四妙汤加王不留行、薏苡仁、山药、茯苓。

4. **气滞痰凝证**

证候：附睾结节，子系粗肿，或触痛，或牵引少腹不适；多无全身症状。舌淡或有瘀斑，苔薄白而腻，脉弦滑。

治法：疏肝理气，化痰散结。

方药：橘核丸加减。

5. **阳虚寒凝证**

证候：附睾结节，子系粗肿，触痛不明显，阴囊冷痛；可伴腰酸、阳痿、遗精。舌淡或有齿痕，脉沉或细。

治法：温阳散寒，理气散结。

方药：右归丸合阳和汤加减。

（二）中医外治法

1. **急性子痈**　未成脓者，取金黄散或玉露散用温开水调成糊状或与凡士林混匀后适量外敷。溃后脓稠、腐肉较多时，可选用九一丹或八二丹药线祛腐引流；脓液已净时，用生肌散纱条直至溃口愈合。

2. **慢性子痈**　用葱归溻肿汤坐浴，或冲和膏外敷。

（三）其他疗法

1. **抗生素**　急性子痈主张早期足量、联合应用抗生素，在药敏试验未获结果前，可选用广谱抗生素，宜首选喹诺酮类。若为病毒性睾丸炎，则宜选用抗病毒药物如利巴韦林等。

2. **手术疗法**　手术病灶有波动感，穿刺有脓者，应及时切开引流。对腐烂严重，经保守治疗不能控制病情或反复发作者，可考虑行附睾摘除术。

【预防与调护】

1. 外生殖器有龟头炎、包茎、尿道狭窄等时，应及时就医。

2. 急性子痈患者宜卧床休息并托起阴囊，忌房事、郁怒。对切开排脓者，要注意引流通畅。

3. 饮食宜选择清淡、蛋白质或维生素丰富的食物，如淡水鱼、瘦肉、水果、蔬菜等，忌辛辣、烟、酒、炙煿之品。

第三节　子　痰

【概述】

子痰是生于肾子的结核性质的化脓性疾病。其临床特点是附睾有慢性硬结，缓慢增大，形成无痛的肿块，溃破后脓液稀薄如痰，并夹有败絮样物质，易形成窦道，经久不愈。中医文献又称之为"穿囊漏"。本病相当于西医学的附睾结核。

【病因病机】

本病多由肝肾亏损，络脉空虚，浊痰乘虚下注，结于肾子；或阴虚内热，相火旺盛，灼津为痰，阻于经络，痰瘀互结而成；或浊痰日久，郁而化热，热胜肉腐成脓。若脓水淋漓，病久不愈，阴损及阳，可出现阴阳两虚、气血两亏证候。

【诊断与鉴别诊断】

（一）临床表现

1. 本病好发于20~40岁的青壮年。

2. 起病缓慢，初起自觉阴囊坠胀，附睾尾部有不规则的局限性、质硬的结节，触痛不明显，结节常与阴囊皮肤粘连。日久结节逐渐增大，形成脓肿，溃破后脓液清稀，或夹有豆腐渣样絮状物，易形成反复发作、经久不愈的窦道。若扩散到整个附睾及睾丸，表现为子系增粗变硬，上有串珠状结节。

3. 重者常有五心烦热、午后潮热、盗汗、倦怠乏力、脉细数等阴虚内热症状。

（二）辅助检查

1. 尿常规检查可见红细胞、白细胞及脓细胞。
2. 血沉增快。
3. 脓液细菌培养有结核杆菌生长。
4. 结核菌素试验阳性。

（三）鉴别诊断

1. **慢性子痈**　可有急性发作史。附睾肿块压痛明显，一般与阴囊皮肤无粘连，输精管无串珠样改变。
2. **精液囊肿**　多发于附睾头部，形圆光滑。透光试验阳性，穿刺有乳白色液体，镜检有死精子。

【治疗】

在辨证论治的同时，应用西药抗结核治疗6个月以上。

（一）辨证论治

1. **寒痰凝结证**

证候：见于初起硬结期。肾子处坠胀不适，附睾上有不规则的硬结，子系增粗，上有串珠状结节；一般无明显的全身症状。苔薄，脉滑。

治法：温经通络，化痰散结。

方药：阳和汤加减，配服小金丹。

2. **阴虚内热，湿热痰结证**

证候：见于中期成脓期。病程日久，结节逐渐增大并与阴囊皮肤粘连，皮色暗红，触之可有应指感；伴倦怠、食少、低热、盗汗。舌红，苔少，脉细数。

治法：养阴清热，除湿化痰，佐以透脓解毒。

方药：滋阴除湿汤加黄芪、皂角刺、炮山甲。

3. **气血虚弱证**

证候：见于后期溃脓期。脓肿破溃，流出清稀如涎的脓液，并夹杂败絮样物质，疮口凹陷，最后形成瘘管，经久不愈；伴虚热不退，面色无华，腰膝酸软。舌淡，苔白，脉沉细无力。

治法：益气养血，化痰消肿。

方药：十全大补汤加减，兼服小金丹。

（二）中医外治法

未成脓者，外敷冲和膏消肿散结，或用葱归溻肿汤坐浴，每日1~2次。脓肿已成，不能吸收时，应及时切开引流，应用排脓祛腐药。脓尽后改用九一丹或生肌散，外用生肌白玉膏盖贴。窦道形成者选用腐蚀平胬药制成药线或药条外用。经抗结核治疗无效者，可考虑行患侧附睾或附睾、睾丸切除术。

（三）其他疗法

1. **抗结核治疗**　常用药物有异烟肼（INH，每天300mg）、利福平（RFP，每天600mg）、吡嗪酰胺（PZA，每天1.0~1.5g）、乙胺丁醇（EMB，每天15~25mg/kg等），一般主张联合用药。目前常用的抗结核药物治疗方法有两种：①应用INH+RFP+EMB三联半年，再应用INH+RFP半年，最后应用INH半年至1年；②应用INH+RFP+EMB+PZA四联3个月至半年。服用期间注意结合服用保肝药物，定期复查肝功能。

2. **局部封闭疗法** 疼痛甚者，可用0.5%盐酸普鲁卡因10mL于附睾周围浸润注射；局部症状重而脓肿尚未形成者，可用链霉素常规量局部封闭注射。

【预防与调护】

1. 注意休息，增强体质，提高机体抗病能力。
2. 注意营养，调整饮食结构，多食清淡且富有营养的食物，忌食辛辣。
3. 保持心情舒畅，做好长期治疗的心理准备，彻底治疗肾结核，预防其他部位结核疾病。
4. 及时治疗泌尿生殖系统的尿路感染，以防对肾功能造成影响。

第四节 水 疝

【概述】

水疝是睾丸或精索鞘膜积液引起阴囊或精索部囊形肿物的一种疾病。其特点是阴囊无痛无热、皮色正常、内有囊性感的卵圆形肿物。《外科正宗》云："水疝，皮色光亮，无红无热，肿痛有时，内有聚水，宜用针从便处引去水气则安。"水疝可分为先天性水疝与继发性水疝两种，前者多见于婴儿，也称偏坠；后者多见于成人。本病相当于西医学的睾丸鞘膜积液或精索鞘膜积液。

【病因病机】

1. 肾主水，脾运化水湿，先天肾气不足，或肾阳虚衰，水液不能蒸腾气化；或脾阳虚冷，运化乏力，水湿潴留，导致局部水液的正常分泌与吸收功能失调，是产生水疝的基本病因。

2. 婴儿先天不足，或肾子下降后通道闭合不良、先天异常，水液易于下趋集注睾丸而成先天性水疝。

3. 成年人若脾肾亏虚，复感寒湿之邪，以致寒湿郁结，发为本病；或因饮食不节，酒湿内伤，脾肾受损，湿热内生，下注阴器，留恋而成；或睾丸外伤，血瘀阻塞肾络水道，也可导致继发性水疝。

【诊断与鉴别诊断】

（一）临床表现

1. 水疝多数为单侧性。表现为阴囊肿大，偏坠一侧，触之阴囊内有光滑的肿物，多数为卵圆形，肿胀严重时，阴囊光亮如水晶，坠胀不适。

2. 先天性水疝在平卧时挤压积液，可使之逐渐缩小，甚至完全消失。

3. 原发性水疝的阴囊皮肤正常，积液张力较大；继发性水疝积液张力不大，比较柔软。

4. 外伤引起者，如交通性水疝有明显的外伤史，并伴有睾丸肿痛。

5. 睾丸鞘膜积液因积水围绕睾丸，在患侧不能触及睾丸或附睾，只能触及肿物；精索鞘膜积液时，可触及睾丸，在睾丸之上只有肿物。

（二）辅助检查

阴囊或精索部发现有无痛无热的囊性肿物，透光试验阳性，穿刺可抽到液体。

（三）鉴别诊断

1. 狐疝　交通性水疝与狐疝都可能出现时大时小，或随体位变化而时有时无的肿块。但狐疝的肿物透光试验阴性，肿块部在咳嗽时有冲击感，有时可听到肠蠕动音。

2. 睾丸肿瘤　睾丸肿瘤无疼痛，形状可似睾丸鞘膜积液，但睾丸肿瘤有肿物持续增长的病史，肿物较沉重，透光试验阴性。

【治疗】

（一）辨证论治

1. 肾气亏虚证

证候：多见于婴幼儿。站立、哭叫时肿块增大，平卧时肿物缩小，肿物过大时，阴囊光亮如水晶。苔薄白，脉细滑。

治法：温肾通阳，化气行水。

方药：济生肾气丸加减。

2. 湿热下注证

证候：多见于成人。阴囊肿胀，潮湿而热，或有睾丸肿痛，伴小便赤热。舌红，苔黄腻，脉滑数。

治法：清热利湿。

方药：大分清饮加减。

3. 肾虚寒湿证

证候：多见于病程长久者。阴囊肿胀寒冷，久则皮肤增厚；可伴面色少华，神疲乏力，腰酸腿软，便溏，小便清长。苔白，脉沉细。

治法：温肾散寒，化气行水。

方药：加味五苓散加减。

4. 瘀血阻络证

证候：有睾丸损伤或睾丸有肿瘤病史，能触到肿块，伴疼痛，多不能透光。舌紫暗，苔薄，脉细涩。

治法：化瘀行气利水。

方药：活血散瘀汤加减。

（二）中医外治法

1. 婴儿水疝或继发性水疝属肾虚寒湿证者，用小茴香、橘核各100g，研成粗末，炒热，装布袋内温熨局部，每次20~30分钟，每天2~3次。下次使用时仍需炒热，可连用3~5天再换药。

2. 继发性水疝属湿热下注者，可用朴硝250g装布袋内罨敷。或用五倍子、枯矾各10g，每天1剂，加水300mL，煎0.5小时，待适当温度，将阴囊置入药液中浸泡，每次20~30分钟，每天2~3次，下次浸泡时需将药液加温。

（三）其他疗法

水疝疝块较大，内治及局部温熨、外洗、浸泡无效时，可穿刺抽液。上述治疗无效，可行睾丸或精索鞘膜翻转术。

【预防与调护】

水疝手术治疗后，宜卧床休息，并将阴囊抬高以促进术后恢复。

第五节 精 浊

【概述】

精浊是中青年男性常见的一种生殖系统疾病，常见症状是尿频、尿急、尿痛，偶见尿道溢出少量乳白色液体，并伴有会阴、小腹等部位胀痛。其临床特点是发病缓慢，病情顽固，反复发作，缠绵难愈。本病相当于西医学的慢性前列腺炎。

【病因病机】

本病可因相火妄动，所愿不遂，或忍精不泄，或被阻中止，肾火郁而不散，离位之精化成白浊。或因房事过度，以竭其精，精室空虚，湿热从精道内侵精室，湿热壅滞，气血瘀阻而成。或因病久伤阴，肾阴暗耗，可出现阴虚火旺证候；亦有肾阳偏虚者，久则火势衰微，易见肾阳不足之象。

【诊断与鉴别诊断】

（一）临床表现

1. 急性者发病急骤，发热恶寒，常有尿急、尿频、尿痛及腰骶、会阴部胀痛不适等，严重者尿后带血，形成脓肿时常发生尿潴留。

2. 慢性者临床表现不一，患者可出现轻微的尿频、尿急、尿痛、尿道内灼热感或排尿不净感；或在排尿终末或大便用力时尿道滴出少量白浊，甚至在不排尿排便时亦自行溢出。多数患者腰骶、腹股沟、小腹及会阴、睾丸等处可有不同程度的坠胀隐痛，有时可牵扯到耻骨上、阴茎及股内侧。

3. 部分患者因病程较长，可出现阳痿、早泄、遗精或射精痛等，伴有头晕耳鸣、失眠多梦、腰酸乏力等症状。

（二）辅助检查

1. 直肠指检前列腺为正常大小，或增大或稍小，上有硬结或全部变硬，触诊可有轻度压痛。

2. 前列腺分泌物涂片检查见白细胞增多并成堆聚集，而卵磷脂小体减少。

3. 尿三杯试验可作为参考。前列腺感染严重者精液化验可发现大量脓细胞和死精，甚至完全无精子生存；但慢性非细菌性前列腺炎患者占绝大多数，细菌培养多呈阴性。

（三）鉴别诊断

1. 慢性子痈（附睾炎） 其临床表现类似慢性前列腺炎，阴囊、腹股沟部隐痛不适。但慢性子痈（附睾炎）附睾部可触及结节，并伴轻度压痛。

2. 前列腺增生症 多在老年人群中发病。尿频，伴排尿困难，尿线变细，残余尿增多。肛门指检、超声检查可鉴别。

3. 精囊炎　精囊炎和慢性前列腺炎多同时发生，除有类似前列腺炎的症状外，还有血精及射精疼痛的特点。

【治疗】

本病临床以辨证论治为主，应抓住肾虚（本）、湿热（标）、瘀滞（变）三个基本病理环节，分清主次，权衡用药。溺浊病在膀胱，精浊病在心肾，所以本病之源在肾。初病多实，久病多虚。湿热壅阻、气血瘀滞者为实证，以疏导为主；肾阴阳不足者为虚证，以补益为主。

（一）辨证论治

1. 湿热蕴结证

证候：湿热蕴于精室，尿频、尿急、尿痛，尿道有灼热感，排尿终末或大便时尿道有白浊溢出，会阴、腰骶、睾丸、少腹坠胀疼痛。舌红，苔黄腻，脉滑数。

治法：清热利湿。

方药：龙胆泻肝汤加减。

2. 气滞血瘀证

证候：病程较长，小腹、会阴、睾丸、腰骶等部位坠胀不适、疼痛，有排尿淋沥不爽之感，尿道灼热涩痛，尿末或大便时尿道滴白。舌暗或有瘀斑，苔白或薄黄，脉沉涩。

治法：活血祛瘀，行气止痛。

方药：前列腺汤或血府逐瘀汤加减。

3. 阴虚火旺证

证候：病程日久未愈，尿末或大便时有白浊溢出，尿道不适，遗精、早泄或血精，会阴、腰骶隐痛不适，腰膝酸软；伴五心烦热，失眠多梦，阳事易举。舌红少苔，脉细数。

治法：滋阴降火。

方药：知柏地黄汤加减。

4. 肾阳虚损证

证候：多见于中年人，病程日久未愈，排尿淋漓，劳累后尿道即有白色分泌物溢出，腰膝酸痛，阳痿早泄；伴头晕神疲、食欲欠佳、形寒肢冷。舌淡胖，边有齿痕，苍白，脉沉细。

治法：补肾助阳。

方药：右归丸合金锁固精丸加减。

（二）中医外治法

1. 浸浴疗法　每日用葱归溻肿汤煎水或温开水坐浴浸泡会阴。

2. 贴膏药　用代温灸膏贴关元、中极、肾俞等穴。

3. 灌肠疗法　可用如意金黄散10~30g加温开水调煮成150~200mL，保留灌肠，每晚睡前1次。

4. 贴脐疗法　以麝香粉0.15g填入脐内，再将白胡椒7粒研细末覆盖在上面，用白纸封闭，胶布固定，7日换药1次。

5. 针刺疗法　选肾俞、关元、膀胱俞、三阴交等穴，用毫针行平补平泻法，每次15~30分钟，每日或隔日1次。

（三）其他疗法

1. **物理疗法**　前列腺按摩，7~10日1次；热水坐浴，每日1次；会阴部理疗，每日1次。
2. **局部注射疗法**　通过前列腺液细菌培养和药敏试验，选择适合的抗生素，经会阴部直接注射到前列腺内。
3. **手术治疗**　对于顽固难治、反复不愈且年龄较大的慢性前列腺炎患者，可行前列腺摘除术。

【预防与调护】

1. 节制性生活，适当控制且使性生活有规律，戒除手淫恶习。
2. 宜清淡饮食，禁酒，忌过食肥甘及辛辣炙煿之品。
3. 劳逸结合，生活规律，不要久坐或长时间骑车。

第六节　精　癃

【概述】

精癃是以尿频、夜尿次数增多、排尿困难为特征的男性前阴病，常见于老年男性。其临床特点是尿频、夜尿次数增多、排尿困难，严重者可发生尿潴留或尿失禁，甚至出现肾积水和肾功能不全。本病属于中医学的"癃闭"范畴，中医外科称之为"精癃"。本病相当于西医学的前列腺增生症。

【病因病机】

1. **脾肾两虚**　年老脾肾气虚，推动无力，不能运化水湿，痰湿凝聚，阻于尿道而成本病。
2. **气滞血瘀**　肝气郁结，疏泄失常，致气血瘀滞，阻塞尿道；或年老之人气虚阳衰，不能运行气血，久之气血不畅，聚而为痰，痰血凝聚于水道；或憋尿过久，瘀浊停聚不散，凝滞于溺窍，致膀胱气化失司而发为本病。
3. **湿热蕴结**　若水湿内停，郁而化热，或外感湿热，或饮食不节酿生湿热，或过食肥甘厚腻聚湿生热致湿热下注，蕴结不散而诱发本病。

【诊断与鉴别诊断】

（一）临床表现

1. 本病多见于50岁以上的老年男性。出现进行性尿频，以夜间为明显，并伴排尿困难，尿线变细。
2. 部分患者由于尿液长期不能排尽，导致膀胱残余尿增多而出现假性尿失禁。
3. 在发病过程中，常因劳累、受寒、房事过度、过食辛辣刺激食物、憋尿、便秘等而发生急性尿潴留。严重者可出现肾积水和肾功能不全，进而导致生命危险。有些患者可并发尿路感染、膀胱结石、疝气或脱肛等。

（二）辅助检查

直肠指检可发现前列腺常有不同程度的增大，表面光滑，中等硬度而富有弹性，中央沟变浅或消失。此外，可行膀胱尿道造影、膀胱镜及尿流动力学、超声、CT等检查以协助诊断。

（三）鉴别诊断

1. 前列腺癌　两者发病年龄相似，且可同时存在。但前列腺癌有早期发生骨骼与肺转移的特点；前列腺特异抗原（PSA）和酸性磷酸酶增高；直肠指诊可发现前列腺多不对称，表面不光滑，可触及不规则、无弹性的硬结。盆腔部CT或前列腺穿刺活体组织检查可确定诊断。

2. 神经源性膀胱功能障碍　部分脑神经系统疾病、糖尿病患者可发生排尿困难、尿潴留或尿失禁等，且多见于老年人。神经系统检查常有会阴部感觉异常或肛门括约肌松弛等。用尿流动力学、膀胱镜检查可协助鉴别。

【治疗】

中医治疗以辨病与辨证相结合，辨证为主。因本病的基本病机为肾虚血瘀，故处方应以通为用，温肾益气、活血利尿为治疗原则。临证时可根据具体情况进行辨证施治，或疏肝理气，或清热利湿，或补中益气。

（一）辨证论治

1. 肺热气壅证

证候：小便不利突然加重或点滴不通；伴咳嗽喘促，咽干口燥，烦渴欲饮，咯痰、呼吸不利。舌红，苔薄黄，脉滑数。

治法：清热宣肺，通调水道。

方药：黄芩清肺饮加减。

2. 湿热蕴结证

证候：尿频、尿急、尿少而黄，尿道灼热或涩痛，排尿不畅，甚或点滴不通，小腹胀满；伴大便干燥，口苦口干。舌质暗红，苔黄腻，脉滑数或弦数。

治法：清热利湿，消癃通闭。

方药：八正散加减。

3. 脾肾气虚证

证候：尿频，滴沥不畅，尿线细，甚或夜间遗尿或尿闭不通；伴神疲乏力，气短懒言，腰膝酸软，畏寒肢冷，食欲减退，面色萎黄，便溏脱肛。舌质淡，苔白，脉沉细无力。

治法：补脾益气，温肾利尿。

方药：补中益气汤加菟丝子、肉苁蓉、补骨脂、车前子等。

4. 气滞血瘀证

证候：小便困难，尿线变细或点滴而下，甚或小便闭塞、点滴全无，会阴、少腹胀痛，偶有血尿。舌质暗或有瘀点瘀斑，苔白或薄黄，脉弦或涩。

治法：行气活血，通窍利尿。

方药：沉香散合抵当汤加减。

5. 肾阴亏虚证

证候：小便频数不爽，滴沥不尽，甚至点滴难解；伴午后潮热，夜间盗汗，五心烦热，头晕耳鸣，腰膝酸软，咽干口燥，大便秘结。舌红少津，苔少或剥脱，脉细数。

治法：滋补肾阴，通窍利尿。

方药：知柏地黄丸加丹参、琥珀、王不留行等。

6. 肾阳虚衰证

证候：排尿困难，滴沥不尽，甚或小便自溢或失禁，小便频数，夜间尤甚，尿线变细，尿程缩短；伴精神萎靡，面色无华，腰膝酸软，畏寒肢冷。舌质淡润，苔薄白，脉沉细。

治法：温补肾阳，通窍利尿。

方药：济生肾气丸加减。

（二）中医外治法

1. 脐疗法　独头蒜1个，生栀子3枚，净芒硝3g，盐少许。先将生栀子碾成粉末，入大蒜捣烂如泥敷脐部，胶布固定；或以葱白适量捣烂如泥，加少许麝香和匀敷脐部，用胶布固定；或以食盐250g炒热，布包熨脐腹部，冷后再炒再熨，用于尿闭，待小便解后去药。

2. 灌肠疗法　大黄15g，白芷、泽兰各10g，肉桂6g。煎汤150mL，每日保留灌肠1次。

3. 针灸疗法　尿潴留患者，实证选膀胱俞、阳陵泉，用泻法；虚证选关元、肾俞、足三里，用补法，并可施用温灸。尿闭者选气海、中极、三阴交、归来，用强刺激。

（三）其他疗法

1. 西药治疗　α受体阻滞剂，如坦索罗辛、特拉唑嗪、多沙唑嗪等；激素类药物包括5α-还原酶抑制剂，如非那雄胺等；雌激素，如己烯雌酚等；生长因子抑制剂，如通尿灵等。

2. 手术治疗　开放摘除术能将前列腺完全摘除，解除梗阻。但开放手术对患者损伤较大，出血多，危险性亦较大，应严格掌握手术适应证。其中，前列腺腔内汽化电切术是经尿道用电板将前列腺组织汽化，以达到摘除前列腺、解除梗阻目的的一种手术方法。这种手术因损伤小、出血少、安全、适应证广的特点已于临床广泛使用。

3. 物理疗法　可选用微波、射频、激光等。

4. 导尿　必要时可行导尿术。

【预防与调护】

1. 定时排尿，忌憋尿，保持大便通畅。
2. 饮食宜清淡，忌饮酒及辛辣刺激性食物。
3. 及时治疗尿路梗阻和感染。
4. 避免受凉，预防感冒，保持外阴清洁。

📖 知识拓展

1. 男性前阴疾病的比较（表9-6-1）

表9-6-1　男子前阴疾病比较

中医病名	西医病名	概念	病因	好发年龄
子痈	附睾炎、睾丸炎	睾丸或附睾的化脓性疾病	湿热下注，气滞痰凝	—
子痰	附睾结核	附睾疮痨性疾病	肝肾亏虚，阴虚内热	20~40岁中青年
精浊	急、慢性前列腺炎	以尿频、尿急、尿痛，尿道溢出乳白色液体为主症的疾病	阴虚火旺，相火妄动	—
精癃	前列腺增生症	以尿频、尿次增多、排尿困难为特征的疾病	脾肾两虚，气滞血瘀	老年男性

2．前阴常用技能操作方法

（1）前列腺按摩：患者取膝胸位→术者戴医用外科手套→涂液体石蜡→轻柔按摩肛周松弛肌肉→食指缓缓伸入直肠内→确定前列腺位置→食指最末指节对前列腺的直肠面→由外向上、向内、向下的顺序对前列腺进行按压（即先从腺体的两侧向中线各按压3~4次，再从中央沟自上而下向尿道外口挤压出前列腺液）。

注意事项：一般一周按摩1~2次。按摩时手法应"轻、缓"，注意询问患者感受，切忌粗暴反复强力按压，以免造成不必要的损伤，主张按摩完毕，患者立即排尿以排出积留于尿道中的炎性分泌物。

（2）脓肿穿刺：患者取截石位→术者外科洗手、戴医用外科手套→消毒术区皮肤→选择脓肿波动最明显处→2%盐酸利多卡因注射液局部浸润麻醉→穿刺针进入脓腔内→抽吸脓液（如果脓液黏稠，可在脓腔内注射生理盐水，稀释后抽出）→术后用无菌敷料覆盖→穿刺液送检。

注意事项：卧床休息6~8小时，避免过多走动和剧烈运动。保持前阴部清洁、透气，注意查看穿刺处是否有渗血、渗液等异常。

岗位情景模拟 5

郑某，男，65岁，退休工人，7~8年前开始出现尿频、尿急，夜间明显，未予特殊治疗。近期上述症状加重，尿线变细，并伴有排尿困难，夜间排尿次数增多，感到双腿无力，双下肢明显浮肿。到医院泌尿外科就诊，查体发现双下肢水肿。肾功能：血肌酐125.8 μmol/L，尿素氮升高；彩超：双肾轻度积水，双侧输尿管扩张，膀胱残余尿230mL。现症见：小便频数，尿线变细，排尿困难，滴沥不尽，偶有小便自溢，夜间尤甚；腰膝酸软，畏寒肢冷，精神萎靡，面色无华；舌质淡，苔薄白，脉沉细。

问题与思考

请根据患者的临床表现进行分析诊断，列出疾病名称、证型、中医治法、代表方及药物组成等。

答案解析

岗位对接

本章主要介绍了男性前阴病的病因病机，对常见的临床表现、常用治疗方法进行了阐述。各节分别介绍了各类男性前阴病的概念、疾病特点、病因、临床表现、诊断与鉴别诊断以及相应疗法。通过本章的学习应掌握男性前阴疾病的诊断、治疗方法，熟悉男性前阴疾病的诊断流程、辨证思维，了解男性前阴疾病的预防与调护，为今后从事临床打下良好的基础。

目标检测

答案解析

一、单项选择题

1．根据《外科真诠》对泌尿生殖系统的划分，以下属小肠的是（ ）

　　A. 玉茎　　　　　　　B. 马口　　　　　　　C. 阴囊　　　　　　D. 肾子　　　　　　E. 子系

2. 子痈的主要临床特点是（　　）

　　A. 瘙痒　　　　　　　B. 红肿　　　　　　　C. 肿胀疼痛　　　　　D. 尿频　　　　　　E. 尿急

3. 下列不是精浊临床表现的是（　　）

　　A. 尿频　　　　　　　　　　　　　　　　　B. 尿痛

　　C. 尿急　　　　　　　　　　　　　　　　　D. 尿道偶可见尿道溢出少量乳白色液体

　　E. 均有肿胀疼痛

4. 某男，35岁，尿道口有白色分泌物滴出，伴有腰膝酸软，头晕眼花，失眠多梦，遗精，舌红少苔，脉细数，治疗应首选（　　）

　　A. 右归丸　　　　　　　　　B. 龙胆泻肝汤　　　　　　　C. 大分消饮

　　D. 左归丸　　　　　　　　　E. 知柏地黄丸

5. 某男，34岁，附睾出现肿大疼痛，有压痛，阴囊皮皱消失、潮红，焮热疼痛，痛引少腹，局部触痛明显，伴有恶寒发热、口干口苦，舌红，苔黄腻，脉滑数。考虑为子痈。证型为（　　）

　　A. 湿热蕴结证　　　　　　　　B. 火毒炽盛证　　　　　　　C. 气滞血瘀证

　　D. 痰浊凝结证　　　　　　　　E. 阳虚寒凝证

6. 患者，男，43岁，小便淋漓或滞涩，淋漓不畅，有排尿滴沥不爽之感，尿末或大便时尿道滴白，或见早泄，阳事不举，舌质紫暗或有瘀点，脉沉涩。治法是（　　）

　　A. 清热利湿　　　　　　　　　B. 滋阴降火　　　　　　　　C. 补肾助阳

　　D. 活血祛瘀，行气止痛　　　　E. 行气活血

7. 患者，男，急性发病，寒战高热，腰骶部及会阴部疼痛，常有尿频、尿痛及直肠刺激症状。直肠指检：前列腺饱满肿胀，压痛明显，局部温度增高。考虑为（　　）

　　A. 精癃　　　　　B. 子痈　　　　　C. 精浊　　　　　D. 子痰　　　　　E. 囊痈

8. 治疗精癃肾阳虚衰证，宜首选（　　）

　　A. 真武汤　　　　　　　　　B. 金锁固精丸　　　　　　　C. 附桂八味丸

　　D. 济生肾气丸　　　　　　　E. 调元肾气丸

9. 下列不属于精癃诊断要点的是（　　）

　　A. 下腹、会阴、睾丸不适感　　　　　　　B. 尿频、尿痛或尿线变细

　　C. 直肠指检示前列腺肿胀饱满，压痛明显　　D. 前列腺液中每高倍视野白细胞10个

　　E. 性功能障碍

10. 可作为急性前列腺炎诊断要点的是（　　）

　　A. 下腹、会阴、睾丸疼痛不适　　　　　　　B. 轻度尿频、尿痛或尿道刺痒

　　C. 直肠指检示前列腺肿胀饱满，压痛明显　　D. 前列腺液中每高倍视野白细胞10个

　　E. 神经衰弱和性功能障碍

11. 子痈湿热蕴结证，宜首选（　　）

　　A. 龙胆泻肝汤　　B. 五味消毒饮　　C. 四妙汤　　　D. 橘核丸　　　E. 右归饮

12. 子痈气滞痰凝证，宜首选（　　）

　　A. 龙胆泻肝汤　　B. 五味消毒饮　　C. 四妙汤　　　D. 橘核丸　　　E. 右归饮

13.《外科真诠》认为玉茎（阴茎）属（　　）

　　A. 心　　　　　B. 肝　　　　　C. 脾　　　　　D. 肺　　　　　E. 肾

14.《外科真诠》认为马口（尿道）属（　　）

　　A. 心　　　　　　B. 肝　　　　　　C. 小肠　　　　　D. 肺　　　　　E. 肾

15.《外科真诠》认为子系（精索）属（　　）

　　A. 心　　　　　　B. 肝　　　　　　C. 小肠　　　　　D. 肺　　　　　E. 肾

二、简答题

　　1. 简述子痈的临床表现。

　　2. 水疝是如何形成的？

　　3. 子痰如何治疗？

　　4. 简述精癃的临床表现。

　　5. 精浊与精癃如何鉴别？

（莫长忍）

书网融合……

知识回顾　　　习题

PPT

第十章　肛门直肠疾病

学习目标

知识要求：

1. 掌握肛肠疾病的诊断、治疗。

2. 熟悉肛肠疾病的病因病机。

3. 了解肛肠疾病的预防与调护。

技能要求：

1. 熟练掌握肛肠疾病的检查技能。

2. 学会应用肛门位置标示法。学会肛门指诊、窥肛器检查、注射疗法、结扎疗法、挂线疗法的操作。

第一节　概　论

肛门直肠疾病是指发生于肛门直肠部位的疾病。常见的有痔、息肉痔、肛痈、肛漏、肛裂、脱肛、锁肛痔等，中医文献中统称为痔疮、痔瘘。

【解剖生理概要】

1. **直肠**　上端约在第3骶椎平面，上接乙状结肠，下端在尾骨尖稍上方与肛管相连，全长12~15cm，其上、下两端狭小，中间部分膨大，膨大部分称为直肠壶腹。直肠在盆腔内的位置与骶椎腹面关系密切，与骶椎有相同的曲度。沿骶尾骨弯曲前方下行，与肛管形成了一个近似于90°的角，称肛直角。因此，当行乙状结肠镜检查时，要注意顺应这一角度，避免损伤直肠。直肠两侧上1/3有腹膜覆盖；直肠前面上2/3有腹膜，并向前反折形成直肠膀胱陷凹或直肠子宫陷凹；直肠后壁无腹膜遮盖。直肠壁由浆膜层、肌层、黏膜下层、黏膜层四层组织构成，黏膜层丰厚，黏膜下层疏松，因此易与肌层分离而造成直肠黏膜脱垂。

2. **肛管**　肛管是消化道的末端，长3~4cm，其下界为肛门缘，通于体外；上界为齿线，与直肠相连接。肛管的表层为复层上皮，下部为鳞状上皮，表面光滑，无汗腺、皮脂腺和毛囊。由于直肠下端变得缩窄，肠腔内黏膜被折成了6~10个纵形的皱襞，称为直肠柱或肛柱，内有血管和纵行肌。两个相邻直肠柱下端之间有半月形黏膜皱襞，称为肛门瓣。肛门瓣与直肠柱之间的肠壁黏膜形成向上开口的袋状间隙，称为肛隐窝，又称肛窦，肛隐窝底部有肛腺导管开口。由于该处常积存粪屑，因而易发生感染，引发肛隐窝炎，进而导致肛门直肠周围脓肿、肛瘘等疾病。直肠柱的基底部有2~6个乳头状突起，称肛乳头。由于这些解剖结构，直肠黏膜与肛管皮肤之间形成一条不整齐的齿状的交界线，称为齿线，是重要的解剖标志（图10-1-1）。

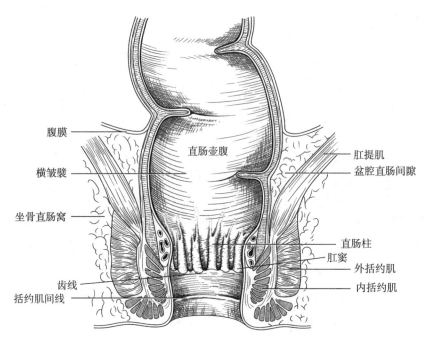

图 10-1-1　肛管直肠解剖

3. 齿线　为直肠与肛管的交界线，由肛瓣及肛柱下端组成，该线呈锯齿状，故称齿线（或称梳状线）。齿线上、下的组织结构明显不同，为重要的解剖标志。其主要区别见表10-1-1。

表 10-1-1　齿线上、下解剖结构的比较

部位	齿线以上	齿线以下
胚胎	内胚层	外胚层
组织	黏膜	皮肤
动脉供位	直肠上、下动脉	肛管动脉
静脉回流	直肠上静脉丛回流入门静脉	直肠下静脉丛回流入下腔静脉
神经支配	自主神经支配，无痛觉	阴部内神经支配，疼痛敏感
淋巴回流	腹主动脉周围或髂内淋巴结	腹股沟淋巴结或髂外淋巴结

4. 肛门括约肌

（1）肛门内括约肌　是直肠的内环肌向下延伸增厚的部分，为不随意肌，属平滑肌，受植物神经支配，从肛管直肠线到肛门白线围绕肛管上2/3段，有协助排便的作用，无括约肛门的功能。

（2）肛门外括约肌　是围绕肛管全长的骨骼肌，是随意肌，自上而下分为三部分：深部、浅部和皮下部。

①深部：是外括约肌肌纤维最发达的部分，呈环形围绕肛管上端，有重要的括约肛管的作用。

②浅部：是肌纤维相对深部，较薄弱，呈梭形包绕肛管的中部，后端附着于肛尾韧带，前端附着于会阴部，具有括约肛管的作用。

③皮下部：是外括约肌肌纤维最薄弱的部分，呈环形围绕肛管末端周围，此肌束的上缘与内括约肌下缘相邻，形成括约肌间沟，有括约肛门的作用。

在肛肠手术时，从外括约肌受伤的程度对肛门功能的影响来看，深、浅部完全损伤对肛门功能影响较大，会导致不同程度的肛门失禁，而皮下部损伤对肛门功能影响较小。

（3）肛管直肠环　是围绕直肠与肛管交接处周围肌群的总称，包括耻骨直肠肌、联合纵肌、肛门内括约肌和肛门外括约肌的深部和浅部。指检时，在肛管后方及两侧可摸到此环。此环是括约肛管的主要动力装置，有重要的括约功能，手术时，若将此环完全切断，可致肛门失禁。

5. 肛管直肠周围间隙　肛管直肠周围间隙中富有脂肪组织，发生化脓性感染时，脂肪会很快坏死，再生较慢，会影响组织愈合；间隙中神经分布较少，感觉迟钝，发生化脓性感染时，患者一般无剧烈疼痛，往往就医较晚。肛管直肠周围间隙，可分为高位和低位两部分，其中高位包括左、右骨盆直肠间隙和直肠后间隙，低位包括左、右坐骨直肠间隙和肛门后间隙。

（1）骨盆直肠间隙　左右各一，位于直肠两侧与骨盆之间，为盆膈以上、腹膜返折以下的楔形间隙，内有血管、神经、淋巴管走行，并有结缔组织填充。

（2）直肠后间隙　是位于直肠与尾骨之间的较小的间隙，与两侧骨盆直肠间隙相通，当直肠高位发生脓肿时，常经过此间隙左右贯通而形成高位蹄铁形脓肿。

（3）坐骨直肠间隙　左右各一，位于肛管两侧与坐骨之间，盆膈以下呈楔形的间隙，容量约60mL，内有血管、神经、淋巴管走行，并有大量脂肪组织填充。

（4）肛门后间隙　位于肛门后方，以肛尾韧带为界分为深、浅间隙。当坐骨直肠间隙脓肿进一步发展，可经肛门后深间隙蔓延到对侧而形成低位蹄铁形脓肿。

6. 肛管直肠的血管　分为动脉和静脉。

（1）动脉　主要来自直肠上动脉、直肠下动脉、骶中动脉和肛门动脉。①直肠上动脉：来自肠系膜下动脉，起于乙状结肠动脉最下支起点的下方，下行至直肠上端的背面分为左右两支，沿直肠两侧下行，穿过肌层至黏膜下层，沿途分布到直肠各层，并向下至齿状线附近与直肠下动脉和肛门动脉吻合。②直肠下动脉：来自髂内动脉，经两侧骨盆直肠间隙至直肠下端，分布于直肠下段，并在齿状线附近与直肠上动脉和肛门动脉吻合。③骶中动脉：来自腹主动脉，沿骶骨下行，分布于直肠下部后壁。其供血量较少，由于其解剖位置特殊，在直肠手术时应注意保护此血管，以免出血不止。④肛门动脉：起自阴部内动脉，经两侧坐骨直肠间隙至肛门内、外括约肌和肛管末端，并在齿状线附近与直肠上、下动脉相吻合。

（2）静脉　分别起自痔上静脉丛和痔下静脉丛，在齿状线附近存在广泛的吻合支。①痔上静脉丛：位于齿状线以上的黏膜下层，无静脉瓣，易发生曲张而形成内痔，该静脉丛在右前、右后和左侧集聚显著，为内痔原发部位，临床上称为母痔区；另外有3~4小支，是继发内痔的部位，称为子痔区。痔上静脉丛形成静脉细支后，穿过肠壁汇成直肠上静脉，再汇成肠系膜下静脉流入肝门静脉。②痔下静脉丛：位于齿状线以下的肛管皮下层，无静脉瓣，易发生曲张而形成外痔。该静脉丛形成静脉细支后，分别汇成直肠中静脉和直肠下静脉，流入髂内静脉（图10-1-2）。

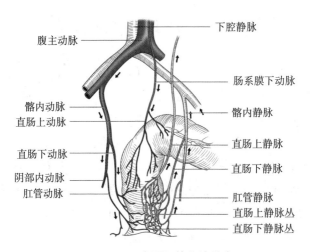

图 10-1-2　直肠肛管血液供应

【检查】

（一）检查体位

在选择检查体位之前，应当首先对患者病情的一般情况有所了解，再结合患者的身体状况，有目的地选择适当的体位。临床常用的体位有以下六种。

1. 侧卧位　患者的身体一侧着床，一般采用左侧卧位，上腿充分向前屈曲，靠近腹部，下腿自然伸直，充分显露臀部和肛门。这是最常用的一种体位，方便且易被患者接受，适用于年老体弱者，以及做简单的肛门直肠疾病的治疗（图 10-1-3）。

2. 膝胸位　患者双腿分开，跪伏在床上，肘关节及胸部着床，臀部抬高，头偏向一侧，充分显露肛门。该体位常用于镜检或体质较好患者的一般检查及换药（图 10-1-4）。

3. 截石位　患者仰卧床上，双腿抬高屈曲分开放在支架上，使臀部显露并移到床边。该体位可使臀部显露良好，便于医生操作，常用于病情较重的患者的检查或手术（图 10-1-5）。

4. 倒置位　患者伏卧床头，双膝跪于床端，头低臀高，显露臀部。适合体质较弱的患者的检查。

5. 蹲位　患者下蹲，显露臀部，并用力增加腹压。适合患有可自行脱出性疾病的患者的检查（图 10-1-6）。

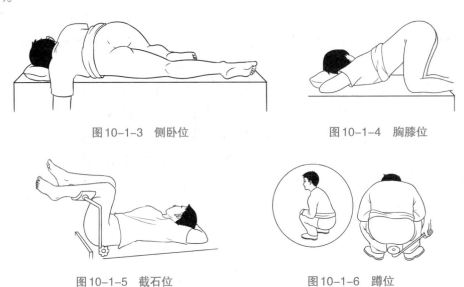

图 10-1-3　侧卧位　　　　　　　　　　　　　图 10-1-4　胸膝位

图 10-1-5　截石位　　　　　　　　　　　　　图 10-1-6　蹲位

6. **弯腰扶椅位**　患者向前弯腰，双手扶椅，显露臀部。该体位患者方便，医生检查快捷，适合团体检查。

（二）检查方法

1. **视诊**　患者取侧卧位，医生用双手将患者臀部分开。先从外面检查肛门周围有无内痔、息肉脱出、直肠脱出、外痔和瘘管外口等。而后让患者屏气做排便动作，医生用手牵引肛缘，使肛门自然张开，或用吸肛器吸出。观察内痔位置、大小、数目、色泽、有无出血点，同时也可观察有无肛裂等情况。

2. **指诊**　患者取侧卧位，做深呼吸放松肛门，医生用戴有手套或指套的右手食指，涂上润滑剂，轻轻插入肛门，进行触诊检查。包括肛外一般触诊、肛内单指诊和双合指诊。

（1）肛外一般触诊　用手指触摸感知肛外病变的疼痛敏感程度、病变的软硬度、温度、病变侵及范围及瘘管的走行等。

（2）肛内单指诊　用食指探入肛内触摸感知肛内及直肠末端是否狭窄、疼痛，括约肌张力，异物，病变的大小、软硬度、活动度、是否有蒂、光滑度、波动感及距肛门的距离，检查后要观察指套所带分泌物的性质。

（3）双合指诊　用两个手指同时对捏病变部位感知其范围大小、软硬度、波动感及与邻近器官的关系。

3. **器械检查**　常用的器械包括探针、窥肛器和乙状结肠镜等。用窥肛器检查时，嘱患者先期排空大便，取侧卧位，先将窥肛器涂上润滑剂，嘱咐患者张口呼吸，慢慢将窥肛器插入肛门内，先向腹侧方向伸入，当通过肛管后，再向尾骨方向推进，待窥肛器全部插入后抽出塞芯，在灯光照明下，观察有无息肉、溃疡，再退至齿线附近，查看有无内痔、肛瘘内口、乳头肥大及肛隐窝等。球头探针检查则是以球头银质探针自肛瘘外口慢慢插入，按硬索方向轻轻探查，同时以左手食指插入肛内帮助寻找内口，在肛门直肠内如能顺利通过的部分则为内口；如果内口过小，探针的球头不能通过，而手指部感到有轻微触动感，也属内口部分；用球头探针检查，可探知瘘管的方向、长度、深度及管道是否弯曲、有无分支，以及和肛管直肠是否相通，内口与肛管直肠环的关系等。

4. **实验室检查**　根据患者的具体情况可进行有选择地检查，如血常规、尿常规、大便常规、出凝血时间、血沉、肝功能、血糖、尿糖等。

5. **其他检查**　如X线、造影剂检查等。

6. **检查记录**　通常用截石位表示，以时钟面的十二等分标记法，将肛门分为十二个部位，前面会阴部为12点，后面尾骶部为6点，左面中央部为3点，右面中央部为9点，其余依次类推。检查时发现某一部位有病变时，则在相应的截石位图上做一标记。

🍎 **思政课堂**

肛门指诊的人文关怀

　　肛门指诊是用食指由肛门伸入直肠的检查方法。此种检查法简便易行，通过肛门指诊可以检查出直肠息肉、内痔、肛瘘、肛周直肠周围脓肿、肛乳头肥大等病变，而且70%~80%的直肠癌在直肠指诊时即能触及，可以提高诊断率，所以肛门指诊在临床上具有重要的意义。但此项检查涉及受检者隐私，所以在检查过程中医生一定要注重对患者的人文关怀。检查准备阶段，医生一定要仪表端正、衣帽整齐、规范洗手；检查室环境要安静整洁，光线充足，温度适宜；如果受检者是异性，则要求有陪伴者在场；为保护受检者隐私，要有一定遮挡设施。医生要提前充分了解患者的病情并向患者耐心解释检查的目的及操作流程，消除患者思想顾虑，征得患者配合；检查过程中医生要根据患者病情，采用合适体位，操作规范、手法轻柔，并在操作中密切观察病情，关心体贴患者。检查后要协助患者穿好衣物，整理床单及用物。全程体现医生对患者的人文关怀。

【病因病机】

肛门直肠疾病常见的发病因素有风、湿、热、燥、气虚、血虚等。现将其致病特点分述如下。

1. 风　风邪可引起下血。下血多属内风，乃热极而生风。风性善行而数变，风热为患，损伤肠络，血不循经而外溢向下，故引起便血，其色泽较鲜红，下血较急或呈喷射状。

2. 湿　湿有内外之分，外湿多因久居潮湿之地，内湿多因饮食不节，损伤脾胃，运化失司所致。湿性重着，常先伤于下，故肛门病中因湿而发病者较多。湿与热结，蕴于肛门，经络阻塞，气血凝滞，热胜肉腐，易形成肛痈；湿热注于大肠，气血凝滞，易发为直肠息肉；若本有痔疮，复感湿热之邪，可引起痔核肿痛。

3. 热　凡热积肠道，耗伤津液，热结肠燥则大便秘结；大便努挣，则肛门撕裂，而致肛裂；热盛迫血妄行，则便血，或发生血栓性外痔；热与湿结，蕴于肛门而致肛痈。

4. 燥　导致肛门直肠疾病者多为内燥。常因过食辛辣、炙煿之品，燥热内生，耗伤津液，肠失濡润，而见大便秘结，便时努挣则易擦破痔核或肛门，引起内痔出血或肛裂出血和复发。

5. 气虚　气虚是肛门直肠疾病的常见病因。禀赋不足，素体气虚；或脾失健运，中气不足；或妇女生育过多，耗伤气血；或慢性患者，气血亏虚；或年老体弱，气血衰退，中气亏虚，摄纳无权，中气下陷，均可引起直肠脱垂，或痔核脱出不收。气虚则行血无力，气血瘀滞，加之便时久蹲，则气血更加瘀滞不行，经脉横解，发为内痔或外痔。

6. 血虚　血虚则生燥，燥邪内生，肠失濡润则便秘；血虚则新肉难生，故肛漏久不收口，或术后伤口久不愈合。

以上病因既可单独致病，亦可合并致病，或互为因果，使病情复杂化。因此，审证求因时要全面分析。

【辨证】

（一）辨症状

肛门直肠疾病常见的症状有便血、肿痛、脱垂、流脓、便秘、分泌物等。由于病因不同，表现的症状及轻重程度也有别。

1. 便血　便血是内痔、肛裂、息肉痔、锁肛痔的共有症状。血不与大便相混，点滴而下，或一线如箭，出血较多而无疼痛者多为内痔；便血少，血附大便表面，或便纸印血，伴肛门疼痛者，多为肛裂；儿童大便带血，色鲜红，大便次数和性质无明显改变者，多为息肉痔；血与黏液相混，其色晦暗，肛门有重坠感或便意频繁者，多为锁肛痔。若血色鲜红，血出如箭，并伴口渴、便秘、尿赤、舌红、脉数等症者，多属风热肠燥；便血色淡，伴有面色无华、心悸、神疲、乏力、舌淡、脉沉细等症者，多属血虚肠燥；便血，色晦暗夹黏液，常伴口干不欲饮、大便溏薄、小便短赤、舌红苔黄腻、脉濡数者，多为大肠湿热。

2. 肿痛　常见于肛痈、痔核嵌顿、外痔水肿、血栓外痔等病变。如肿胀高突、疼痛剧烈，多为湿热毒盛；如按之应指，多为肛痈酿脓；如外痔突发肿痛、其色紫暗者，多为血栓外痔；如肿势平塌、发展缓慢、疼痛较轻，伴全身潮热盗汗、舌红少苔、脉细数者，多为结核性肛周脓肿。

3. 脱垂　是Ⅱ、Ⅲ期内痔及息肉痔、直肠脱垂的常见症状。内痔脱出时，脱出物多呈草莓状，其色暗红或紫暗；息肉痔脱出时，肿物呈圆形带蒂；直肠脱垂时脱出物呈圆柱形或圆锥形。脱垂而不易回纳者，多因气血亏虚、中气下陷所致；内痔脱出，不能还纳，肿痛较甚，多为湿热下迫所致，若复染毒，则可出现肿物糜烂坏死。

4. 流脓　常见于肛痈或肛漏。脓出黄稠者多为湿热壅盛，属实证；脓出稀薄不畅，或夹败絮样物者，多为阴虚湿热，属虚证或虚实夹杂证。

5. 便秘　是肛裂、痔、肛痈等疾病的常见症状。临床需结合其他症状进行辨证，如便秘时大便带血者多为肛裂，便秘并肛周红肿热痛者多为肛痈，便秘且便时滴较多鲜血者多为内痔。

6. 分泌物　是指肛内或肛门周围有液体溢出。常见于内痔脱出、直肠脱垂、肛漏等。分泌物的出现多为湿热下注或热毒蕴结所致。

（二）辨部位

不同的肛肠疾病各有其好发部位，了解这些情况有助于正确诊断和治疗肛肠疾病。内痔好发于齿线上3、7、11点处；赘皮外痔多发于肛缘6、12点处；肛裂好发于肛管6、12点处；血栓外痔好发于3、9点处；肛漏外口在3、9点前面。

【治疗】

肛门直肠疾病的治疗以外治为主，内治为辅，但宜内外结合，尽量达到根治、防止复发的目的。

（一）辨证论治

1. 清热凉血　适用于风热肠燥便血，血栓外痔初起。方用凉血地黄汤或槐角丸加减。

2. 清热利湿　适用于肛周脓肿实证，或痔核嵌顿，外痔肿痛，或肛漏。方用萆薢渗湿汤或龙胆泻肝汤加减。

3. 清热解毒　适用于肛周脓肿实证，外痔肿痛。方用黄连解毒汤或仙方活命饮加减。

4. 清热通腑　适用于热结肠燥之便秘。方用大承气汤或脾约麻仁丸加减。

5. 生津润燥　适用于血虚津亏之便秘。方用润肠汤或五仁汤加减。

6. 补中益气　适用于小儿体虚、年老体弱或经产妇气虚下陷之直肠脱垂、痔核脱出。方用补中益气汤加减。

7. 补益气血　适用于素体虚弱、气血亏虚之疾病后期或术后。方用八珍汤加减。

（二）中医外治法

1. 熏洗法　以药物加水煮沸或散剂用开水冲泡，先熏后洗，或用毛巾蘸药汁湿敷患处。此法具有活血、消肿、止痛、止血、收敛等作用。适用于内痔脱垂、嵌顿，结缔组织性外痔肿痛，血栓性外痔初期，脱肛，术后水肿等。常用药物有芒硝、五倍子汤、苦参汤。

2. 敷药法　将药物敷于患处，一般于每日大便后，先熏洗再敷药。此法具有消肿、止痛、止血、生肌、收敛等作用。常用药物有金黄膏、麝香马应龙痔疮膏、生肌玉红膏、九华膏、生肌散、五倍子散等。

3. **手术**　手术是肛门直肠疾病的主要治疗方法，如内痔、息肉的结扎法，外痔的切除术，肛漏的切除、挂线疗法，脱肛的注射疗法，肛裂的切除术、扩肛术等。各种治疗方法操作详见有关疾病。

（三）其他疗法

可用 1∶5000 的高锰酸钾进行熏洗。

【预防】

1. 保持大便通畅，积极防治便秘和腹泻。每天定时排便，不要久忍大便；临厕不宜久蹲努责；不宜长期服泻剂。

2. 注意饮食卫生，少食辛辣刺激食物，多食清淡、纤维多的食物，以帮助大便通畅。

3. 保持肛门清洁，经常用温水清洗肛门；便纸要柔软，防止擦伤。

4. 对肛门附近的疖肿、脓疡、肠道寄生虫病等要及时检查和治疗，以防继发肛漏、肛门瘙痒症等病。

第二节　痔

【概述】

痔是直肠末端黏膜下和肛管皮下的静脉丛发生扩大曲张所形成的静脉性团块，是临床常见病、多发病，好发于 20~40 岁的成人。以便血、脱垂、肿痛为临床特点。根据发病部位分为内痔、外痔和混合痔。

内　痔

内痔是由直肠黏膜下静脉丛扩大曲张所形成的柔软静脉团，位于齿线以上。以便血和脱出为主要症状。多发于 3、7、11 点，称为母痔；其余部位发生的痔称为子痔。

【病因病机】

内痔的发生多有脏腑本虚，兼因饮食不节，恣食辛辣肥甘厚腻、酗酒等，以致燥热内生，下注大肠所致；或因久坐久立、负重远行、泻痢日久、长期便秘、妇女妊娠等，致使血行不畅，瘀阻魄门，筋脉横解而生。日久气虚下陷，摄纳无权则痔核脱出。

【诊断与鉴别诊断】

（一）临床表现

1. 症状

（1）便血　初起为排便中或便后出血，色鲜红、量少，附着于大便表面或染红手纸。有时为滴血或喷射状出血，便后自动停止，时发时止。饮酒、疲劳、过食辛辣食物、便秘等诱因常使症状加重。出血量多则可出现贫血。

（2）脱出　常为晚期症状。随着痔核体积增大，逐渐与肌层分离。排便时受到粪便挤压可脱出肛门外。轻者脱出后能自行复位；重者需用手扶方能复位；更严重者除排便时脱出外，凡用力、行走、咳嗽、喷嚏、下蹲等均可致脱出。脱出的痔核极易发生嵌顿，以致复位困难。

（3）疼痛　单纯内痔一般无疼痛，内痔脱出后发生嵌顿，局部炎性肿胀、糜烂坏死则可引起剧烈疼痛。

（4）瘙痒　肛门括约肌松弛，分泌物增多；脱出痔核反复刺激，使肛门周围潮湿不洁，易发生湿疹和瘙痒。

（5）便秘　患者常因害怕出血和脱出而人为地控制排便，形成习惯性便秘，大便干结反而又加重了痔核出血和脱出，导致恶性循环。

（6）局部检查　指诊可触及柔软、表面光滑、无压痛的黏膜隆起。窥肛镜下见齿线上黏膜呈半球状隆起，色暗紫或深红，表面可有糜烂或出血点。

2. **分期**　由于病程的长短不同，可分为三期。

（1）Ⅰ期　痔核较小，无明显自觉症状，仅于排便时出现带血、滴血或喷血现象，出血可较多。痔核不脱出肛门外。

（2）Ⅱ期　痔核较大，排便时痔核可脱出肛外，便后自行回纳，排便时可间歇带血。

（3）Ⅲ期　痔核更大，黏膜变厚、暗红色、表面粗糙。脱出后不能自然复位，需用手推回或平卧后始能复位。凡遇用力、咳嗽、行走和蹲下时均可能脱出。如脱出后未能及时复位，可形成嵌顿性内痔。

（二）鉴别诊断

1. **直肠息肉**　低位、带长蒂的直肠息肉可脱出肛门，易误诊为内痔脱出，但脱出息肉一般为单个，头圆而有长蒂，质较痔核稍硬，活动度大，多见于儿童。

2. **脱肛**　易误诊为环状痔，但直肠黏膜或直肠环状脱出时脱出物呈环状或螺旋状，表面光滑，无静脉曲张，一般不出血，脱出后有黏液分泌。

3. **直肠癌**　多见于中老年人，粪便中混有黏液、脓血，大便次数增多，里急后重，晚期大便变细。指检常可触及菜花状肿物或凸凹不平的溃疡，质地坚硬，不能推动，触之易出血。

4. **肛裂**　常为便时出血，色红量少，伴肛门周期性疼痛。局部检查可见6点或12点处肛管有梭形裂口。

【治疗】

（一）辨证论治

多适用于Ⅰ、Ⅱ期内痔，或内痔嵌顿有继发感染，或年老体弱，或内痔兼有其他严重慢性疾病而不宜手术治疗者。

1. **风热肠燥证**

证候：大便带血、滴血或喷射状出血，血色鲜红，大便秘结或有肛门瘙痒；体质壮实，口渴，便结，溲赤。舌质红，苔薄白或薄黄，弦脉数。

治法：清热凉血祛风。

方药：凉血地黄汤加减。大便秘结者，加润肠汤。

2. 湿热下注证

证候：便血色鲜红，量较多，肛缘肿物隆起，灼热疼痛，或肛内肿物外脱，可自行回纳，肛门灼热，重坠不适，甚则溃烂流滋水；伴口渴，便结，溲赤。舌红，苔黄腻，脉滑数。

治法：清热利湿止血。

方药：脏连丸加减。出血多者加地榆炭、仙鹤草。

3. 气滞血瘀证

证候：肛内肿物脱出，甚或嵌顿，肛管紧缩，坠胀疼痛，甚则肛旁痔核突起，坚硬如珠，色青紫，灼热疼痛；或伴口渴，便结，溲赤。舌质暗红，苔白或黄，脉弦细涩。

治法：清热利湿，行气活血。

方药：止痛如神汤加减。

4. 脾虚气陷证

证候：肛门松弛，内痔脱出不能自行回纳，需用手还纳，肛门坠胀，似有便意，便血色鲜或淡；可出现贫血，面色少华，头昏神疲，少气懒言，纳少便溏。舌质淡，舌胖边有齿痕，舌苔薄白，脉弱。

治法：补中益气，升阳举陷。

方药：补中益气汤加减。血虚者合四物汤。

（二）中医外治法

适用于各期内痔及内痔嵌顿肿痛，亦可用于术后。

1. 熏洗法　此法适用于痔核发炎、水肿或糜烂、溃疡，或脱出嵌顿，肿痛不收，或伴肛门瘙痒、湿疹等。将药物加水煮沸，先熏后洗，或用毛巾蘸药液湿敷，具有活血、止痛、止血、收敛、消肿等作用。常用五倍子汤、苦参汤等，痒甚加花椒。

2. 外敷法　适用于肉痔发炎、出血、肿痛或初期内痔。肛门温水坐浴后，将药物敷于患处，具有消肿止痛、收敛止血、祛腐生肌等作用。如消痔散、五倍子散等。

3. 塞药法　适应证同外敷法。将药物制成栓剂，塞入肛内，具有消肿、止痛、止血等作用，如九华痔疮栓、肛泰栓等。

（三）其他疗法

1. 注射法　注射法是目前治疗内痔的常用方法。根据其药理作用的不同，分为硬化萎缩和坏死枯脱两种方法。由于坏死枯脱疗法所致并发症较多，故目前临床上普遍采用内痔硬化剂注射疗法。注射疗法的原理是将硬化剂注入痔块周围，产生无菌炎性反应，使小血管闭塞和痔块内纤维增生、硬化萎缩。

适应证：Ⅲ期内痔，内痔兼有贫血者，混合痔的内痔部分。

禁忌证：外痔、内痔伴肛门周围急、慢性炎症或腹泻；内痔伴有严重肺结核、高血压及肝、肾疾病或血液病患者；因腹腔肿瘤引起的内痔和临产期孕妇。

常用药物：5%~10%石炭酸甘油、5%鱼肝油酸钠、4%~6%明矾液、消痔灵（硬化萎缩剂）、枯痔液、新六号枯痔注射液（坏死枯脱剂）等。

操作方法（硬化萎缩注射法）（图10-2-1）：

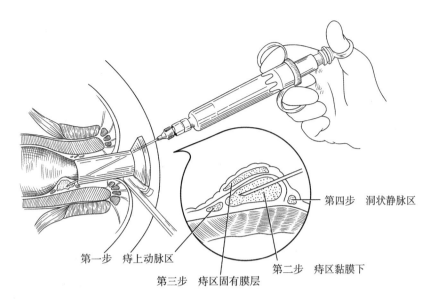

第一步 痔上动脉区

第三步 痔区固有膜层　　第二步 痔区黏膜下

第四步 洞状静脉区

图10-2-1 内痔硬化萎缩注射法

内痔注射治疗：患者术前排空大便，取侧卧位或截石位。局部麻醉消毒后，在肛门镜下或将痔核暴露于肛外，检查内痔的部位、数目、大小、母痔与子痔的关系。并做直肠指检，确定母痔区有无动脉搏动。

在肛镜直视下用0.1%新洁尔灭或络合碘直肠内局部消毒，用皮试针抽取5%石炭酸甘油或4%~6%明矾液，于痔核最高部位进针至黏膜下层，针头斜向上15°进行注射，每个痔核注射0.3~0.5mL（其他药物剂量参照该药物说明书），一般每次注射1~2个痔核。注射当天避免过多活动，24小时内不宜排大便，7~10天后再注射第二次或注射其他痔核。注射不宜太深，否则易引起肌层组织硬化或坏死。

附：消痔灵液四步注射法

第一步为痔核上方的痔上动脉区注射。用1∶1浓度（即消痔灵液用1%普鲁卡因稀释1倍）注射1~2mL。

第二步为痔黏膜下层注射。用1∶1浓度在痔核中部进针，刺入黏膜下层后行扇形注射，使药液尽量充满黏膜下层血管丛中。注入药量多少的标志以痔核弥漫肿胀为度，一般为3~5mL。

第三步为痔核黏膜固有层注射。当第二步注射完毕后，缓慢退针，多数病例有落空感，可作为针尖退到黏膜肌板上的标志，注药后黏膜呈水疱状，一般注射1~2mL。

第四步为洞状静脉区注射。用1∶1浓度在齿线上0.1cm处进针，刺入痔体的斜上方0.5~1cm呈扇形注射，一般注药1~3mL，1次注射总量15~30mL。注射完毕后肛内放入凡士林纱条，外盖纱布，用胶布固定。

注意事项：

（1）注射时必须注意严格消毒，每次注射都必须消毒。

（2）首次注射最重要，如注射足量则疗效良好，以较少量多次注射为佳。必须用5号针头进行注射，若针孔过大则进针处容易出血，出针后药液易流出。

（3）注射中和注射后都不应有疼痛，如觉疼痛，往往为注射太靠近齿线所致。

（4）进针的针头勿向各方乱刺，以免过多的损伤痔内血管，引起出血，致使痔核肿大，增加局部的液体渗出，延长痔核的枯脱时间。

（5）勿将药液注入外痔区，或注射位置过低使药液向肛管扩散，造成肛门周围水肿和疼痛。

（6）操作时应先注射小的痔核，再注射大的痔核，以免小痔核被大痔核挤压、遮盖，从而遗漏或增加操作困难。

2. 结扎疗法　其原理是通过阻断内痔的血运，使痔缺血、坏死、脱落而痊愈。常见的有贯穿结扎法和胶圈套扎法。

（1）贯穿结扎法

适应证：Ⅱ、Ⅲ期内痔，对纤维型内痔更为适宜。

禁忌证：肛门周围有急性脓肿或湿疮者；内痔伴有痢疾或腹泻患者，因腹腔肿瘤引起的内痔；内痔伴有严重肺结核、高血压及肝脏、肾脏疾患或血液病患者；临产期孕妇。

术前准备：清洁灌肠，如在门诊手术者，嘱先排空大便。患者取侧卧位（患侧在下）或截石位。肛门周围剃毛，并用1：5000的高锰酸钾溶液冲洗，拭净。肛周消毒后铺消毒巾。

操作方法：患者取侧卧位，行局麻或腰俞穴麻醉，用0.1%新洁尔灭或络合碘做肛周消毒，铺巾，再用双手食指进行扩肛，充分暴露痔核，用弯血管钳夹住痔核基底部，用左手向肛外同一方向牵引，右手用持针钳夹住已穿有丝线的缝针，将双线从痔核基底部中央稍偏上穿过。将已贯穿痔核的双线交叉放置，并用剪刀沿齿线剪一浅表裂口，再行"8"字形结扎。结扎完毕后，用弯血管钳挤压被结扎的痔核，亦可在被结扎的痔核内注射6%明矾溶液，加速痔核的坏死。最后将存留在肛外的线端剪去，再将痔核送回肛内，并将少许红油膏、九华膏涂入肛内，用纱布、橡皮膏固定。（图10-2-2）

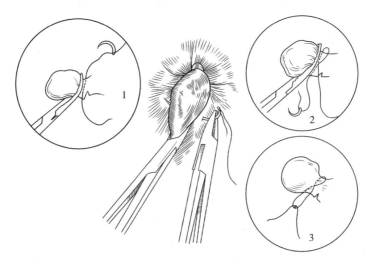

图10-2-2　贯穿结扎法

注意事项：

①结扎内痔时先结扎小的痔核，后结扎大的痔核。

②缝针贯穿痔核基底时不可穿入肌层，否则结扎后可引起肌层坏死，或并发肛周脓肿。

③结扎紧线时夹住痔的止血钳要随紧线缓慢放松退出，若不放松则易过多地结扎到直肠黏膜；过早松开则线易向外滑，只结扎住痔的半截。

④结扎术后当天不宜大便，若便后痔核脱出，应立即将痔核送回肛内，以免发生水肿，加重疼痛反应。

⑤痔下端的结扎线要嵌入小切口内，否则扎到肛管皮肤会引起剧痛。

⑥在结扎后的7天左右为痔核脱落阶段，嘱患者此时期应减少活动，大便时不宜用力努张，以避免术后大出血。

（2）胶圈套扎法

将特制的0.2~0.3cm宽的乳胶圈套在痔根部，常用内痔套扎器套扎法或双钳套扎法。

适应证：Ⅱ、Ⅲ期内痔及混合痔的内痔部分。

禁忌证：同贯穿结扎法。

操作方法：以双钳套扎法为例。先行局部消毒、麻醉，待肛门松弛、痔核显露后，再将乳胶圈套在一把止血钳的根部，用此钳夹住痔核基底部，用另一把止血钳夹住乳胶圈的一侧，将乳胶圈拉长绕过痔核上端套扎在痔核基底部，放松血管钳退出即可。术后处理同贯穿结扎法。（图10-2-3）

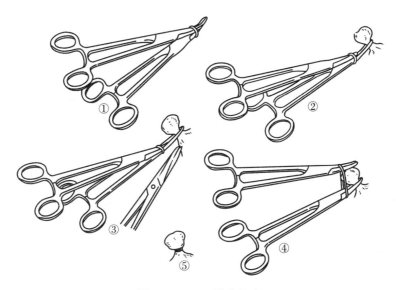

图10-2-3　双钳套扎法

①准备；②夹住内痔基底部；③齿线处剪口；④进行套扎；⑤套扎完成

手术后的常见反应及处理方法：①疼痛：手术后用1%盐酸普鲁卡因10mL在中髎或下髎穴封闭（每侧5mL），或口服去痛片；必要时肌内注射苯巴比妥钠0.1g或盐酸哌替啶50~100mg。②小便困难：应消除患者精神紧张；用车前子水煎代茶；下腹部热敷或针刺三阴交、关元、中极等穴，留针15~30分钟；或用1%盐酸普鲁卡因10mL，长强穴封闭；因肛门敷料过多或压迫过紧引起者，可适当放松敷料；必要时采用导尿术。③出血：内痔结扎不牢而脱落或内痔枯萎脱落时可出现创面渗血，甚至小动脉出血。对于创面渗血，可用凡士林纱条填塞压迫，或用桃花散外敷；至于小动脉出血，必须显露出血点，进行缝合包扎，彻底止血；如出血过多，面色苍白，血压下降者，应快速补液、输血、抗休克。④发热：一般因组织坏死、吸收而引起的发热不超过38℃，除加强观察外，无须特殊处理。局部感染引起的可应用清热解毒中药或抗生素等。⑤水肿：以朴硝30g煎水熏洗，每日1~2次，或用1∶5000高锰酸钾溶液热水坐浴后外敷消痔膏，也可用热水袋外敷。

【预防与调护】

1. 保持大便通畅。养成每天定时排便的习惯，不宜久蹲努责。

2. 注意饮食调和，多喝开水，多食蔬菜，少食辛辣、醇酒、炙煿之品。

3. 避免久坐久立，进行适当的活动。定时做肛门括约肌运动，早、晚各30次。

4. 若发生内痔应及时治疗，防止进一步发展。

岗位情景模拟 6

张某，男，30岁。自述大便经常秘结难解，便时有滴血或射血，近来大便时肛门右侧有异物脱出，卧床片刻后自行回纳，伴见面色萎黄，头昏乏力，舌淡苔黄，脉细无力。

问题与思考

1. 该患者诊断为什么疾病？

2. 该病的诊断依据有哪些？

答案解析

知识拓展

吻合器痔上黏膜环切术

吻合器痔上黏膜环切术，是建立在肛垫学说基础上的运用吻合器治疗环状脱垂痔的技术。它通过将部分内痔、痔上黏膜、黏膜下组织环形切除，并在瞬间将其同时吻合（其吻合原理与订书机订书情况相同），在阻断痔供血的同时，使脱出的肛垫向上"弹回"，恢复到正常的位置。可运用于内痔、外痔、混合痔、嵌顿痔、肛门狭窄、直肠黏膜脱垂等疾病的治疗，可有效治疗重度脱垂内痔。

外　痔

外痔是由痔外静脉丛扩大曲张或痔外静脉丛破裂出血或肛缘皮肤反复发炎，纤维增生而成的疾病，多发生于齿状线以下。其特点是自觉肛门坠胀、疼痛、有异物感。根据临床症状和病理特点的不同，可分为静脉曲张性外痔、血栓性外痔和结缔组织外痔。

【病因病机】

本病多因排便努挣、肛门裂伤、内痔反复脱垂，致使邪毒外侵，气血运行不畅，筋脉瘀阻；或湿热下注，阻塞脉络，气滞血瘀而成。

【诊断与鉴别诊断】

（一）临床表现

1. **结缔组织外痔**　患者初起仅有肛门异物感或便后肛门不易清洁。因少量分泌物或粪便积存刺激，可伴肛门潮湿、瘙痒。一般无疼痛，不出血，如染毒而肿胀时可觉疼痛。

2. **静脉曲张性外痔**　由齿线以下的痔外静脉丛发生扩大曲张而成，初起只感觉肛门部坠胀不适，一般不疼痛，染毒时可肿大疼痛，在排便或用力时明显。患者多伴有内痔。

3. **血栓性外痔**　血栓性外痔是指痔外静脉破裂出血，血积皮下而形成血凝块。排便或用力后肛门部突然剧烈疼痛，肛缘皮下有一触痛性肿物，分界清楚。排便、坐下、行走甚至咳嗽等动作均可使疼痛加重。

（二）辅助检查

1. 结缔组织外痔　肛门缘皱襞的皮肤发生结缔组织逐渐增生、肥大，质地柔软。发于截石位6、12点处的外痔，常由肛裂引起；发于3、7、11点处的外痔，多伴有内痔；赘皮呈环形或形如花冠状的，多见于经产妇。

2. 静脉曲张性外痔　局部有椭圆形或长形肿物，触之柔软，并呈暗紫色，按之较硬，便后或按摩后肿物缩小变软。

3. 血栓性外痔　肛门皮下有触痛性肿块，边界清楚，呈圆形或椭圆形。好发于膀胱截石位的3、9点处。

（三）鉴别诊断

1. 内痔嵌顿　齿线上内痔脱出、嵌顿，疼痛时间较长，皮瓣水肿，消退缓慢，痔核表面糜烂伴有感染时有分泌物和臭味。

2. 肛裂　肛门疼痛呈周期性，便鲜血，局部检查可见6点或12点处有纵形裂口。

【治疗】

（一）辨证论治

1. 气滞血瘀证

证候：肛缘肿物突起，排便时可增大，有异物感，可有胀痛或坠痛，局部可触及硬性结节。舌紫，苔淡黄，脉弦涩。

治法：活血化瘀。

方药：桃仁承气汤加减。

2. 湿热下注证

证候：肛缘肿物隆起，灼热疼痛或有滋水，便干或溏。舌红，苔黄腻，脉滑数。

治法：清热利湿，活血散瘀。

方药：防风秦艽汤加减。

3. 脾虚气陷证

证候：肛缘肿物隆起，肛门坠胀，似有便意；可伴神疲乏力，纳少便溏。舌淡胖，苔薄白，脉细无力。多见于经产妇或老弱体虚者。

治法：补中益气，升阳举陷。

方药：补中益气汤加减。

结缔组织外痔一般无需治疗，当外痔染毒肿痛时可用清热利湿之法，方用止痛如神汤或五神汤加减；静脉曲张性外痔染毒者宜清热利湿、活血散瘀，方用萆薢化毒汤合活血散瘀汤加减；血栓性外痔宜清热凉血、消肿止痛，方用凉血地黄汤加减。

（二）中医外治法

肿胀疼痛者可用苦参汤加减熏洗，外敷黄连膏等。

（三）其他疗法

1. 静脉丛剥离切除术

适应证：静脉曲张性外痔。

操作方法：患者取侧卧位或截石位。局部消毒铺巾，局麻。用组织钳提起外痔组织，在痔中心自下缘至齿线做一纵行"V"字形切口，再用剪刀分离皮下曲张的静脉丛，将皮肤及皮下组织一并切除，用凡士林纱条引流，无菌纱布压迫，宽胶布固定。每天便后用1：5000高锰酸钾溶液坐浴，更换敷料。

2. 血栓性外痔剥离术

适应证：血栓性外痔较大，血凝块不易吸收，炎症水肿局限者。

操作方法：患者取侧卧位，病侧在下方，局部消毒。局麻后在痔中央做放射状或梭形切口，用止血钳将血块分离并摘除。修剪伤口两侧皮瓣，使创口敞开，用凡士林纱条嵌塞，外盖无菌纱布，宽胶布固定。每日便后熏洗换药。

混合痔

混合痔是指同一方位的内、外痔静脉丛曲张，相互沟通吻合，使内痔部分和外痔部分形成一个整体者。二者无明显分界，括约肌间沟消失。多发于截石位3、7、11点处，以11点处最为多见。兼有内痔、外痔的双重症状。

【治疗】

混合痔的内、外治法与内痔、外痔基本相同。较严重的混合痔可行外痔剥离内痔结扎术。其具体操作如下：

取截石位或侧卧位，常规消毒肛门部，局部浸润麻醉，充分暴露痔核后将外痔部分做"V"字形或梭形切口，用血管钳钝性剥离外痔皮下静脉丛至齿线稍下方。然后用弯止血钳夹住被剥离的外痔皮瓣和内痔基底部，在内痔基底正中用圆针粗丝线贯穿做"8"字形结扎。剪除"V"字形内皮肤及静脉丛，使肛门部呈一放射状伤口。用相同的方法处理其他痔核（图10-2-4）。创面用凡士林纱布覆盖，术后当天限制大便，以后每次便后用1：5000高锰酸钾溶液或温开水坐浴并换药。

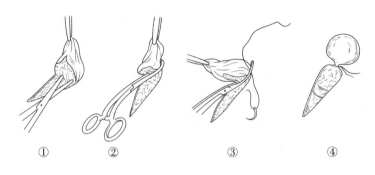

①   ②   ③   ④

图10-2-4 混合痔外剥内扎术

①外痔做"V"字形切口；②剥离外痔皮下静脉丛；③内痔基底正中做"8"字形结扎；④外剥内扎完成

注意事项：

（1）一般每次剥离结扎痔核不超过4个，否则易引起肛门变窄，大便难出，且易引起丝线滑脱。

（2）缝针穿过痔核基底部时不可穿入肌层，否则结扎后可引起肌层坏死。

（3）外痔剥离切口不能太靠上，否则易引起术后大出血。

（4）手术中尽量保留肛管皮肤和黏膜，以防术后肛门直肠狭窄。

【预防与调护】

1. 保持大便通畅，定时排便，大便时不要久蹲努责。

2. 及时治疗肠道急、慢性炎症。

3. 保持肛门部清洁，坚持便后用温开水坐浴。

4. 少食辛辣刺激之品，多吃蔬菜、水果。

第三节　息肉痔

【概述】

息肉痔是指直肠黏膜上的赘生物，是一种常见的直肠良性肿瘤。中医学又称为樱桃痔、悬胆痔。西医学称之为直肠息肉。其临床特点：直肠肿物蒂小质嫩，便后出血，其色鲜红。可单发或多发，前者多见于儿童，后者多见于青壮年人。很多息肉积聚在一段或全段大肠内称息肉病，少数可发生恶性变，尤其以多发性息肉恶变较多。

【病因病机】

中医学认为，本病是湿热下迫大肠，以致肠道气机不利、经络阻滞、瘀血浊气凝聚而成。

西医学认为其发病可能与遗传有关，或因慢性炎症刺激、痢疾、血吸虫病感染等所致。

【诊断与鉴别诊断】

（一）临床表现

1. 症状　初起在黏膜上有一个小的突起，多无其他症状。逐渐长大，小者如黄豆粒，大者如核桃。肿物质软有弹性，色多鲜红而易出血。低位息肉或蒂部较长者排便时可脱出肛外，小者便后可自回，大者需手扶送回，常伴有排便不畅、下坠感等。高位息肉一般通过直肠镜或乙状结肠镜发现。多发性息肉以腹痛、腹泻、便血为主要症状。若息肉并发溃疡及感染，表面糜烂，则症状加重，大便次数增多，大便时往往有鲜血及黏液随粪便排出。稀便内常见泡沫，秽臭，伴里急后重。病久则出现形体消瘦、体弱无力、面色苍白等。

2. 局部检查

（1）指诊　多适用于儿童低位息肉者，可触及圆形、柔软、带蒂肿物，表面光滑，指套上有血和血性黏液。

（2）内窥镜检查　可根据临床需要选用直肠镜、乙状结肠镜或纤维结肠镜检查，以确定息肉的部位、大小、数目，或取活组织做病理检查。

（二）鉴别诊断

1. 内痔　二者均可脱出，便血。但内痔多位于齿线上3、7、11处，基底较宽而无蒂，便血量较多。

多见于成年人。

2. 直肠癌　早期为大便带血，血色暗红或血与黏液相混，继则大便习惯改变、便意频繁、大便变形。直肠指检或镜检可发现凹凸不平的肿块，触之质地坚硬不移。组织活检有助于诊断。

【治疗】

直肠息肉早期可采用中药内服配合保留灌肠进行治疗，可起到控制病情发展的作用。在息肉底部注射中药硬化剂可使其脱落或缩小，对预防和控制癌变能起到一定作用。

（一）辨证论治

1. 风伤肠络证

证候：便血鲜红，滴血、带血，息肉表面充血明显，脱出或不脱出肛外。舌红，苔白或薄黄，脉浮数。

治法：清热凉血，祛风止血。

方药：凉血地黄汤加减。

2. 气滞血瘀证

证候：肿物脱出肛外，不能回纳，疼痛甚，表面紫暗。舌紫，脉涩。

治法：活血化瘀，软坚散结。

方药：少腹逐瘀汤加减。

3. 脾气亏虚证

证候：肿物易于脱出肛外，表面增生粗糙，或有少量出血；伴面色萎黄，纳差消瘦，肛门松弛。舌淡，苔薄，脉弱。

治法：补益脾胃。

方药：参苓白术散加减。

（二）中医外治法

灌肠法　适用于多发性息肉。用6%明矾液50mL保留灌肠，每日1次；或取乌梅12g，五倍子6g，五味子6g，牡蛎30g，夏枯草30g，海浮石12g，紫草15g，贯众15g，浓煎成150~200mL，每次50mL保留灌肠，每日1次。

（三）其他疗法

1. 注射疗法　适用于小儿无蒂息肉。术前用肥皂水洗肠1~2次，取侧卧位，局部消毒麻醉，在肛镜下找到息肉，用新洁尔灭或络合碘消毒，将6%~8%明矾液或5%鱼肝油酸钠注入息肉基底部，一般用药0.3~0.5mL，术后防止便秘，每日服麻仁丸9g。常规使用抗生素2~3天。

2. 结扎法　适用于低位带蒂息肉。取侧卧位或截石位，局部消毒，局麻扩肛后用食指将息肉轻轻拉出肛外，或在肛镜下用组织钳夹住息肉轻轻拉出肛外，用圆针丝线在息肉基底贯穿结扎，然后切除息肉（图10-3-1），肛内注入九华膏。常规使用抗生素2~3天。

3. 电烙法　适用于较高位的小息肉。取膝胸位或俯卧位，在肛镜或乙状结肠镜下直接烧灼息肉根部。无蒂息肉可烧灼中央部，但须注意切勿烧灼过深，以免引起肠穿孔。术后卧床休息1小时，1周后复查，如脱落不全，可电灼第二次。

4. 病变肠段切除术　适用于高位多发性腺瘤。必要时可考虑做肠段切除术。

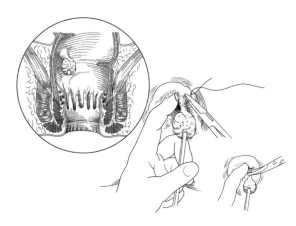

图10-3-1　直肠息肉结扎法

【预防与调护】

1. 及时治疗相关疾病，如慢性肠炎、肛窦炎、内外痔等。
2. 保持肛周清洁卫生，养成定时排便习惯，防止便秘。
3. 息肉脱出肛外要及时回纳，不可盲目牵拉，以免撕伤或断裂造成大出血。

第四节　肛　痈

【概述】

肛痈是肛管直肠周围间隙发生急、慢性化脓性感染形成的脓肿。本病相当于西医学的肛门直肠周围脓肿。本病多与肛门腺感染有关，自溃或切开排脓后常形成肛漏。根据发生的部位不同，可分为肛门旁皮下脓肿、坐骨直肠窝脓肿、骨盆直肠窝脓肿和直肠后间隙脓肿。中医学又称本病为"脏毒""悬痈""坐马痈"等。任何年龄人群均可发生，但以20~40岁青壮年人发病较多见，男性多于女性。

【病因病机】

本病多因饮食不节，过食辛辣厚味，湿热内生，热毒结聚而致；或因肌肤损伤，感染毒邪，瘀血凝滞，经络阻塞，血败肉腐而成。如属虚证，多因肺、脾、肾三阴亏损，湿热乘虚下注肛门所致。

【诊断与鉴别诊断】

（一）临床表现

主要表现为肛门周围疼痛、肿胀、有结块，伴有不同程度的发热、倦怠等全身症状。由于脓肿的部位和深浅的不同，症状也有差异，如发生在肛提肌以下的间隙脓肿，部位浅，局部红肿热痛明显，而全身症状较轻；而发生在肛提肌以上的间隙脓肿，则部位深，局部红肿热痛较轻，而全身症状重。

1. 肛门旁皮下脓肿　发生于肛门周围的皮下组织内，为最常见的一种脓肿，肛门旁有明显红肿、硬结或触痛，若成脓，可有波动感。局部疼痛明显，全身症状轻微。

2. 坐骨直肠窝脓肿　发生于肛门与坐骨结节之间，脓肿范围广而深，容量一般为60~90mL，发病时患侧持续性疼痛，逐渐加重，在排便、咳嗽、行走时疼痛加剧，可伴全身感染症状，如发热、畏寒、头痛、食欲不振等。肛门指诊：患侧饱满，有明显的压痛和波动感。

3. 骨盆直肠间隙脓肿　此类脓肿少见，局部症状不明显，有时仅有直肠下坠感，但全身症状明显。肛门指诊可触及患侧直肠壁处隆起、压痛及波动感。

4. 直肠后间隙脓肿　症状与骨盆直肠间隙脓肿相同，但直肠内有明显的坠胀感，骶尾部可产生钝痛，并可放射至下肢，在尾骨与肛门之间有明显的深部压痛。肛门指诊：直肠后方肠壁处有触痛、隆起和波动感（图10-4-1）。

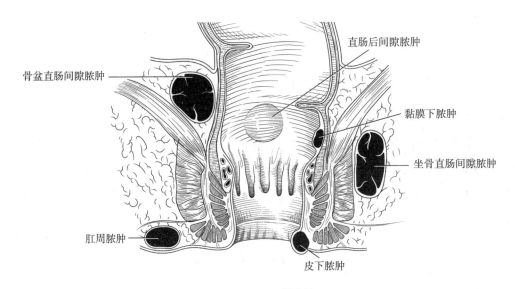

图10-4-1　肛周脓肿

若肛周局部红、热、肿、痛不甚明显，成脓较慢，溃后脓液稀薄、淡白，不臭或微带粪臭味，溃口凹陷；伴全身倦怠乏力，一般不发热或有虚热；舌苔薄腻，脉弦细或濡缓。此为结核性脓肿。

（二）辅助检查

1. 肛门指诊　对查明脓肿的部位、性质，是否成脓及脓腔的位置、大小和波动情况有重要意义。
2. 窥肛器检查　可检查高位脓肿的位置、对肠腔的压迫情况以及内口的位置等。
3. 实验室检查　血常规提示白细胞及中性粒细胞均可增高。
4. 超声检查　可了解肛痈的大小、位置。

（三）鉴别诊断

肛周毛囊炎、疖肿　病灶仅在皮肤或皮下，因发病与肛窦无病理性联系，破溃后不会形成肛漏。

【治疗】

肛痈的治疗以手术为主，注意预防肛漏的形成。

（一）辨证论治

1. 火毒蕴结证
证候：肛门周围突然肿痛，持续加剧，肛门红肿结块，触痛明显，质硬，表面灼热；伴有恶寒发热、头身疼痛，便秘、溲赤。舌红，苔黄腻，脉滑数或洪大有力。

治法：清热解毒。

方药：仙方活命饮、黄连解毒汤加减。若有湿热之象，可合用萆薢渗湿汤。

2. 热毒炽盛证

证候：肛门肿痛剧烈，可持续数日，痛如鸡啄，夜寐不安，肛周红肿，按之有波动感或穿刺有脓；伴恶寒发热，口干便秘，小便困难。舌红，苔黄，脉弦滑。

治法：清热解毒透脓。

方药：透脓散加减。

3. 阴虚毒恋证

证候：肛门肿痛、灼热，表皮色红，溃后难敛；伴有午后潮热，心烦口干，夜间盗汗，面色苍白，少气懒言。舌红，少苔，脉细数。

治法：养阴清热，祛湿解毒。

方药：青蒿鳖甲汤合三妙丸加减。

（二）中医外治法

1. 初起　实证用金黄膏、黄连膏外敷，位置深隐者可用金黄散调糊灌肠；虚证用冲和膏外敷或阳和解凝膏盖贴。

2. 成脓　宜早期切开引流。并根据脓肿部位深浅和病情缓急选择手术方法。

3. 溃后　用九一丹纱条引流，脓尽改用生肌散纱条。日久成漏者按肛漏处理。

（三）其他疗法

1. 一次切开法

适应证：浅部脓肿。

操作方法：在腰俞穴麻醉或局麻下，取截石位，局部消毒，在脓肿最高处做放射状切口。排出脓液后伸入食指探查脓腔大小，分开其间隔，最后放入油纱条引流。如脓腔与肛窦相通，可在切开脓肿后用探针仔细探查内口，将切口与内口之间的组织切开，并搔刮清除，以避免形成肛漏。术后每次便后用苦参汤或1：5000高锰酸钾液坐浴，每天换药。常规使用抗生素、中药及缓泻剂。

2. 一次切开挂线法

适应证：高位脓肿（坐骨直肠间隙脓肿、骨盆直肠间隙脓肿、直肠后间隙脓肿）。

操作方法：在腰俞穴麻醉下，取截石位，局部消毒、铺巾。做放射状或弧形切口，再用组织钳分离至脓腔，引流脓液，用双氧水和生理盐水清洗脓腔。再用球头探针从脓腔向肛内探查内口，探通内口后将球头探针拉出，以橡皮筋结于球头，从脓腔切口拉出，将两端收拢结扎，脓腔内填以红油膏纱条，外敷纱布，用宽胶布固定。挂线者一般约10天自行脱落，可酌情紧线或剪除。

3. 分次切开法

适应证：适用于体质虚弱或不愿住院治疗的深部脓肿患者。

操作方法：切口应在压痛或波动感明显部位，尽可能靠近肛门，切口呈弧状或放射状，须有足够长度，用红油膏纱布条引流，以保持引流通畅。待形成肛漏后，再按肛漏处理。病变炎症局限和全身情况良好者，如发现内口，可采用切开挂线法，以免二次手术。

切开引流的注意事项：

（1）定位要准确，一般在脓肿切开引流前应先穿刺，待抽出脓液后再行切开引流。

（2）浅部脓肿可行放射状切口，深部脓肿应行弧形切口，避免损伤括约肌而导致肛门失禁。

（3）切开脓肿后要用手指探查脓腔，分开脓腔内的纤维间隔，以利引流。引流要彻底。

（4）术中应切开原发性内口，可防止肛漏形成。

【预防与调护】

1. 保持肛门清洁及大便通畅。
2. 积极防治肛门病变，如肛隐窝炎、肛腺炎、肛乳头炎、直肠炎、内外痔等。
3. 患病后应及早治疗，防止炎症范围扩大。
4. 手术后须注意有无高热、寒战等，如有则应及时处理。

第五节　肛　漏

【概述】

肛漏是肛管或直肠腔与肛门外皮肤相通的一种病理性管道，又称为肛管直肠瘘。一般由原发性内口、瘘管和继发性外口三部分组成，也有仅具内口或外口者。内口为原发性，绝大多数在肛管齿线处的肛窦内；外口是继发的，在肛门周围皮肤上，常不止一个。肛漏多是肛痈的后遗症，临床上分化脓性和结核性两类。其特点是以局部反复流脓、疼痛、瘙痒为主要症状。

【病因病机】

肛痈溃后，湿热余毒未尽，蕴结不散，血行不畅，疮口不合，日久成漏；或因脾、肺、肾三阴亏损，或因肛裂损伤感染，邪乘于下，郁久肉腐成脓，溃后成漏。

【诊断与鉴别诊断】

（一）临床表现

本病可发生于各种年龄和不同性别人群，但以成年人为多见。通常有肛痈反复发作史，并有自行溃破或切开排脓的病史。

1. **流脓**　外口间歇性或持续性流脓、不易收口是肛漏的主要症状。一般初期形成的肛漏流脓较多，有粪臭味，脓液色黄质稠；以后逐渐减少，时有时无，色白，质稀淡。有时外口暂时封闭，流脓停止。如脓水突然增多，兼有肛门部疼痛者，常表示有急性感染或有新的肛漏支管形成。

2. **疼痛**　当漏管引流通畅时，则局部无疼痛，仅有轻微发胀不适。若外口暂时闭合，脓液积聚，则有胀痛；若溃破后脓水流出，症状可迅速减轻或消失。但也可因内口较大，粪便流入管道而引起疼痛者，尤其是排便时疼痛加剧。

3. **瘙痒**　由于脓液不断刺激肛门周围皮肤而引起瘙痒，有时可伴发肛周湿疮。

4. **全身症状**　一般肛漏常无全身症状，但复杂性肛漏和结核性肛漏因病程长，有的病程数十年，常出现身体消瘦、贫血、便秘和排便困难等症状；如继发感染，再发脓肿时，则出现相应的症状。

（二）分类

1975年全国首届肛肠学术会议制定了肛漏的统一分类标准：以外括约肌深部划线为标志，漏管经过此线以上者为高位，在此线以下者为低位，具体分类如下：

1. 低位单纯性肛漏　只有1个漏管，并通过外括约肌深部以下，内口在肛窦附近。
2. 低位复杂性肛漏　漏管在外括约肌深部以下，外口和漏道有2个以上者，内口在肛窦部位。
3. 高位单纯性肛漏　仅有1个漏道，漏管穿过括约肌深部以上，内口位于肛窦部位。
4. 高位复杂性肛漏　有2个以上外口及漏管有分支，其主管通过外括约肌深部以上，有1个或2个以上内口。

（三）肛漏走行规律（梭罗门定律）

将肛门两侧的坐骨结节划一条横线，当漏管外口在横线之前距离肛缘4cm以内，内口在齿线处与外口位置相对，其管道多为直行；如外口在距离肛缘4cm以外，或外口在横线之后，内口多在后正中齿线处，其漏管多为弯曲或马蹄形（图10-5-1）。

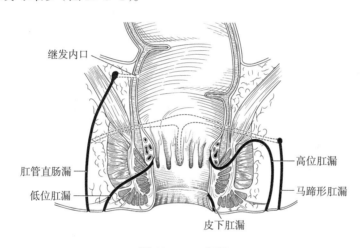

图 10-5-1　肛漏

（四）局部检查

1. 视诊　在肛门周围皮肤或臀部可见外口，外口呈乳头状突起或肉芽组织隆起，压之有少量脓液流出。如外口较大，不整齐，呈潜行性边缘，周围皮肤红紫色，多为结核性漏管。单纯性肛漏仅有1个外口，复杂性肛漏则在2个以上。
2. 触诊　低位肛漏之漏管在皮下可以摸到条索状物，由外口行向肛门，用手指按压有脓液由外口流出。高位或结核性者一般不易触及。以探针探查常可找到内口。
3. 直肠指检　常在肛管后侧、齿线附近摸到中心凹陷的小硬结，有轻微压痛，即是原发内口。
4. X线造影　对一般检查很难判定漏管高度和走行的，可采用X线碘油造影。

（五）鉴别诊断

肛门部化脓性汗腺炎　是皮肤及皮下组织的慢性炎症性疾病，其病变范围较广泛，呈弥漫性或结节状。在肛周皮下形成漏管及外口，流脓，并不断向四周蔓延。检查时可见肛周皮下多处漏管及外口，皮色暗褐而硬，肛管内无内口。

【治疗】

本病一般以手术治疗为主，内治法多用于手术前后以增强体质、减轻症状、控制炎症发展。

（一）辨证论治

1. 湿热下注证

证候：肛周经常流脓液，脓质稠厚，有臭味，肛门胀痛，局部灼热，肛周有溃口，按之有条索状物通向肛内；伴大便不畅，小便短赤。舌红，苔黄腻，脉弦或滑数。

治法：清热利湿。

方药：二妙丸合萆薢渗湿汤加减。

2. 正虚邪恋证

证候：肛周流脓液，质地稀薄，肛门隐隐作痛，外口皮色暗淡，漏口时溃时愈，肛周有溃口，按之较硬，或有脓液从溃口流出，且多有索状物通向肛内；可伴有神疲乏力。舌淡，苔薄，脉濡。

治法：托里透毒。

方药：托里消毒散加减。

3. 阴液亏损证

证候：肛周有溃口，颜色淡红，按之有条索状物通向肛内；可伴有形体消瘦，潮热盗汗，心烦口干，食欲不振。舌红，少苔，脉细数。

治法：养阴清热。

方药：青蒿鳖甲汤加减。肺虚者加沙参、麦冬；脾虚者加白术、山药。

（二）中医外治法

苦参汤煎水坐浴，每日1次，每次20~30分钟。

（三）其他疗法

以手术治疗为主，手术成功的关键在于正确地找到内口，并将内口及漏管周围瘢痕组织同时切除。根据漏管位置的高低及复杂程度，其手术方式可分为挂线疗法、肛漏切开或切除术、切开加挂线疗法等。

1. **挂线疗法**　其原理是利用结扎线的机械作用，使结扎处组织发生血运障碍，逐渐压迫坏死，慢性勒开管道，同时结扎线可作为漏管引流物，使漏管内渗液排出。肛管括约肌被缓慢切开，给断端造成生长并和周围组织产生炎症粘连的机会，防止肛管直肠环突然断裂回缩而引起肛门失禁的发生。

适应证：适用于距离肛门3~5cm以内，有内、外口的低位肛漏或高位单纯性直漏；或作为复杂性肛漏切开或切除的辅助方法。

禁忌证：肛门周围有皮肤病者；漏管仍有酿脓现象存在者；有严重的肺结核、梅毒等或极度虚弱者；有癌变者。

操作方法：行腰俞穴麻醉或局部浸润麻醉，取侧卧位或截石位。常规消毒、铺巾。先在球头探针尾端缚扎一橡皮筋，再将探针从漏管外口轻轻地向内探入，将食指伸入肛门协助探查内口，找到真正的内口，将针头由内口探出后，将探针弯曲，从肛门口拉出，使橡皮筋通过漏管，由内口拉出，提起橡皮筋，切开漏管内、外口之间的皮肤及皮下组织，拉紧橡皮筋，紧贴皮下切口用止血钳夹住，在止血钳下方用粗丝线收紧橡皮筋并双重结扎之，然后在结扎线外1.5cm处剪去多余的橡皮筋。松开止血钳，用红油膏纱布条填塞伤口压迫止血，外垫纱布，用宽胶布固定。一般在术后10天左右肛漏组织被橡皮筋挂开，如橡皮筋不脱落者，可用剪刀将剩余管壁剪开。2~3周后创口即能愈合（图10-5-2）。

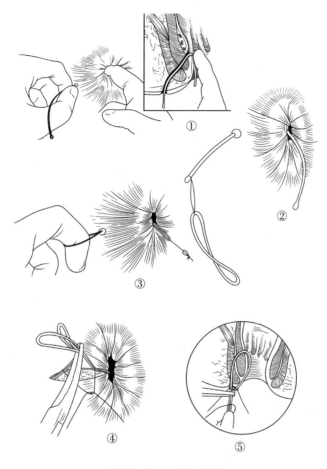

图10-5-2 挂线疗法

①探针进入漏管；②拖入橡皮筋；③拉出橡皮筋；④提起橡皮筋；⑤皮肤切开，收紧结扎橡皮筋

2. 切开疗法

适应证：低位单纯性肛漏和低位复杂性肛漏。

禁忌证：同挂线疗法。

操作方法：行腰俞穴麻醉或局部浸润麻醉，取截石位或侧卧位。常规消毒后铺巾。先在肛门内塞入一块盐水纱布，再用钝头针头注射器由漏管外口注入1%亚甲蓝溶液，如纱布染有颜色，则可有助于寻找内口，也便于在手术时辨认漏管走向。将有槽探针从漏管外口轻轻插入，然后沿探针走行切开皮肤和皮下组织及漏管外壁，使漏管部分敞开，再将有槽探针插入漏管残余部分。同样方法切开探针的表面组织，直到整个漏管完全切开为止。漏管全部敞开后用刮匙将漏管壁上染蓝色的坏死组织和肉芽组织刮除，修剪创口两侧的皮肤和皮下组织，形成一口宽底小的创面，使引流通畅。仔细止血，创面填塞红油膏纱布条，外垫纱布，用宽胶布压迫固定。

3. 注意事项

（1）探针由外口探入时不能用力，以免造成假道。

（2）如漏管在肛管直肠环下方通过，可以一次全部切开漏管。如漏管通过肛管直肠环的上方，必须加用挂线疗法，即先切开外括约肌皮下部浅部及其下方的瘘管，然后用橡皮筋由剩余的管道口通入，由内口引出，缚在肛管直肠环上，这样可避免由于一次切断肛管直肠环而造成肛门失禁。如肛管直肠环已纤维化者，也可一次全部切开，无需挂线。

（3）漏管若在外括约肌深、浅两层之间通过者，该处肌内未形成纤维化时，不能同时切断两处外括约肌，在切断外括约肌时要与肌纤维呈直角，不能斜角切断。

（4）高位肛漏通过肛尾韧带，可以做纵行切开，不能横行切断肛尾韧带，以免造成肛门向前移位。

4. 术后处理

（1）术后须保持大便通畅，必要时可给予润下剂。

（2）术后疼痛者可给对症治疗。

（3）每天大便后用苦参汤或1∶5000高锰酸钾溶液坐浴、换药。

（4）一般挂线后橡皮筋在7天左右可以脱落，若10天橡皮筋仍不脱落者，可用剪刀将剩余管壁剪开。若结扎橡皮筋较松，需再紧线一次。

（5）伤口必须从基底部开始生长，防止表面过早粘连封口而形成假愈合。

（6）管道切开或挂开后，改用生肌散纱条或生肌玉红膏纱条换药至收口。

（7）肛漏在切开或挂开后可有少量脓水流出，四周肿胀逐渐消散，如仍有较多脓水，应检查有无支管或残留的管道。

（8）如有局部感染，应及时予以治疗。

【预防与调护】

1. 经常保持肛门清洁，养成良好的卫生习惯。
2. 发现肛痈宜早期治疗，可以防止后遗肛漏。
3. 肛漏患者应及早治疗，避免外口堵塞而引起脓液积聚，排泄不畅，引发新的支管。

第六节　肛　裂

【概述】

肛裂是指肛管皮肤纵行全层裂开所形成的感染性溃疡。好发于肛门的前后方，即截石位6点和12点处。一般男性多发于后方，女性多发于前方，青壮年人为多见。其临床特征为肛门周期性疼痛，出血，便秘。属于中医学"钩肠痔""裂肛痔"等范畴。

【病因病机】

本病多由血热肠燥或素体阴虚，致使大便秘结，排便过于用力，使肛门皮肤破裂，反复感染而发病。也有因肛管狭窄、肛门湿疹、痔疮损伤等感染而发病的。

【诊断与鉴别诊断】

（一）临床表现

1. 疼痛　肛门部周期性疼痛是肛裂的主要特征。排便时立刻感觉肛门内灼痛或刀割样疼痛，称为排便痛；持续数分钟至10分钟后疼痛停止或减轻，这个时期称为疼痛间歇期；然后因肛门括约肌痉挛收缩，又感觉剧烈疼痛。疼痛的程度随着肛裂的大小和深浅的不同而轻重不一。这一期间的疼痛常持续半小时至数小时，当括约肌因痉挛而疲乏时疼痛才逐渐消失。临床上通常把这种疼痛称为周期性疼痛（图10-6-1）。以后又因排便或因喷嚏、咳嗽、排尿等，能引起周期性疼痛反复发作。

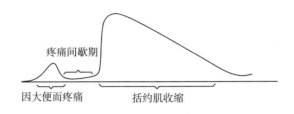

图10-6-1 肛裂周期性疼痛图解

2. 出血 大便时出血，量不多，鲜红色，有时染红便纸，或附着于粪便表面，有时滴血。出血量的多少与肛裂的大小和深浅有关，裂口越大、越深则出血越多。

3. 便秘 患者多数有习惯性便秘。

4. 瘙痒 患者多因分泌物自肛门流出，刺激肛门周围皮肤而引起肛门瘙痒。

（二）分类

根据病程不同，肛裂可分为早期肛裂和陈旧性肛裂。

1. 早期肛裂 病程较短，可见肛管纵行裂口或纵行梭形溃疡，色鲜红，底浅，边缘整齐有弹性，触之敏感。容易痊愈。

2. 陈旧性肛裂 病程较长。反复发作，疼痛剧烈，肛裂创面裂口深，色灰白，边缘变硬增厚，底部形成平整而硬的灰白色组织（栉膜带）。由于裂口周围慢性炎症，常可伴发结缔组织外痔（哨兵痔）、单口内瘘、肛窦炎、肛乳头炎、肛乳头肥大等。裂口、栉膜带、哨兵痔、单口内瘘、肛窦炎、肛乳头炎、肛乳头肥大七种病理改变为陈旧性肛裂的病理特征。

（三）鉴别诊断

1. 肛门结核 该病溃疡形态不规则，边缘不整齐，有潜行，溃疡底部呈污灰色苔膜，有脓血分泌物。疼痛轻，出血少，无赘皮性外痔，多有结核病史；病理切片可见结核结节及干酪样坏死病灶。

2. 肛门皮肤癌 该病溃疡形态不规则，表面凹凸不平，边缘隆起，质硬，并有奇臭味和持续疼痛；病理切片可见癌细胞。

【治疗】

早期肛裂可采用非手术疗法，陈旧性肛裂应予以手术并同时切除附近其他病变组织。治疗原则是泄热通便、养阴生津，保持大便通畅，缓解疼痛，解除括约肌痉挛，中断恶性循环，促使创面愈合。

（一）辨证论治

1. 血热肠燥证

证候：大便两三日一行，质干硬，便时滴血或手纸染血，肛门疼痛，裂口色红；腹部胀满，溲黄。舌质偏红，苔黄燥，脉弦数。

治法：清热润肠通便。

方药：凉血地黄汤合脾约麻仁丸。

2. 阴虚津亏证

证候：大便干燥，数日一行，便时疼痛、点滴下血；肛门疼痛，裂口深红；伴口干咽燥，五心烦热。舌红，少苔或无苔，脉细数。

治法：养阴清热润肠。

方药：润肠汤。

3. 气滞血瘀证

证候：肛门刺痛，便时、便后尤甚，肛门紧缩，裂口色紫暗。舌质紫暗，脉弦或涩。

治法：理气活血，润肠通便。

方药：六磨汤加红花、桃仁、赤芍等。

（二）中医外治法

1. 早期肛裂　每日便后使用清热解毒、清热燥湿的药物，水煎后熏洗局部。常用苦参汤等。亦可运用收敛止血、祛腐生肌的药物敷于患处。常用的药物有生肌玉红膏、麝香马应龙痔疮膏、九华膏、生肌散等。

2. 陈旧性肛裂　可用七三丹或枯痔散等腐蚀药搽于裂口，2~3天腐脱后改用生肌白玉膏、生肌散收口。也可选用封闭疗法，于长强穴用0.5%~1%普鲁卡因5~10mL做扇形注射，隔天1次，5天为1个疗程；亦可于裂口基底部注入长效止痛液（亚甲蓝0.2g，盐酸普鲁卡因2g，加水至100mL，过滤消毒）3~5mL，每周1次。

（三）其他疗法

陈旧性肛裂和非手术疗法治疗无效的早期肛裂患者可考虑手术治疗，并根据不同情况选择不同的手术方法。

1. 扩肛法　适用于急性肛裂或慢性肛裂不并发乳头肥大及前哨痔者。取截石位或侧卧位，腰麻或局麻后，术者戴橡皮手套，并将双手食指和中指涂上润滑剂，先后将右、左手食指插入肛内，两指掌侧向外侧扩张肛管，以后逐渐伸入两中指，持续扩张肛管3~4分钟，扩张至能容纳4指即可。术后每天便后用1：5000高锰酸钾溶液坐浴。肛管扩张后可去除肛管括约肌痉挛，故能立即止痛。术后肛裂创面经扩大，引流通畅，创面很快愈合。

2. 切开疗法　适用于陈旧性肛裂伴结缔组织外痔、乳头肥大等。取侧卧位或截石位，局部消毒、麻醉，在肛裂正中做纵行切口，上至齿线，切断栉膜带及部分内括约肌环形纤维，下端向下适当延长，切断部分外括约肌皮下部肌纤维，使引流通畅，同时将赘皮性外痔、肥大乳头等一并切除，修剪溃疡边缘发硬的瘢痕组织，形成一顶小底大的"V"字形开放创口，先用红油膏纱条嵌压创面，再用纱布覆盖固定。术后每天便后坐浴，换药至痊愈。

3. 纵切横缝法　适用于陈旧性肛裂伴有肛管狭窄者。在腰俞穴麻醉下，取侧卧位或截石位，局部消毒后，沿肛裂正中做一纵切口，上至齿线上0.5cm，下至肛缘外0.5cm，切断栉膜带及部分内括约肌纤维，如有潜行性皮下瘘管、赘皮痔、肛乳头肥大、肛窦炎也一并切除，修剪裂口创缘，再游离切口下端的皮肤，以减少张力，彻底止血，然后用细丝线从切口上端进针，稍带基底组织，再从切口下端皮肤穿出，拉拢切口两端丝线结扎，使纵切口变成横缝合，一般缝合3~4针，外盖红油膏纱布，予纱布压迫，用胶布固定。

术后进流质饮食或软食2天，控制大便1~2天。便后用1∶5000高锰酸钾液坐浴，肛内注入九华膏换药，5~7天拆线。

【预防与调护】

1. 养成良好的排便习惯，及时治疗便秘。

2. 保持大便通畅，饮食中应多含蔬菜、水果，防止大便干燥。可服用蜂蜜、麻仁丸等缓泻剂，润滑粪便，防止肛门损伤。

3. 及时治疗炎性肠病，防止并发肛裂。

第七节　脱　肛

【概述】

脱肛是指肛管、直肠黏膜、直肠全层或部分乙状结肠向下移位甚至脱出肛门外的一种疾病。相当于西医学的肛管直肠脱垂。各种年龄的人均可发病，但多见于儿童、经产妇和年老体弱者。其特点是直肠黏膜及直肠反复脱出肛门外伴肛门松弛。

【病因病机】

本病多因气血不足，气虚下陷，不能固摄，以致肛管直肠向外脱出。如小儿稚嫩，气血未旺；年老体衰，气血双亏；妇人经产，耗伤气血；劳倦过度，久病体弱；久泻久痢，大肠虚冷等诸多因素均可导致气血不足，中气下陷，肛门失于固摄而发病。

【诊断与鉴别诊断】

（一）临床表现

1. 脱垂　是脱肛的主要症状。起病缓慢，无明显全身症状，早期便后有黏膜从肛门脱出，便后能自行还纳。随着病情的发展，日久失治，致使直肠各层组织向下移位，直肠或部分乙状结肠脱出，甚至咳嗽、蹲下或行走时也可脱出。不能自然回复，须手托或平卧方能复位。

2. 坠胀感　由于黏膜下脱，引起直肠或结肠套叠，压迫肛门，产生坠胀感，患者常有大便不尽和大便不畅感，或出现少腹部坠痛，腰部、腹股沟及两侧下肢有酸胀和沉重感觉。

3. 瘙痒　因直肠黏膜反复脱出，常发生充血、水肿、糜烂、出血，故肛门可流出黏液，刺激肛周皮肤，可引起瘙痒。

4. 嵌顿　肛门直肠脱出时间稍长，局部静脉回流受阻，因而发炎肿胀，并导致嵌顿。这时，黏膜由红色逐渐变成暗红色，甚至出现表浅黏膜糜烂坏死，或脱垂肠段因肛门括约肌收缩而绞窄坏死。全身可出现体温升高，食欲减退，小便困难，大便干结，疼痛坠胀加剧，坐卧不安，甚者发生肠梗阻。

（二）分类

1. 一度　可分为内脱出和外脱出。内脱出患者自觉肛内胀满，经常有便意而无大便，肛门外无任何体征，肛内指诊通常在直肠壶腹内触及折叠的黏膜，可上下移动，光滑质软，脱出部分与肠壁之间有环行沟，肛镜下可见脱出部分填满肠腔；外脱出患者在下蹲等腹压增加时发生，脱出物长度3~5cm，多呈环形，色淡红，无便血，质地柔软，便后能自行还纳，指诊可触及的是两层折叠的黏膜。

2. 二度　下蹲等造成腹压增加时出现，脱出物长度5~10cm，呈圆锥状，色淡红，无便血，质地柔软，表面黏膜间断折叠隆起呈同心圆形的环行皱襞，两层黏膜之间可触及肠壁肌层。需被动复位，长期反复脱出者，复位后可有肛门松弛、括约肌收缩无力等。

3. 三度　下蹲、咳嗽或行走时均可脱出，脱出物长度10cm以上，呈圆柱状，色深红，表面可有瘀点，无便血，环行皱襞消失，两层黏膜之间可触及肠壁肌层。长期反复脱出者出现不同程度的肛门失禁，被动复位后常需加压固定。肛门外被分泌物污染常伴有肛门湿疹。

（三）鉴别诊断

脱肛应与内痔脱垂相鉴别（表10-7-1）。

表10-7-1　内痔脱垂与脱肛鉴别

鉴别点	内　痔	脱　肛
形状	痔核分颗脱出	呈环状、不分颗、表面光滑
颜色	深红	淡红色
便血	有较长时间便血史	一般不出血
发病年龄	成人多见	多见于儿童或老人

【治疗】

儿童患者宜采用保守治疗，老年患者宜采用手术疗法，不宜手术者宜采用中医辨证论治。

（一）辨证论治

1. 脾虚气陷证
证候：便时肛内肿物脱出，轻重程度不一，色淡红，伴有肛门坠胀，大便带血；伴见神疲乏力，食欲不振，甚则头昏耳鸣，腰膝酸软。舌淡，苔薄白，脉细弱。
治法：补气升提，收敛固涩
方药：补中益气汤加减。若不能自行还纳者加五倍子、诃子，重用黄芪、升麻、柴胡等；出血者加侧柏炭、地榆、槐花等；腰酸耳鸣者，加山萸肉、覆盆子、诃子等。

2. 湿热下注证
证候：肛内肿物脱出，肛内肿物脱出，色紫暗或深红，甚则表面部分溃破、糜烂，肛门坠痛，肛内指检有灼热感。舌红，苔黄腻，脉弦数。
治法：清热利湿。
方药：萆薢渗湿汤加减。出血多者，加地榆、槐花、侧柏炭。

（二）中医外治法

1. 熏洗疗法　予以清热解毒、收敛固涩，用苦参汤加石榴皮、枯矾、五倍子煎水熏洗，每天2次。
2. 外敷疗法　用五倍子散或马勃散调凡士林外敷。

3. 针灸疗法

（1）体针及电针　取长强、百会、足三里、承山、八髎、提肛穴。

（2）梅花针　在肛门周围外括约肌部位点刺。

（三）其他疗法

注射法　将药液注入直肠黏膜下层或直肠周围，使分离的直肠黏膜与肌层粘连固定，或使直肠与周围组织粘连固定。（图10-7-1）

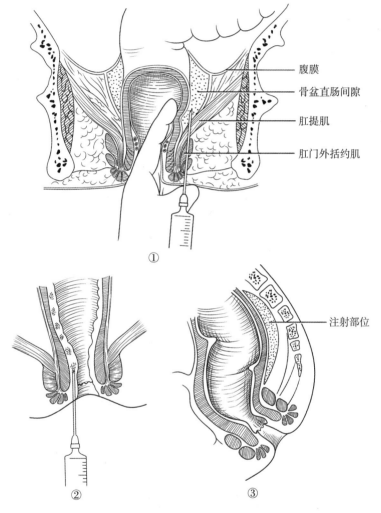

图10-7-1　直肠脱垂的注射疗法

①骨盆直肠间隙注射；②黏膜下注射；③直肠后间隙注射

（1）黏膜下注射法　此法分为黏膜下层点状注射法和柱状注射法两种。

适应证：一、二度直肠脱垂，以一度直肠脱垂效果最好。

禁忌证：直肠炎、腹泻、肛周炎及持续性腹压增加疾病者。

药物：6%~8%明矾溶液。

操作方法：取侧卧位或截石位，局部消毒后将直肠黏膜暴露于肛外，或在肛门镜下，在齿线上1cm环形选择2~3个平面，或纵行选择4~6行。每个平面或每行选择4~6点，各点距离相互交错，每点注药0.2~0.3mL，不要过深刺入肌层或过浅注入黏膜内，以免无效或坏死。总量一般为6~10mL。注射完毕后用塔形纱布压迫固定。柱状注射是在肛外直肠黏膜3、6、9、12点齿线上1cm的黏膜下层做柱状注射。长短视脱出长度而定，每柱药量2~3mL，注射完毕送回肛内。一般一次注射后可收到满意效果，若疗效不佳，7~10天后再注射一次。

注意事项：注射当天适当休息，不宜剧烈活动。流质饮食，控制大便1~3天。

（2）直肠周围注射法

适应证：二、三度直肠脱垂。

禁忌证：肠炎、腹泻、肛门周围急性炎症者。

药物：6%~8%明矾溶液。

术前准备：术前晚上和术前各灌肠1次。

操作方法：在腰俞穴麻醉或局麻下，取截石位。行局部和肛内消毒，术者戴无菌手套，选定在距离肛缘1.5cm的3、6、9点三个进针点，然后用细长腰穿针头和20mL注射器吸入注射药液，选3点处刺入皮肤、皮下，进入坐骨直肠窝，若进入4~5cm时针尖遇到阻力，即达肛提肌，穿过肛提肌，进入骨盆直肠间隙。此时，另一手食指伸入直肠内，仔细寻摸针尖部位，确定针尖在直肠壁外，再将针深入2~3cm，为了保证针尖不刺入直肠壁内，以针尖在直肠壁外可以自由滑动为准，然后缓慢注入药物6~8mL，使药液呈扇形均匀散开。用同法注射对侧。最后在6点处注射，沿直肠后壁进针，刺入4~5cm，到直肠后间隙，注射药量4~5mL。三点共注射药量16~20mL。注射完毕，局部消毒后，用无菌纱布覆盖。

注意事项：卧床休息，控制大便3天。注射后1~3小时内可出现肛门周围胀痛，一般可自行缓解。术后2~3天有时有低热，如不超过38℃，局部无感染者为吸收热，可不予特殊处理；如超过38℃，局部有红、肿等感染性炎症改变时，应给予抗生素治疗。

此外，还有直肠瘢痕支持固定术、肛门紧缩术和直肠悬吊术等手术方法。

【预防与调护】

1. 早诊断，早治疗，防止病情加重。
2. 纠正便秘，养成良好的排便习惯。
3. 防止腹压过度增高，积极治疗慢性腹泻、便秘、慢性咳嗽等。
4. 加强身体锻炼，增强体质，每天进行提肛训练。

第八节   锁肛痔

【概述】

锁肛痔是指发生于直肠肛管的恶性肿瘤。因病至后期，肛门狭窄，排便困难，犹如锁住肛门一般，故称锁肛痔。如《外科大成》曰："锁肛痔，肛门内外如竹节锁紧，形如海蜇，里急后重，便粪细而带扁，时流臭水。"该病相当于西医学的肛管直肠癌。多发于40岁以上中老年人，亦偶见于青年人。其临床特点是便血、大便习惯改变、直肠肛管肿块。

【病因病机】

本病多因忧思抑郁，内伤七情，气血瘀滞；或饮食不节，湿热内蕴；或久泻久痢，脾失健运，湿毒内生，浊气下迫大肠，致使气血、湿毒、瘀滞结块而发病。病至后期肿块破溃，臭水、脓血淋漓，耗伤气血，导致气阴两伤。

【诊断与鉴别诊断】

（一）临床表现

本病好发于肛管、直肠处，初为直肠黏膜或肛管皮肤上小结节，质硬而无明显症状。随着病情进一步发展，可出现下列病变。

1. 便血　为早期症状，便血呈持续性，色暗红，量不多，多伴有黏液。病情持续发展，粪便中夹有脓血、黏液，并有特殊臭味。

2. 排便习惯改变　多在本病的早期出现，表现为排便次数增多，便意频频，总有排便不尽之感；有时为便秘，肛门常有不适或下坠感。

3. 大便变形　病至后期，随着肿块的增大，肠腔逐渐狭窄，粪便减少，大便形状变细、变扁，并出现腹胀、腹痛及肠鸣音亢进等肠梗阻征象。

4. 转移征象　锁肛痔可通过直接蔓延、血行播散、淋巴转移、脱落细胞种植等途径发生转移。

5. 局部检查　是诊断锁肛痔的重要方法。肛内指诊一般可触及瘤体，为硬结性肿块或溃疡，底宽质坚，高低不平，推之不移，肠腔常有狭窄。指套上染有脓液、血液和黏液，并伴有特殊臭味。

（二）辅助检查

1. 肠镜检查　直肠镜或乙状结肠镜检查可看到直肠内的病变状态，必要时可在直视下取活体病理组织送检。

2. 病理组织学检查　可分辨病损组织的性质，是诊断恶性病变最可靠的方法之一。

3. CT检查　可确定癌肿侵犯的范围和程度，可作为手术切除的依据。

（三）鉴别诊断

1. 内痔　多见于成人。早期可有无痛性便血，呈间歇性，甚则出现贫血；痔核增大时，可脱出肛外，严重者须用手回纳；痔核较大可形成嵌顿，导致复位困难。

2. 息肉痔　成人呈多发特点，小儿为单发表现。患者间断性少量出血，多附于大便表面，血色鲜红；便秘，或排便不畅；便时腹痛或便后加重；息肉较大时可脱出肛门外。

3. 肛乳头肥大　病初肛门处不适，排便时疼痛。日久则肛乳头增大，大便时常脱出肛外，肛门局部潮湿瘙痒，有坠胀不适感。

【治疗】

本病治疗首先应采取根治性手术，但许多患者就诊时已至晚期，失去了做根治性手术的时机。在患者身体允许的条件下，可配合放、化疗。在本病的治疗中，中医药治疗须贯穿于整个治疗过程，其疗效确切，可显著提高患者的生活质量，延长其寿命。

（一）辨证论治

1. 湿热蕴结证

证候：肛门灼热坠胀，便次增多，大便带血，血色暗红，或带黏液，里急后重，腹部阵痛；伴有发热、口渴、口臭，脘腹胀满，小便黄。舌红，苔黄腻，脉滑数。

治法：清热利湿解毒。

方药：槐角丸加减。

2. 气滞血瘀证

证候：肛周肿物隆起，触之坚硬如石，肛门坠痛不休，尤以夜间为甚，大便变细或有沟痕，或大便带血、色紫暗，里急后重，排便困难；伴躁动不安。舌质紫暗，脉弦涩。

治法：行气活血，破瘀散结。

方药：桃红四物汤合失笑散加减。

3. 气阴两虚证

证候：大便难出，或便中带血，颜色紫暗，肛门坠胀；伴口干心烦，疲乏无力，面色少华，身体消瘦，夜间盗汗。舌红或绛，少苔，脉细弱或细数。

治法：益气养阴，清热解毒。

方药：八珍汤合增液汤加减。

（二）中医外治法

1. 灌肠疗法　常用明矾、五倍子、乌梅、夏枯草、牡蛎、贯众和紫草等，每日1次，保留灌肠；或败酱草30g，白花蛇舌草30g，水煎浓缩至100~150mL，每次50~60mL，每日2次，保留灌肠，适用于直肠癌出血严重者。

2. 外敷疗法　直肠、肛管癌溃烂时可局部外敷九华膏或黄连膏等。

（三）其他疗法

本病一旦确诊，在条件允许的情况下，应尽早手术。若肿瘤局限于直肠壁，只有局部淋巴结转移者，可行根治性切除术。若肿瘤广泛转移，不能行根治性手术者，可行乙状结肠造瘘术。若直肠癌深入盆腔，则不易根治，术后局部复发率较高。中、下段直肠癌与肛门括约肌接近，不宜保留肛门。

【预防与调护】

1. 应使患者了解本病的发生发展规律，确立积极的心理状态，增强治疗信心，提高免疫力。

2. 大力做好卫生保健宣传，普及肿瘤常识。积极开展肿瘤普查工作，如发现40岁以上的高危人群出现排便习惯改变及便血者，应及时进行有针对性的检查。

🙎 岗位对接

　　本章概述部分主要介绍了肛肠病的解剖生理基础理论、病因病机、肛肠检查法，以及肛肠病常用治疗方法等。各节介绍了各种肛肠疾病的病因病理、症状和体征、诊断和鉴别诊断以及治疗方法。以插图形式展现了肛门、直肠、结肠的解剖结构，各种肛肠疾病表现以及手术操作步骤。通过本章的学习应掌握肛肠疾病的检查方法，了解肛肠疾病的预防和调护。掌握肛肠临床常见疾病的辨证和治疗，了解手术治疗的原理。系统掌握肛肠病临床基本技能和操作规程，为今后从事临床打下牢固基础。

答案解析

目标检测

一、单项选择题

1. 肛管与直肠的交界线是（　）
   A. 直肠柱线　　　B. 齿线　　　　　C. 括约肌间线　　　D. 肛门皮肤直线　　E. 以上都不是

2. 肛门直肠疾病中重要的检查方法是（　）
   A. 直肠指诊　　　B. 球头探针检查　　C. 肛门镜检查　　　D. 乙状结肠镜检查　E. X线检查

3. 肛门直肠疾病病位以时钟面十二等分标记法的体位是（　）
   A. 侧卧位　　　　B. 截石位　　　　　C. 胸膝位　　　　　D. 蹲位　　　　　E. 倒置位

4. 关于肛门直肠疾病的好发部位下列不正确的是（　）
   A. 截石位，内痔3、7、11点处　　　　　　　B. 截石位，赘皮外痔6、12点处
   C. 截石位，血栓外痔3、9点处　　　　　　　D. 截石位，混合痔3、7、11点处
   E. 截石位，肛裂3、9点处

5. 内痔分期的主要依据是（　）
   A. 便血　　　　　B. 脱出　　　　　C. 疼痛　　　　　D. 患病时间　　　E. 出血色泽

6. Ⅰ期内痔常见的症状是（　）
   A. 肛门疼痛　　　B. 便血　　　　　C. 痔核脱出　　　D. 肛门坠胀　　　E. 异物感

7. 混合痔是指（　）
   A. 内痔和外痔同时存在　　　　　　　　　B. 有2个或2个以上的内痔
   C. 内痔和息肉痔并存　　　　　　　　　　D. 内痔部分与外痔部分形成一个整体
   E. 以上都不是

8. 混合痔多好发生于（　）
   A. 6、9点　　　B. 3、7、11点　　C. 3、9点　　　D. 3、9、11点　　E. 6、12点

9. 以便血、周期性疼痛和大便秘结为主要症状的疾病是（　）
   A. 内痔　　　　　B. 肛漏　　　　　C. 脱肛　　　　　D. 肛裂　　　　　E. 肛痈

10. 以突发性肛门周围有结块、肿痛、坠胀为主要症状的疾病是（　）
   A. 内痔　　　　　B. 肛漏　　　　　C. 脱肛　　　　　D. 肛裂　　　　　E. 肛痈

11. 流脓、疼痛、瘙痒三大症状见于（　）
   A. 内痔　　　　　B. 肛漏　　　　　C. 脱肛　　　　　D. 肛裂　　　　　E. 肛痈

12. 临床常用的肛漏高、低位分类法的分界处为（　）
   A. 肛门外括约肌深部　　　B. 肛管直肠环　　　　　C. 肛门内括约肌下缘
   D. 肛门外括约肌浅部　　　E. 肛门外括约肌皮下部

13. 挂线疗法用于高位肛漏治疗的主要优点是（　）
   A. 疗程短　　　　　　　　B. 不疼痛　　　　　　　C. 不易造成肛门失禁
   D. 引流效果好　　　　　　E. 以上都不是

14. 患者女，7岁，便后脱出乳头状小肉，头圆而有蒂，细长，伴少量滴血，应考虑为（　）
   A. 内痔　　　　　　　　　B. 脱肛　　　　　　　　C. 直肠息肉
   D. 锁肛痔　　　　　　　　E. 结缔组织外痔

15. 患者女，62岁，排便后脱出物长度为6cm左右，呈圆锥状，色淡红，无便血，质地柔软，表面黏膜

间断折叠隆起呈同心圆状的环行皱襞，需用手送回，应考虑为（　　）

　　　A．一度脱肛　　　　B．二度脱肛　　　　C．三度脱肛　　　　D．直肠息肉　　　　E．内痔

二、简答题

　　1．简述齿状线上、下的解剖特点的比较及临床意义。

　　2．内痔的临床表现有哪些，如何分期？

　　3．肛漏的临床表现及分类有哪些？

　　4．试述锁肛痔的早期临床表现。

　　5．试述直肠脱垂如何分度，注射疗法的分类及适应证有哪些？

（刘洪波）

书网融合……

知识回顾　　　习题

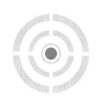

第十一章 其他外科疾病

学习目标

知识要求：

1. 掌握本章各疾病的诊断、治疗。

2. 熟悉本章各疾病的病因病机。

3. 了解本章各疾病的预防与调护。

技能要求：

1. 熟练掌握烧伤、毒蛇咬伤、冻疮的急救方法。

2. 学会用九分法对烧伤面积进行估算以及用三度四分法对烧伤深度进行判断。

3. 具备用中医辨证论治治疗本章疾病的能力。

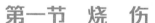

第一节 烧 伤

PPT

【概述】

烧伤是指热力（火焰，灼热的气体、液体，或固体）、电能、化学物质、放射线等作用于人体而引起的一种急性局部或全身损伤性疾病。传统上有"水火烫伤""火烧伤""汤火伤""汤泼火伤"等多种称谓。临床上以液体烫伤和火焰烧伤为多见。现统称为"烧伤"。西医亦称本病为烧伤。

【病因病机】

本病因强热侵害人体，导致皮肉腐烂而成。强热主要有：热力因素，如火焰、热液、蒸汽、灼热物体；化学因素，如强酸、强碱；电力因素，如触电、闪电；放射性因素，如X线、原子能等。轻者仅皮肉损伤，不影响内脏；重者除皮肉损伤外，因火毒炽盛，伤及体内阴液，损伤阳气，致气阴两伤。或因火毒侵入营血，内攻脏腑，导致脏腑失和，阴阳平衡失调，重者可致死亡。

【诊断与鉴别诊断】

烧伤的诊断，只要询问受伤史即可明确诊断。烧伤后主要是进行烧伤面积、深度的估算，并以此为依据作伤情判断，确定严重程度，以便于更好地指导临床救治。

（一）临床表现

1. **轻度烧伤**　面积小、深度浅，一般无全身症状，仅有局部皮肤潮红、肿胀、疼痛或有水疱。

2. **重度烧伤**　面积大，深度深，多因火毒炽盛，入于营血，甚至内攻脏腑而出现严重的全身症状。病程一般分为3期：

（1）早期（休克期）　往往发生在烧伤后48小时之内，主要因为体液大量渗出和剧烈疼痛。表现为全身或局部出现反应性水肿，创面出现水疱、焦痂和大量体液渗出。患者烦躁不安，口渴喜饮，呼吸短促，少尿或恶心呕吐。严重者出现面色苍白，身疲肢冷，淡漠嗜睡，呼吸气微，体温不升，血压下降，脉微欲绝或微细而数等津伤气脱、亡阴亡阳的危候。

（2）中期（感染期）　烧伤后热毒炽盛，体表大面积创面存在，全身抵抗力下降，火毒内陷（细菌入侵感染），内攻脏腑，症见壮热烦渴，寒战，躁动不安，口干唇燥，呼吸浅快，甚则神昏谵语，皮肤发斑，吐血衄血，四肢抽搐，纳呆，腹胀便秘，小便短赤，舌红或红绛而干，苔黄或黄糙，或黑苔，或舌光无苔，脉洪数或弦数等。此时创面出现坏死斑或出血点，脓腐增多，脓液黄稠腥臭或淡黄稀薄，或呈绿色。有焦痂者可软化潮湿，或出现痂下积脓。

以上症状多发生在3个时期：①伤后3~7日的体液回流期，随着组织间液返回血管，火毒内陷（细菌进入血液循环）；②烧伤后2~4周焦痂自溶脱痂期，大量焦痂脱落，出现新鲜创面，创面继发感染；③烧伤1个月后的恢复期，患者体质消耗严重，气阴两伤，正气虚损，抵抗力低下，火热余毒乘虚内陷脏腑。

（3）后期（修复期）　邪退正虚，患者形体消瘦，神疲乏力，面白无华，纳谷不香，腹胀便溏，口渴心烦，低热，盗汗，口干少津；舌红或淡红，或舌光无苔，脉细或细弱无力。此期创面基本愈合，深Ⅱ度烧伤愈合后留有轻度瘢痕；Ⅲ度烧伤愈合后产生大量瘢痕或畸形愈合；若创面较大，如不经植皮，多难愈合，有时可形成顽固性溃疡。

（二）烧伤面积的估算

1. **手掌法**　以伤者五指并拢时，其手掌的面积占其全身体表面积的1%计算。此法简单，适用于小面积或散在的烧伤面积的估算，常与九分法配合应用。

2. **中国九分法**　将成人体表面积划分为11个九等份。即头颈部为1个9%；双上肢为2个9%；躯干为3个9%；双下肢为5个9%+1%。共为11个9%+1%（表11-1-1）。

表11-1-1　烧伤面积的估算（中国九分法）

类别	部位	占成人体表%		占儿童体表%
头颈	发部	3		
	面部	3	9×1	9+（12-年龄）
	颈部	3		
双上肢	双手	5		
	双前臂	6	9×2	9×2
	双上臂	7		
躯干	躯干前	13		
	躯干后	13	9×3	9×3
	会阴	1		
双下肢	双臀	5*		
	双大腿	21	9×5+1	9×5+1-（12-年龄）
	双小腿	13		
	双足	7*		

*成年女性的臀部和双足各占6%。

（三）烧伤深度的估算

常用三度四分法，即分为Ⅰ度、浅Ⅱ度、深Ⅱ度和Ⅲ度烧伤。Ⅰ度和浅Ⅱ度烧伤一般称浅度烧伤；深Ⅱ度和Ⅲ度烧伤一般称深度烧伤（表11-1-2）。

1. **Ⅰ度烧伤** 也有的称为红斑性烧伤。烧伤仅伤及表皮浅层，生发层健在，再生能力强；局部红斑，轻度红肿，无水疱、干燥，自觉局部有烧灼感；2~3日脱屑痊愈，短期内有色素沉着，无瘢痕。

2. **浅Ⅱ度烧伤** 浅Ⅱ度烧伤，损伤累及表皮全层、真皮浅层（乳头层）；局部剧痛，红肿明显，水疱形成，疱内含淡黄色澄清液体，水疱破裂则创面红润、潮湿、弹性好，触痛敏感；可由残存的表皮生发层细胞增殖和皮肤附件（汗腺、毛囊）的上皮细胞化生增生修复创面，1~2周后愈合，多数有色素沉着，一般不留瘢痕。

3. **深Ⅱ度烧伤** 损伤累及表皮全层、真皮浅层和部分深层，介于浅Ⅱ度和Ⅲ度之间，深浅不一；局部疼痛较轻，稍有麻木，有水疱，但水疱破裂后，创面微湿，红白相间或较苍白，弹性较差，触痛较迟钝；可由真皮层内残存的皮肤附件的上皮细胞化生增殖，形成上皮小岛，融合修复；一般需3~4周，常有瘢痕形成，少数稍浅的创面可无瘢痕形成。

4. **Ⅲ度烧伤** 有的称为焦痂性烧伤。损伤累及皮肤全层及其附属器官，甚至深达皮下、肌肉或骨骼；创面无水疱，呈蜡白或焦黄色甚至炭化，痛觉消失，局部温度低，皮层凝固性坏死后形成焦痂，触之如皮革，痂下可显树枝状栓塞的血管；因皮肤及其附件已全部毁坏，无上皮再生的来源，因而稍大的创面不能自行修复，须靠植皮、转移皮瓣手术进行修复，只有很局限的小面积的Ⅲ度烧伤，才有可能靠周围健康皮肤的上皮爬行而收缩愈合，但愈合后有瘢痕形成。

表11-1-2 烧伤深度的计算

深度	局部体征	局部感觉	拔毛试验	预后
Ⅰ度（红斑）	仅伤及表皮，局部红肿、干燥，无水疱	灼痛感	痛	3~5天愈合，不留瘢痕
Ⅱ度（浅Ⅱ度）	伤及真皮浅层，水疱大、壁薄，创面肿胀发红	感觉过敏灼痛感	痛	2周愈合，不留瘢痕
Ⅱ度（深Ⅱ度）	伤及真皮深层，水疱较小，皮温稍低，创面呈浅红或红白相间，可见网状栓塞血管	感觉迟钝	微痛	3~4周愈合，留有瘢痕
Ⅲ度	伤及皮肤全层，甚至可达皮下、肌肉、骨骼。形成焦痂，创面无水疱，蜡白或焦黄色，可见树枝状栓塞血管，皮温低	消失	不痛，易拔除	肉芽组织生长后形成瘢痕

（四）烧伤严重性分度

根据烧伤面积大小、深度、部位及有无复合伤等，对烧伤严重程度做出基本评估，作为治疗方案的参考，我国常用四类分度法。

1. **轻度烧伤** 总面积在10%（儿童5%）以下的Ⅱ度烧伤。

2. **中度烧伤** 总面积在11%~30%（儿童6%~15%）之间的Ⅱ度烧伤；或10%（儿童5%）以下的Ⅲ度烧伤。

3. **重度烧伤** 总面积在31%~50%（儿童16%~25%）之间的Ⅱ度烧伤；或Ⅲ度烧伤在11%~20%（儿童6%~10%）之间；或Ⅱ度、Ⅲ度烧伤面积虽达不到上述百分比，但已发生休克、呼吸道烧伤或合并有其他严重的复合伤、特殊部位（如头、颈、手、足及会阴）的深度烧伤，或深及肌肉、骨骼、内脏及大血管的烧伤或化学中毒。

4. 特重烧伤　总面积在50%（儿童25%）以上，或Ⅱ度烧伤或Ⅲ度烧伤面积超过20%（儿童10%）；或已有严重并发症者。

【治疗】

中西结合治疗烧伤具有较好的疗效；中医的治疗原则是以辨证论治为准则，内治法注重清热解毒、益气养阴，外治法注重早期的清热镇痛和后期的祛腐生肌、化瘀消瘢处理；轻度烧伤病情较轻，重点在创面处理，可单用外治法；中度以上大面积烧伤在处理创面的同时，必须内外兼治，中西医结合治疗。治疗过程中，防止感染是预防病情恶化的重要环节。

（一）辨证论治

1. 火热伤津证

证候：烧伤后见发热，唇红而干，口干欲饮，便秘尿赤。舌质红少津，舌苔黄或黄燥，或舌光无苔，脉洪数或弦细而数。

治法：清热解毒，养阴生津。

方药：黄连解毒汤、清营汤、犀角地黄汤加减。

2. 阴伤阳脱证

证候：烧伤，伴见神疲倦卧，表情淡漠，神志恍惚，嗜睡，呼吸气微，体温不升，面色苍白，语言含糊不清，四肢厥冷，汗出淋漓。舌质红绛或紫暗，舌面光剥无苔或舌苔灰黑，脉微欲绝，或脉伏不起。

治法：扶阳救逆，固护阴液。

方药：参附汤合生脉散、四逆汤加减。冷汗淋漓者，加煅龙骨、煅牡蛎、黄芪、炙甘草。

3. 火毒内攻证

证候：烧伤，伴见壮热烦渴，躁动不安，口干唇焦，大便秘结，小便短赤。舌质红或红绛而干，舌苔黄或黄燥，或焦干起刺，脉弦数等。若热毒攻心，可见烦躁不宁，神昏谵语；若热毒攻肝，可见痉挛抽搐，头摇目眩，或现黄疸；若热毒传脾，可见腹胀便秘，或便溏黏臭，不思饮食，或有呕血、便血；若热毒传肺，可见呼吸气粗，鼻翼扇动，咳嗽痰鸣，痰中带血；若热毒传肾，可见浮肿，尿少、尿闭，或血尿。

治法：清营凉血解毒。

方药：清瘟败毒饮加减。若热毒攻心，则加清心开窍之安宫牛黄丸、紫雪丹；若热毒攻肝，则加平肝息风之羚羊角、钩藤、石决明；若热毒传脾而腹胀便秘加大黄、玄明粉、枳实、厚朴、大腹皮，便溏黏臭加葛根、白头翁、神曲、广木香，呕血、便血加三七、白及、侧柏炭、槐花炭、地榆炭；若热毒传肺，则加清肺化痰之贝母、鱼腥草、桑白皮、鲜芦根；若热毒传肾，尿少或尿闭加车前子、淡竹叶、白茅根、猪苓、泽泻，血尿加大蓟、小蓟、白茅根、生地黄等。

4. 气血两伤证

证候：烧伤，伴见低热或不发热，形体消瘦，面色无华，神疲乏力，食欲不振，夜卧不宁，自汗，盗汗，创面色淡、皮肉不生、愈合迟缓。舌质淡红或胖嫩，舌边有齿痕，苔薄白或薄黄，脉细数或濡缓。

治法：调补气血，清解余热。

方药：八珍汤合银花甘草汤加黄芪。

5. 脾胃虚弱证

证候：烧伤，伴见纳呆食少，腹胀便溏，口干少津，嗳气呃逆，口舌生糜。舌质暗红而干，舌光如镜或白苔，脉细数或细弱等。

治法：健脾和胃。

方药：益胃汤合参苓白术散加减。可加西洋参、石斛加强养阴之力；嗳气呃逆者加竹茹、半夏、柿蒂。

（二）外治法

烧伤创面是并发症的根源，创面的正确处理非常重要，必须保持创面清洁以预防和控制感染。Ⅱ度烧伤创面争取如期顺利愈合，减少色素沉着和瘢痕形成。Ⅲ度烧伤创面，保持焦痂完整干燥，争取早期切痂植皮，缩短疗程。常用外治法如下。

1. **清创术**　严格遵守无菌操作，重症患者一般在冬眠下进行。并发休克者，待休克纠正后施行。清创前注射镇静止痛剂。尽量清除创面污染物，剔净创周毛发，剪短指（趾）甲，擦洗干净健康皮肤，然后用37℃左右灭菌水或消毒液（2%黄柏液、碘伏液、1∶1000新洁尔灭等）冲洗创面，剪开大水疱，直至创面清洁。常规予破伤风抗毒素3000单位（儿童1500单位）预防注射。

2. **包扎疗法**　小面积烧伤、婴幼儿及合作欠佳的患者、病室条件较差者，在清创后，可用抗菌药液纱布、中草药纱布、凡士林纱布置于创面，外用3~5层纱布加厚棉垫包扎。浅Ⅱ度烧伤可于伤后2周左右首次换药，深Ⅱ度烧伤和Ⅲ度烧伤可在伤后5天换药，包扎期间应密切观察其变化。

3. **暴露疗法**　适用于大面积烧伤、不便包扎的烧伤，以及创面污染较严重的烧伤。患者须住单独隔离病房，并保持室内温度在25~30℃，创面经清创术后，外涂适合的烧伤外用制剂。

4. **焦痂处理与植皮**　干焦痂下细菌不易生长，因此应保持焦痂干燥。无感染的焦痂面积在10%~20%以内，应争取伤后2~7天将痂皮切除，立即植皮。面积较大的可分期分区切痂并植皮。手部深Ⅱ度烧伤和Ⅲ度烧伤，可在伤后3天左右行早期植皮。

5. **分期治疗**

（1）初期　根据创面情况选用不同方法，一般肢体部位及中小面积的烧伤创面多采用包扎疗法；头面、颈部、会阴部和大面积创面多采用暴露疗法。小面积Ⅰ度、Ⅱ度烧伤可外涂京万红烫伤药膏等，暴露或包扎，隔日换药1次。较大面积的Ⅱ度烧伤，皮肤无破损者，剪开水疱放出液体，水疱已破者，剪去破损外皮，外用湿润烧伤膏等，每日换药数次。Ⅲ度烧伤可外涂碘伏，保持焦痂干燥，防止感染。全身情况好者，于3~6天后分批多次切痂并植皮，或保痂开窗植皮；或在伤后2~4周自溶时，采用"蚕食脱痂"法，分批分区剪去痂皮并植皮；亦可外用水火烫伤膏、创灼膏等脱痂。

（2）中期　小面积感染创面可外用黄连膏、红油膏、生肌玉红膏外敷，每日包扎换药1次；较大面积的感染创面，可选用2%黄柏液或银花甘草液湿敷；痂下积脓者，要尽快去痂引流，用上述药液浸泡或湿敷。感染创面应做细菌学检查以指导用药，如铜绿假单胞菌感染者，可用10%甲磺灭脓、1%庆大霉素纱布湿敷。

（3）后期　腐去新生时，外敷生肌散、生肌白玉膏或生肌玉红膏。

（三）其他疗法

1. **现场急救**

（1）迅速消除致伤原因，脱离现场　此为烧伤急救的首要措施，应尽快将伤员从烧伤现场抢救出来，立即扑灭火焰，减少烧伤面积和深度；剪开或撕开伤处衣服，避免强行扯拉，以免剥脱烧伤的皮肤；若为酸碱等化学物质烧伤，立即就地用大量清水冲洗。

（2）预防窒息　迅速检查呼吸道是否通畅，将已昏迷患者的头偏于一侧，防止呕吐物、血块堵塞呼吸道。当发现有呼吸道烧伤，出现呼吸困难时，应及时行气管切开，插管吸氧。

（3）保护创面　用无菌敷料或清洁的被单、衣服覆盖创面或简单包扎。

（4）止痛　安慰和鼓励伤者，稳定情绪，勿惊恐烦躁；口服三七粉、云南白药或止痛片等镇痛药物，严重者使用度冷丁或吗啡等。

（5）转运　争取在短时间内休克发生前转运患者去医院，要设专人护理，以便护送途中照看处理患者，如发生休克途中应静脉输液。

另外，应注意有无复合伤，对大出血、开放性气胸、骨折等应施行相应的急救处理。

2. 对症治疗　针对烧伤后三个不同时期的病理特点，采取相应的治疗方法。

（1）休克期的防治　此期应着重防治低血容量性休克，尽快给予输液以恢复血容量，并给予营养支持，纠正酸碱平衡失调和水电解质紊乱。

（2）防治感染　首选青霉素和第二代、第三代头孢菌素等，或根据创面脓液细菌培养结果选用足量敏感的抗生素。

（3）营养支持治疗　烧伤后机体消耗增加，营养及抵抗力低下，应补给高能量、高蛋白、多种维生素，尽可能采用胃肠营养法，以口服为主，食欲差、消化吸收不良者，应用静脉营养法；维持水、电解质与酸碱平衡。必要时应输血，或酌情注射丙种球蛋白等。

【预防与调护】

1. 加强劳动保护，加强安全教育，防火、防烫伤，正确使用易燃、易爆等危险物品。
2. 保持病床、用具和病室清洁、干燥，定时通风，限制人员进出，严格实施消毒灭菌工作。
3. 精心护理，勤翻身，防止创面长期受压，保持痂皮干燥和完整。
4. 鼓励患者进食，可以绿豆汤、西瓜汁、水果露、银花甘草汤等代茶频服。忌食辛辣、鱼腥等食物。

第二节　毒蛇咬伤

PPT

【概述】

毒蛇咬伤是指人体被毒蛇咬伤后，引起局部损伤和全身性中毒的一种急性疾患。若仅有局部症状，而无全身症状者，如火链蛇咬伤等，则不属于本病之列。我国南方地区发病率较高。我国的毒蛇有50余种，其中蝮蛇分布最广，蛇伤率最高。主要出没于山林、田野、海边，危害较大且能致人死亡的有10种，其中神经毒（风毒）者有金环蛇、银环蛇、海蛇，血循毒（火毒）者有蝰蛇、竹叶青蛇、尖吻蝮蛇、烙铁头蛇，混合毒（风火毒）者有眼镜蛇、眼镜王蛇、蝮蛇。

毒蛇的外形特征：头呈三角形，尾短而钝，身体斑纹色彩鲜明，唇腭上长有两对锋利的毒牙和一对毒腺。

【病因病机】

毒蛇咬伤人体后，毒液由伤口进入人体，侵蚀肌肤，入于经络、营血，内攻脏腑发为本病。蛇毒系风、火二毒。风毒入侵经脉，则血行不畅而局部麻木；袭肝则头目昏花，或动风抽搐；袭肺则呼吸困难。火邪生风动血，耗伤阴液。风毒偏盛，每多化火；火毒炽盛，极易生风；风火相煽，则邪毒鸱张，客于营血、内攻脏腑而引起全身中毒症状。

西医学认为，毒蛇咬伤时，毒液从腺体排出，沿毒牙的管状沟进入伤口，并进入淋巴和血液，随着淋巴循环散布和直接随着血流散布引起中毒。但蛇毒不能穿透完好的皮肤和黏膜。因此，当被毒蛇咬伤后，如及时处理，能将毒液的大部分吸出，就可以免除因中毒而引起的致命危险。

根据毒蛇毒液的毒理作用，其毒素可分为神经毒、血循毒和混合毒三种。

1. 神经毒　主要作用是阻断神经-肌肉接头，出现肌肉运动障碍而引起弛缓性麻痹，如呼吸肌运动障碍发生呼吸麻痹，舌肌运动障碍发生语言困难等，终致周围性呼吸衰竭，引起缺血性脑病、肺部感染及循环衰竭，若抢救不及时则可导致死亡。

2. 血循毒　对心血管及血液系统产生多方面的毒性作用。①心脏毒：可损害心肌细胞结构及功能，可致心脏搏动障碍、心室纤颤、心肌坏死，心力衰竭。②出血毒素：是一种血管毒，作用于细胞的黏合物质，使其通透性增加，引起广泛性血液外渗，导致显著的全身出血，甚至因脑、心、肺、肝、肾出血而死亡。③溶血毒素：有直接或间接溶血因子。

3. 混合毒　具有以上两种作用。

此外，蛇毒中还含有丰富的酶。①蛋白质水解酶：水解蛋白质，可损害血管壁，引起蛇伤局部肌肉坏死、出血，甚至深部组织溃烂。②磷脂酶 A：间接溶血作用。③透明脂酸酶：可以破坏结缔组织的完整，使蛇毒从咬伤局部向其周围迅速扩散吸收。④三磷酸腺苷酶：破坏体内三磷酸腺苷而减少体内能量供给，影响体内神经介质、蛋白质的合成，导致各系统的功能障碍。

【诊断与鉴别诊断】

毒蛇咬伤好发于夏秋季节，多见于农民及野外工作者。凡被有毒蛇咬伤后，其临床症状可因蛇的大小、毒液的性质、咬伤部位、被咬者机体强弱以及被咬后时间的长短等各种因素而有所不同。一般蛇小毒轻，咬伤部位距离心脏或头面远，被咬者平素体质强壮，咬伤后及时就医者，其症状大都较轻，治疗也较容易；反之，则病情重，治疗也较困难，有的可于短时间内死亡。

（一）临床表现

1. 局部症状　毒蛇咬伤后，患处一般都有较粗大而深的毒牙痕。若患处污染及治疗处理后，则牙痕难以辨认。

（1）神经毒的毒蛇咬伤后，局部不红不肿，无渗液，微痛，甚至麻木，常易被忽视，若未及时处理，则所导向淋巴结肿大和触痛。

（2）血循毒的毒蛇咬伤后，局部伤口剧痛、肿胀、起水疱；严重者伤口发生坏死溃疡，所属淋巴管、淋巴结肿大疼痛。

（3）混合毒的毒蛇咬伤后，局部疼痛逐渐加重，有麻木感，伤口周围皮肤迅速红肿，可扩展到整个肢体，常有水疱；严重者，伤口迅速变黑坏死，形成溃疡，所导向的淋巴结肿大、触痛。

2. 全身症状

（1）神经毒（风毒）的毒蛇咬伤　神经系统受损害，多在咬伤后1~6小时出现症状。轻者仅有头晕，汗出，胸闷，无力；严重者出现瞳孔散大，视力模糊，语言不清，流涎，牙关紧闭，吞咽困难，昏迷，以及呼吸减弱或停止，脉弱不齐，血压下降，最后导致呼吸麻痹而死亡。

（2）血循毒（火毒）的毒蛇咬伤　血液系统受损害，寒战发热，全身肌肉酸痛，皮下或内脏出血，诸窍出血，继之为贫血、黄疸等；严重者可出现休克，循环系统衰竭。

（3）混合毒（风火毒）的毒蛇咬伤 神经和血液系统均受损害，有头晕，头痛，全身无力，寒战发热，恶心呕吐，全身肌肉酸痛，瞳孔缩小，肝大，黄疸，脉迟或数；严重者可出现心功能衰竭、呼吸停止而死亡。

注意：体温在38℃左右为毒轻，高至39℃以上者为毒重。疮口呈黄色的为轻，灰黑色的为重。以知痛者轻，麻木者重。肿势蔓延缓慢者轻，肿势暴速者重。仅神志不清者轻；如兼有呕吐，胸闷，腹胀，舌强不能言语，大小便带血，皮肤发黄或紫黑者重；尤以手心脚底黄甚，气喘大汗，肢冷脉伏者更为危险。一般蛇在饥饿时咬人，其毒液较多，中毒快；饱食后毒液少，中毒慢。《辨证录》说："盖蛇乃阴物，藏于土中，初出洞时，其口尚未饮水，毒犹未解，故伤人最毒。"

（二）鉴别诊断

1. 无毒蛇咬伤 有毒蛇咬伤局部有大而深的牙痕，周围肿胀、有疼痛、麻木感，局部有瘀斑、水疱或血疱，全身症状明显。无毒蛇咬伤后其牙痕小而浅，且排列整齐，局部仅有疼痛和肿胀，但无全身表现。

2. 蜈蚣、毒蜘蛛等其他有毒动物螫伤 咬伤局部无典型牙痕，往往局部疼痛较重，虽有肿胀，但肿势局限，全身症状轻微。

【治疗】

毒蛇咬伤是一种严重的急性外伤性疾患，蛇毒在人体内可迅速播散，短期内可危及生命，必须及时有效地进行抢救和处理。应尽快排出和破坏残留在伤口的蛇毒，中和已进入血液的蛇毒，同时促进蛇毒的排泄；中医在辨证论治原则指导下，配合通利二便之品，可促使蛇毒外泄，防止蛇毒内攻。

（一）急救

1. 早期结扎 目的在于阻止蛇毒的吸收和扩散。凡被毒蛇咬伤后，应立即就地取材，在距伤口5~10cm近心端进行缚扎，以阻断淋巴液和静脉血回流而不影响动脉血流为原则，每隔15~30分钟松开一次，每次松开时间为1~2分钟，在局部进行有效的扩创排毒、敷药和服用有效的蛇药后30分钟左右可解除结扎物。咬伤后超过12小时，此时蛇毒已被吸收，已无需再结扎。注意伤后切忌奔跑，以防蛇毒吸收加快。

2. 冲洗伤口 缚扎后应立即冲洗伤口，以便将黏附在伤口及皮肤上的毒液洗去。可选用0.05%高锰酸钾溶液、双氧水、生理盐水、肥皂水、清水、冷开水等冲洗。

3. 排毒

（1）扩创排毒法 在冲洗伤口、局部消毒后，用1%普鲁卡因局部麻醉，用手术刀或其他小刀消毒，沿伤口牙痕做纵形或"十"字形切开，长1~2cm，深达皮下，继以双手自伤口近心端向远心端反复挤压，使毒血排出。随用3%双氧水或1：2000的高锰酸钾溶液反复多次冲洗，拔出残留的毒牙。但需注意的是，被尖吻蝮蛇、蝰蛇等血循毒蛇咬伤时，扩创要特别谨慎，以防伤口出血不止。有全身出血时，则不宜扩创，以免发生出血性休克。

（2）吮吸法 用口吮、拔火罐或抽吸器等方法，将伤口毒血吸出。吮吸者口腔黏膜破损或炎症时，不宜用口吮吸，以免引起中毒。吮后用白酒、1：5000高锰酸钾液或清水漱口。

（3）针刺法 手足背出现肿胀时，可于手指蹼间（八邪穴）或足蹼间（八风穴），在皮肤消毒后用三棱针或粗针头，与皮肤平行刺入约1cm，然后迅速拔出，将患肢下垂，并由近端向远端挤压以排出毒液。但被尖吻蝮蛇、蝰蛇等咬伤时应慎用，以防出血不止。

4. 破坏蛇毒

（1）烧灼法　在野外被毒蛇咬伤后，可立即用火柴头5~7个，放在伤口中点燃，烧灼1~2次，以破坏蛇毒；或将铁钉烧至红透后，从牙痕处垂直进入0.5~1cm，连续3~4次。烧灼后若起水疱或血疱可挑破，再用清水冲洗。

（2）胰蛋白酶注射法　胰蛋白酶能直接破坏蛇毒，对多种毒蛇咬伤有效。用胰蛋白酶2000~6000U加入0.5%普鲁卡因或注射用水10~20mL中，在牙痕周围注射，深达肌肉层，或于缚扎上端进行封闭。根据病情，12~24小时后重复注射，如发生荨麻疹等过敏反应者，可用异丙嗪25mg肌内注射。

（二）辨证论治

1. 风毒证

证候：伤口不红不肿或肿痛轻微，有麻木感，伴见头晕眼花，视物模糊，声音嘶哑，四肢瘫软，严重时呼吸困难，昏睡不醒，惊厥抽搐。舌质淡红，苔薄白，脉弦数

治法：祛风解毒，活血通络。

方药：活血驱风解毒汤加减。可加车前草、泽泻、木通等以加速利尿排毒；大便不畅加大黄、厚朴等通便泄毒。若症状较重者，用熄风解毒汤（菊花、白芷、蜈蚣、钩藤、夏枯草、半边莲、蝉蜕、全蝎）加减。

2. 火毒证

证候：局部灼痛、肿胀显著，常有水疱、血疱、瘀斑等，全身发热，烦躁口渴，大便秘结，小便短赤，或高热不退，神昏谵语，斑疹隐隐，七窍出血。舌质红，苔黄燥，脉弦数或洪数。

治法：泻火解毒，凉血活血。

方药：五味消毒饮合犀角地黄汤加减。腹痛便秘者，加青木香、生大黄行气通便；便血者，加槐花、地榆、银花炭凉血止血；小便短赤、血尿，加白茅根、大蓟、小蓟、车前草、泽泻。

3. 风火毒证

证候：局部红肿疼痛、溃烂，伴有麻木，或见水疱、血疱、瘀斑，全身症见头晕眼花，视物模糊，恶寒发热，大便秘结，小便黄赤，严重者烦躁抽搐，神志昏糊。舌质红，苔黄，脉弦数。

治法：清热解毒，凉血祛风。

方药：五味消毒饮、犀角地黄汤、五虎追风散加减。烦躁抽搐加羚羊角、钩藤、珍珠母；神志昏糊加安宫牛黄丸。

4. 蛇毒内陷证

证候：寒战高热，烦躁不安，惊厥抽搐，甚至神昏谵语，呼吸困难。舌苔黄黑而干燥，脉洪数。

治法：清热凉血，活血开窍。

方药：清营汤加减，并加服安宫牛黄丸或紫雪丹。

（三）中医外治法

经急救处理后，伤口周围可用蛇伤解毒片外敷，或选用半边莲、七叶一枝花、垂盆草、八角莲等新鲜草药捣烂外敷或用金黄散调蜂蜜水敷于伤口四周，并超过肿胀部位。敷药时不可封住伤口，以防阻碍毒液外流，并保持药料新鲜与湿润，每日换2~3次，避免局部感染。伤口溃疡，按一般外科溃疡处理即可。

（四）其他疗法

1. **抗蛇毒血清治疗**　抗蛇毒血清特异性较高，效果确切，应用越早，疗效越好，但对心、脑、肾等实质性器官已发生器质性改变时，则疗效差。临床一般多用蝮蛇抗毒血清和银环蛇抗毒血清10mL，用生理盐水或25%~50%葡萄糖液20mL稀释后静脉注射，使用前必须做皮试。

2. **支持疗法**　较重的毒蛇咬伤，还应配合抗生素、激素、利尿剂、全身支持疗法及防治中毒性休克、急性肾衰竭、脑水肿和呼吸衰竭等。用破伤风抗毒素预防破伤风。

3. **蛇伤药制品的应用**　根据毒蛇种类可尽早内服或外用蛇药成药，如南通蛇药片、广州蛇药片、云南蛇药片、上海蛇药片等。

【预防与调护】

1. 普及毒蛇咬伤预防急救知识，一旦被毒蛇咬伤，千万不要惊慌，更不要狂奔乱跑，应就地取材立即进行现场急救如绑扎、口吮（口腔黏膜有破损者不宜用此法，以免引起中毒）、用清水冲洗、冷敷、咬伤处置于低于心脏水平的位置并尽快就近送医院。

2. 搞好环境卫生，清除周围杂草，堵塞洞穴，使蛇无藏身之处。

3. 饮食宜清淡多饮水，忌食辛辣、酒、油腻、荤腥食物，保持二便通畅。

4. 与患者多沟通解释，消除患者的紧张恐惧情绪。

PPT

第三节　瘿　病

【概述】

瘿病是颈前结喉两侧肿大的一类疾病的总称。其临床特征为颈前结喉两侧漫肿或结块，随吞咽而上下活动，皮色不变，逐渐增大，病程缠绵，终不破溃。瘿病在古代文献中，有五瘿之分，"坚硬不可移者名曰石瘿，皮色不变即名肉瘿，筋脉露结者名筋瘿，赤脉交结者名血瘿，随喜怒消长者名气瘿"。（《三因极一病证方论·卷十五·瘿瘤证治》）。本病相当于西医学甲状腺疾病类的总称。目前临床上以气瘿、肉瘿、石瘿多见。

气　瘿

瘿病肿块漫肿柔软无痛，并可随喜怒而消长者，称为气瘿，俗称"大脖子病"。曾经常见于缺碘的高原山区，尤以云贵高原和陕西、山西、宁夏等地区居民多见，随着碘盐的推广，本病现已少见。本病相当于西医学的单纯性地方性甲状腺肿。

【病因病机】

气瘿的发生主要与情志内伤、饮食及水土失宜有关。因情志不遂，肝郁气滞，脏腑失和；或水土失宜，饮食偏嗜不节，损伤脾胃，痰湿内生，气滞痰凝结于颈前而致。此外，产后肾虚，外邪乘虚而入，亦能引起本病。

西医学认为，本病主要为缺碘引起甲状腺激素合成不足或合成分泌障碍及需要量增高所致。

【诊断与鉴别诊断】

（一）临床表现

本病有明显的地区性，常发于缺碘的高原山区，好发于青年，以女性多见，尤以孕期和哺乳期多见。学龄期儿童及女性少年亦时而可见。

本病发病缓慢，初起时一般无明显不适感，颈部一侧或两侧呈弥漫性肿大，肿势逐渐增加，皮色如常，吞咽时肿块随吞咽动作而上下移动，按之柔软，表面光滑平坦，触之不痛。如肿胀过大时可下垂，局部有沉重感，但不破溃，可随喜怒而消长。若肿胀进一步发展，可压迫气管出现气促，严重者引起呼吸困难；如压迫食管则有咽部不适，甚至吞咽困难；如压迫颈深部大静脉（脉络受阻），则面部青紫浮肿，颈、胸部浅表静脉明显扩张（即血瘿）；如压迫喉返神经（气机阻塞），则发音嘶哑等。目前，临床患病者，症状多较轻，一般仅有喉之两侧对称性、边界不清的较小肿块。本病病程为慢性。

（二）辅助检查

^{131}I扫描、B超、X线、CT等检查有助于诊断。

（三）鉴别诊断

本病应注意与肉瘿、瘿痈、石瘿相鉴别（表11-3-1）。

表11-3-1　瘿病鉴别表

类别	气瘿（单纯甲状腺肿）	瘿痈（甲状腺炎）	肉瘿（甲状腺瘤）	石瘿（甲状腺癌）
人群	青年女性	中年女性	青中年女性	40岁以上女性
病因病机	水土失宜，饮食偏嗜不节	风温、风火客于肺胃，或内有肝郁胃热，积热上壅	忧思郁怒，致脾失健运，肝失条达	情志内伤，肝脾气逆，以致气郁、湿痰、瘀血凝滞
肿物性质	呈弥漫性肿大，皮色如常，按之柔软，表面光滑平坦	一侧或两侧肿胀、疼痛、灼热，质硬，或有结节	常为单个肿块，肿块呈圆形或椭圆形，皮色如常，表面光滑，边界清楚，质韧或有囊性感	质地坚硬如石，表面高低不平，做吞咽动作时上下移动度减小或不能随之移动
疼痛	无疼痛	疼痛可牵引耳后或枕部，咀嚼和吞咽时疼痛加重	囊内出血时出现局部疼痛	吞咽时伴有疼痛可波及耳、枕部和肩部
^{131}I扫描	多个大小不等，功能状况不一的结节	无	多为"温结节"，囊肿多为"冷结节"，伴甲亢者多为"热结节"	多为"冷结节"
病程及预后	病程慢性，预后好	急性或亚急性，预后好	病程慢性，可转化成石瘿	病程慢性，预后差

【治疗】

本病一般仅需改变饮食习惯，食用盐选用碘盐及多食用海藻类如海带、紫菜等。必要时，可配合中医辨证治疗。

辨证论治

气滞痰凝证

证候：瘿肿初起，颈前结喉处漫肿，边缘不清，皮色如常，质软不痛，随喜怒消长；无明显全身症状。舌质淡红，苔薄，脉沉弦。

治法：疏肝理气，解郁消肿。

方药：四海舒郁丸加减。怀孕期或哺乳期加菟丝子、制首乌、补骨脂。

【预防与调护】

1. 流行地区，除改善饮用水源外，应长期服用碘化食盐。

2. 经常食用海带或其他海产品，尤其在怀孕期、哺乳期妇女，学龄儿童，青春发育期更需多摄入。

3. 气管、食管、喉返神经受压症状明显者可行手术治疗。

4. 平时保持心情舒畅，平衡心理，勿情志过激。

肉　瘿

瘿病肿块局限而柔韧者，称为肉瘿。该病临床特征为颈前结喉一侧或两侧结块柔韧而圆，如肉之团，按之能随吞咽动作上下移动，皮色如常，不紧不宽，质地坚实，表面光滑，按之不痛，发展缓慢，好发于青年及中年人，女性多于男性。本病类似于西医学的甲状腺瘤或结节性甲状腺肿。

【病因病机】

本病由于忧思郁怒，至肝失条达、脾失健运引起气滞、湿气痰浊、瘀血循经留注于结喉，凝聚而成瘿。肝为刚脏，体阴而用阳，易升易亢，肝郁蕴热，瘿络被灼，血溢囊内，或化火伤阴，阴虚痰凝气滞亦可成瘿。

【诊断与鉴别诊断】

（一）临床表现

本病多发生于40岁以下的青壮年，女性为多。在结喉正中附近，常为单个肿块，肿块呈圆形或椭圆形，皮色如常，可随吞咽动作而上下移动，表面光滑，边界清楚，质韧或有囊性感，按之不痛，生长缓慢。一般并无明显全身症状，如果肿块增大，压迫气管，可引起呼吸困难；压迫喉返神经则声音嘶哑。

有的患者伴有性情急躁、胸闷易汗、心悸、脉数、月经失调、手部震颤，严重者舌、足亦可震颤。患者可有双侧眼球突出，眼裂增宽，瞳孔散大；或有能食善饥、体重减轻、形容消瘦、神疲乏力、脱发便溏等甲状腺功能亢进的征象。极少数病例可以癌变。

（二）辅助检查

1. ^{131}I扫描显示甲状腺腺瘤多为"温结节"，囊肿多为"冷结节"，伴甲亢者多为"热结节"。

2. 超声检查可显示结节为实性、囊性或囊实性混合。

【治疗】

本病应以中医辨证论治为主，可促进肿块消散吸收；若肿块增大明显或变硬者，则宜尽早采取手术治疗。

（一）辨证论治

气滞痰凝证

证候：颈部一侧或两侧肿块呈圆形或卵圆形，不红、不热，随吞咽做上下移动；一般无明显全身症状，如肿块且大可有呼吸不畅或吞咽不利；可伴急躁易怒、胸胁胀闷。舌红苔薄腻，脉弦滑。

治法：理气解郁，化痰软坚。

方药：海藻玉壶汤加黄药子、夏枯草、浙贝母。胸闷不舒加香附、郁金、瓜蒌；脉数、心悸、易汗加茯神、枣仁、熟地黄、玉竹；手舌震颤加钩藤、珍珠母、白芍；能食善饥加生石膏、知母；消瘦乏力、便溏加白术、山药、扁豆；月经不调加肉苁蓉、鹿角片、益母草、菟丝子；肿块坚硬者加赤芍药、露蜂房、桃仁、红花、山慈姑、半枝莲；伴有气阴两虚者与生脉散合用。

中成药可选用消核片，或用小金丹。

（二）中医外治法

1. 贴敷疗法 阳和解凝膏掺黑退消或桂麝散外敷。
2. 针刺疗法 可配合针刺治疗，取定喘穴，隔日针刺1次。

（三）其他疗法

手术疗法 因本病有引起甲亢（发生率约20%）和恶变（发生率约10%）的可能，故在应用中药治疗3个月后，如肿块无明显缩小，或肿块坚硬，或近期肉瘿增大较快，有恶性变倾向者，应考虑手术治疗。

【预防与调护】

1. 保持心情舒畅，平衡心理、避免忧思郁怒。
2. 忌食辛辣煎炒之物。
3. 定期检查肿块大小、硬度、活动度，若早期发现恶变的征兆，应及时手术治疗。
4. 对伴有甲亢的患者，少食用碘盐、海带、紫菜等含碘丰富的食材，中药海藻、昆布等慎重使用。

瘿痈

瘿痈是发于颈前喉结处的炎症性疾病。其临床特征是喉结两侧结块、肿胀、灼热、疼痛，可牵引至耳后枕部；常伴有发热、头痛等症状。相当于西医学的急性甲状腺炎、亚急性甲状腺炎和慢性淋巴细胞性甲状腺炎。

【病因病机】

本病多因风温、风火客于肺胃，或内有肝郁胃热，积热上壅，以致气血、痰热凝滞于颈前而成。慢性患者，多为肝郁痰凝、气血瘀阻所致。

西医学认为，本病可能与病毒性上呼吸道感染有关。

【诊断与鉴别诊断】

（一）临床表现

本病多发于中年女性，发病前常有感冒、咽痛等病史。起病多急骤，常有恶寒发热，甲状腺一侧或两侧肿胀、疼痛、灼热，质硬，或有结节。疼痛可牵引耳后或枕部，咀嚼和吞咽时疼痛加重。肿大的甲状腺可引起压迫症状，出现声音嘶哑、气促及吞咽困难等，伴有咽干、口渴、舌苔黄、脉滑数或浮数。

（二）分类

1. **急性化脓性甲状腺炎**　临床罕见，甲状腺多一侧肿大，局部焮红、灼热、疼痛，伴壮热，成脓后可有波动感。

2. **亚急性甲状腺炎**　多数表现为甲状腺突然肿胀、发硬、吞咽困难及疼痛，并向患侧耳颞处放射，可伴有发热、血沉增快。病程约3个月。

3. **慢性淋巴细胞性甲状腺炎**　主要表现为无痛性弥漫性甲状腺肿，对称、质硬、表面光滑，多伴有甲状腺功能减退。腺肿较大时可有邻近器官的压迫症状。

（三）辅助检查

1. **血常规**　急性期白细胞总数及中性粒细胞比例增高。

2. **血沉**　血沉加快。

3. **超声**　甲状腺超声探测有助于诊断。

【治疗】

本病多采用中西医结合治疗。

（一）辨证论治

1. **风热痰凝证**

证候：颈前肿胀疼痛；伴恶寒发热，头痛，口渴，咽干。舌质红，苔薄黄，脉浮数或滑数。

治法：疏风清热，化痰消肿。

方药：牛蒡解肌汤加减。若肿块中软应指有化脓征象者，加透脓散。

2. **肝郁胃热证**

证候：颈前肿胀疼痛；伴发热，胸闷不舒，烦躁易怒，心悸汗出，口苦口干。舌质红，苔黄，脉弦数。

治法：疏肝解郁，清热消肿。

方药：柴胡清肝汤加夏枯草，去当归、川芎、防风等。若声音嘶哑、吞咽困难，加射干、青果、桔梗、山豆根。

3. **气滞痰凝证**

证候：颈前结块弥漫，质硬，不痛；可伴胸闷。舌质淡红，苔白，脉弦。

治法：理气化痰，软坚散结。

方药：柴胡疏肝汤合消瘰丸加减。肿块日久难消者，加三棱、莪术、丹参、夏枯草等。

（二）中医外治法

一般无须外治，若为急性化脓性者，可于化脓前外敷玉露膏等；脓成有波动感者，即切开排脓，用八二丹引流；脓尽者用生肌散、生肌玉红膏外敷。

（三）其他疗法

可长期用西药甲状腺素片等治疗。有压迫症状者应行活组织病理检查。

【预防与调护】

1. 多参加体育锻炼，增强抵抗力，防止上呼吸道感染。
2. 积极治疗颈部感染性疾病。
3. 保持心情舒畅，调节心理、忌抑郁等。

石 瘿

瘿病颈部结块，坚硬如石不可移动者，称为石瘿。为颈部的恶性肿瘤，相当于西医学的甲状腺癌。本病临床特征为颈中两侧结块，坚硬如石，高低不平，不能随吞咽动作而上下移动。《三因极一病证方论》指出："坚硬不可移者，名曰石瘿。"中年以上，有较长肉瘿病史者患此病较多。

【病因病机】

本病多由于情志内伤，肝脾气逆，以致气郁、湿痰、瘀血凝滞而成。亦可由肉瘿日久转化而致。

【诊断与鉴别诊断】

（一）临床表现

本病多见于女性，或既往有肉瘿病史。颈前有多年存在的肿块，突然迅速增大，质地坚硬如石，表面高低不平，做吞咽动作时上下移动度减小或不能随之移动，并伴有疼痛，可波及耳、枕部和肩部，甚至发生呼吸、吞咽困难、声音嘶哑，并可出现颈部淋巴结肿大。癌瘤可以转移至扁骨（颅骨、脊椎、胸骨、骨盆部）和肺等部位而出现相应的症状。

（二）辅助检查

^{131}I扫描显示多为"冷结节"，应配合超声、CT扫描、细胞学检查，以明确诊断。

（三）鉴别诊断

肉瘿 多发于40岁以下的女性，症见结喉处一侧肿块，质中等硬，光滑，活动，随吞咽动作而上下移动，生长缓慢。

【治疗】

石瘿为恶性肿瘤，一旦确诊，宜早期行手术切除及化疗、放疗等综合治疗措施，同时可配合内服中药治疗，以改善化疗、放疗的不良反应和提高患者的生存质量及延长患者的生存时间。

（一）辨证论治

痰瘀内结证

证候：颈部结块迅速增大，坚硬如石，高低不平，推之不移；但全身症状不明显。舌质暗红，苔薄黄，脉弦。

治法：化痰软坚，开郁行瘀。

方药：海藻玉壶汤加三棱、莪术、蛇六谷、白花蛇舌草、黄药子、半枝莲、石见穿、当归。

成品药可用消核片合西黄丸。若为术后者，多用八珍汤合消核片治疗。若为化疗期者，多用生脉散加减治之。

（二）中医外治法

可用阳和解凝膏掺阿魏粉贴敷。

（三）其他疗法

手术疗法　宜早期确诊，早期施行手术治疗。未分化癌一般不宜手术治疗，可采用放射线治疗。

【预防与调护】

1. 注意休息，加强营养。
2. 若肉瘿结节迅速增大变硬宜及早手术治疗。
3. 注意调养情志，保持心情舒畅。

瘿　气

瘿气是一种以甲状腺肿大伴脾气急躁、多汗、心悸、善饥症状为特征的瘿病类疾病。相当于西医学的甲状腺功能亢进。

【病因病机】

本病多因情志内伤，肝郁脾虚，气滞化火，炼液为痰，痰气互结而成；或肝火伤津灼液，致阴虚火旺，或阳亢而动风。病至后期，可致肾精亏损。

西医学对本病的病因尚未明了，目前多倾向于与自身免疫有关。

【诊断与鉴别诊断】

（一）临床表现

本病多发于20~40岁的女性。表现为颈前甲状腺弥漫性对称性肿大（原发性），或结节性肿大（继发性），质地中等，皮色不变，表面光滑，不痛，随吞咽而上下移动，在肿块上下即可闻及血管杂音。全身症状包括基础代谢率增高和神经兴奋两大症状群。

1. 基础代谢率增高　表现为食欲亢进、体重下降、疲乏无力、喜凉怕热、皮肤温暖、潮湿多汗、心率加快，还可以出现胸闷气短、腹泻便溏等症状。

2. 神经兴奋　常表现为性情急躁、紧张、易激动，失眠多梦。病情严重者可出现忧郁、狂躁等表现。

总之，本病诊断并不困难，若临床表现为食欲增加而体重减轻、易激动、心悸、自汗、手抖、眼球突出及甲状腺肿大，即可做出初步诊断。

（二）辅助检查

1. 基础代谢率测定　脉压与脉率计算法：①基础代谢率为脉率加脉压减去111；②基础代谢率测定器测定。正常值为−10%~+10%，增高至+20%~30%为轻度，增高至+30%~60%为中度，增高至+60%以上为重度。

2. 甲状腺摄^{131}I率的测定　2小时内摄碘量超过人体总量的25%，或在24小时内超过人体总量的50%，均可诊断为瘿气。

3. 血清中T_3和T_4含量的测定　血清T_3可高于正常4倍左右，T_4可高于正常2倍左右，故T_3的测定对瘿气的诊断敏感度更高。

【治疗】

本病宜采用中西医结合治疗，在予西药治疗的同时配合中医辨证论治可缩短病程，减轻化学药物的不良反应。注意有些瘿气还须进行手术治疗。

（一）辨证论治

1. 肝郁火旺证

证候：颈前肿大；伴性急易怒，烦热多汗，多言手颤，消谷善饥，口苦咽干。舌质红，苔黄，脉弦数。

治法：理气解郁，清肝泻火。

方药：龙胆泻肝汤加减。

2. 阴虚阳旺证

证候：颈前肿大；伴形体消瘦，心悸多汗，五心烦热，失眠多梦，头昏耳鸣，腰膝酸软。舌质红，苔少，脉细数。

治法：滋阴清热，理气化痰。

方药：知柏地黄汤、一贯煎和逍遥丸加减。

（二）其他疗法

1. 西药治疗　可选用硫脲类和咪唑类等抗甲状腺药内服。

2. 手术治疗　肿块过大并伴有压迫症状，或基础代谢率过高，或较长时间（半年以上）治疗无效，或长期用药坚持困难者，可考虑行甲状腺次全切除术。甲状腺切除术可用微创或常规手术方式。手术切除腺体的多少根据甲亢程度或腺体大小决定。一般需切除腺体的80%~90%，但保留腺体背面部分，以免伤及喉返神经和甲状旁腺，一般残留如成人拇指末节大小腺体。腺体切除过少容易引起复发，过多容易发生甲状腺功能低下。

【预防与调护】

1. 保持精神平和舒畅，增强战胜疾病的信心，消除不良情绪或不必要的心理负担。

2. 多食高热量，含糖、蛋白质和维生素丰富的食物。少食含碘丰富的食物和碘盐。

3. 发病期间要避免劳累，保证充足的休息。稳定期可适当锻炼身体，如散步、做广播操等，以增强体质。

4. 避免感冒和其他感染。

第四节　脱　疽

PPT

【概述】

脱疽是指四肢末端坏死，严重时趾（指）节坏疽脱落的一种慢性周围血管疾病。其临床特点是好发于四肢末端，以下肢多见，初起趾（指）间怕冷、苍白、麻木，间歇性跛行，继则疼痛剧烈，日久患趾（指）坏死变黑，甚至趾（指）节脱落。好发于青壮年男子，或老年人。我国北方较南方多见。中医又称为"脱痈""脱骨疽"等。

本病相当于西医学的血栓闭塞性脉管炎、动脉硬化性闭塞症。

【病因病机】

本病主要由于脾气不健，肾阳不足，又加外受寒冻，寒湿之邪入侵而发病。脾气不健，化生不足，气血亏虚，内不能滋养脏腑，外不能濡养四肢。脾肾阳气不足，不能温养四肢，复受寒湿之邪，则气血凝滞，经络阻塞，不通则痛，四肢气血不充，失于濡养则皮肉枯槁，坏死脱落。若寒邪久滞，则郁而化热，湿热浸淫，则患趾（指）红肿溃脓。热邪伤阴，病久可致阴血亏虚，肢节失养，干枯萎缩。总之，本病的发生以脾肾亏虚为本，寒湿外伤为标，而气血凝滞、经脉阻塞为其主要病机。

西医学认为，本病的发生与长期吸烟、外伤等因素有关。

【诊断与鉴别诊断】

（一）临床表现

血栓闭塞性脉管炎多发于寒冷季节，以20~40岁男性多见；常先一侧下肢发病，继而累及对侧，少数患者可累及上肢；患者多有受冷、潮湿、嗜烟、外伤等病史。动脉粥样硬化闭塞症多发于老年人（50岁以上）。患肢可出现疼痛、感觉和皮色改变、营养不良性变化、动脉搏动减弱或消失以及坏疽和溃疡。本病发展缓慢，病程较长，经过4~5年才趋严重，常在寒冷季节加重，治愈后又可复发。

（二）分期

根据疾病发展过程，临床分为三期。

1. 一期（局部缺血期）　患肢末端发凉、怕冷、麻木、酸痛，间歇性跛行，每行走500~1000m后觉患肢小腿或足底有酸胀疼痛感而出现跛行，休息片刻后症状缓解或消失，再行走同样或较短距离时，患肢酸胀疼痛再次出现，即称为间歇性跛行。随着病情的加重，行走的距离越来越短。患足可出现轻度肌肉萎缩，皮肤干燥，皮色变灰，皮温稍低于健侧，足背动脉搏动减弱，部分患者小腿、足部、股部反复出现游走性红硬条索（游走性血栓性浅静脉炎）。

2. 二期（营养障碍期）　患肢发凉、怕冷、麻木、酸胀疼痛，间歇性跛行加重，出现静息痛，夜间痛甚，难以入寐，患者常抱膝而坐。患足肌肉明显萎缩，皮肤干燥，毫毛脱落，趾甲增厚且生长缓慢，皮肤苍白或潮红或紫红，患侧足背动脉搏动消失。

3. 三期（坏死期或坏疽期） 病情继续加重，足趾或足部发生溃疡或坏疽。常由趾端开始，逐渐向近心端发展，可累及其余足趾，并逐渐向上波及足背，甚至蔓延及踝关节，但大多局限在足趾或足部。患肢溃烂后疼痛剧烈难忍，可伴发热，胃纳减退，倦怠乏力，形体消瘦，甚者壮热神昏。病久则趾（指）骨节坏死脱落，虽疼痛可缓解，但脓水淋漓不净，久不收口，以致耗伤气血，出现气血两伤之象。

（三）分级

根据肢体坏死的范围，可将坏疽分为三级：一级坏疽局限于足趾或手指部位，二级坏疽局限于足跖部位，三级坏疽发展至踝关节及其上方。

（四）辅助检查

肢体超声多普勒、血流图、甲皱微循环、动脉造影及血脂、血糖等检查，可以明确诊断，有助于鉴别诊断，了解病情严重程度。

（五）鉴别诊断

1. 糖尿病性坏疽 患者有糖尿病的多饮、多食、多尿等症状，化验尿糖阳性，血糖增高，局部为湿性坏疽，发展迅速，范围较大，如不及时控制炎症，易致毒邪内陷。

2. 雷诺病（肢端动脉痉挛证） 多见于青年女性，上肢较下肢多见，好发于双手，每因寒冷和精神刺激双手出现发凉苍白，继而发绀、潮红，最后恢复正常的三色变化（雷诺现象）。患肢动脉搏动正常，一般不出现肢体坏疽。

【治疗】

本病是一种全身性中、小动脉和静脉的慢性进行性闭塞性病变，故一旦确诊，即应采取以中医辨证论治为主的中西医结合的内、外治疗，以改善和增进下肢血液循环，防止病变进展造成不良后果。治疗原则：严禁吸烟，防止受冷、受热和外伤，适当休息。但也不能过热，以免组织需氧量增加。

（一）辨证论治

1. 寒湿阻络证

证候：患趾（指）喜暖怕冷，麻木，酸胀疼痛，多走则疼痛加剧，稍歇则痛减，皮肤苍白，触之发凉，跗阳脉搏动减弱。舌淡，苔白腻，脉沉细。

治法：温阳散寒，活血通络。

方药：阳和汤合独活寄生汤，去白芥子，加黄芪、鸡血藤、红花、地龙等。

2. 血脉瘀阻证

证候：患趾（指）酸胀疼痛加重，夜难入寐，步履艰难，患趾（指）皮色暗红或紫暗，下垂更甚，皮肤发凉干燥，肌肉萎缩，跗阳脉搏动消失。舌暗红或有瘀斑，苔薄白，脉弦涩。

治法：活血化瘀，通络止痛。

方药：桃红四物汤加减。可加入牛膝、地龙、乳香、没药等，增强活血散瘀止痛之力。

3. 湿热毒盛证

证候：患肢剧痛，日轻夜重，局部肿胀，皮肤紫暗，浸淫蔓延，溃破腐烂，肉色不鲜；伴身热口干，便秘溲赤。舌红，苔黄腻，脉弦数。

治法：清热利湿，活血化瘀。

方药：四妙勇安汤加连翘、黄柏、赤小豆、丹参、川芎、赤芍、牛膝等。

4. 热毒伤阴证

证候：皮肤干燥，毫毛脱落，趾（指）甲增厚变形，肌肉萎缩，趾（指）呈干性坏疽；伴口干欲饮，便秘溲赤。舌红，苔黄，脉弦细数。

治法：清热解毒，养阴活血。

方药：顾步汤加减。若口渴加天花粉；痛剧加丹参、延胡索、乳香、没药。患肢热盛者加栀子、黄芩清热燥湿解毒。

5. 气血两虚证

证候：病程日久，坏死组织脱落后疮面久不愈合，肉芽暗红或淡而不鲜；伴倦怠乏力，不欲饮食，面色少华，形体消瘦。舌淡，少苔，脉细无力。

治法：补益气血。

方药：十全大补汤加减。

（二）中医外治法

1. 未溃期　可选用冲和膏、红灵丹油膏外敷；亦可用当归15g，独活30g，桑枝30g，威灵仙30g，煎水熏洗，每日1次；亦可用附子、干姜、吴茱萸各等份，研末，蜜调，敷于患足涌泉穴处，每日换药1次；亦可用红灵酒少许揉擦患肢足背、小腿，每次20分钟，每日2次。

2. 溃破后

（1）注意清洁创口，防止污染，一般用黄连膏纱布或紫草膏纱布外敷创面，每日换药1~2次。溃疡面积较小者，也可用上述中药熏洗后，外敷生肌玉红膏。

（2）若创面肉芽鲜红或紫红，或局部红肿热痛明显者，可先用三黄溶液清洗，然后用黄连膏，或黄连膏纱布敷盖创面，每日换药1次。

（3）若创面有碎骨片或死骨时，应及时清除。若趾（指）甲下积脓，应剪去积脓范围趾（指）甲，拭净脓液，敷以黄连膏纱布；如趾（指）甲下全部积脓，须待周围炎症局限，脓疡得以控制时，再将趾（指）甲拔除。

（三）其他疗法

1. 手术疗法

（1）坏死组织清除术　若坏死组织与健康组织分界清楚，待近端炎症控制后，可行坏死组织清除。溃疡面较大，坏死组织难以脱落者，可用"蚕食"方式清除坏死组织，具体操作：①先将患肢放平，避免下垂。②外用冰片锌氧油（冰片2g，氧化锌油98g）软化创面硬结痂皮。③经上述处理后，患肢的炎症、肿胀逐渐消退，坏死组织开始软化，即可做分期分批清除：疏松的先除，牢固的后除；坏死的软组织先除，腐骨后除。彻底的清创术必须待炎症完全消退后才可施行。

（2）坏死组织切除缝合术　坏死组织与正常组织分界清楚，且近端炎症控制，血运改善，可取分界近端切口，行趾（指）切除缝合术或半足切除缝合术。

（3）截肢术　当坏死延及足背及踝部时，可行小腿截肢术；当坏疽发展至踝以上时，可行膝关节截肢术。

（4）植皮术　溃疡面较大时，可在创面干净、血运改善后行创面植皮术。

2. 剧烈疼痛的处理 持续硬膜外麻醉：常规实施低位硬膜外麻醉，只麻醉患肢，可持续麻醉2~3天，能消除疼痛，对全身情况的改善和实施手术均能起到良好作用。

3. 肢体抬高运动法 患者平卧，患肢抬高45°，维持1~2分钟，然后双足下垂于床边4~5分钟，同时双足和足趾向上、下、内、外各方向运动10次，再将患肢平放休息2分钟并保暖，如此反复5次，该法每日可做数次。本法可促进足部侧支循环的建立，改善足部血液循环。但已坏疽感染时禁用。

【预防与调护】

1. 禁止吸烟，少食辛辣炙煿及醇酒。
2. 冬季户外工作时，注意保暖，鞋袜宜宽大舒适，每天用温水泡洗双足。
3. 疮面有溃烂时，忌用含升丹的提脓祛腐药。
4. 保持心情舒畅，节房室，保肾精，避外伤。
5. 加强锻炼，增强体质。

第五节　青蛇毒

PPT

【概述】

青蛇毒是一种肢体表浅筋脉呈条索状突起、色赤，状如蚯蚓，硬而疼痛的炎性血栓性疾病。其临床特点是体表筋脉（静脉）焮红灼热，硬肿压痛，可触及条索状物。又称"赤脉""黄鳅痈""恶脉""偏病"等。多见于四肢部位，青壮年好发。

本病相当于西医学的血栓性浅静脉炎。

【病因病机】

本病因湿热毒邪入侵，以致筋脉气血瘀滞，阻塞不畅而成。也可能与静脉注射有关。

【诊断与鉴别诊断】

（一）临床表现

本病多见于青壮年，发病与季节无关，男女都可发病，好发于四肢筋脉，尤多见于下肢，次为胸腹等处。患肢常有外伤、感染、静脉注射等情况。

1. 初期（急性期） 在浅层脉络（静脉）路径上出现条索状肿物，皮肤发红，触之较硬，扪之发热，按之疼痛，自觉肢体沉重、患处疼痛。一般无全身症状。

2. 后期（慢性期） 患处遗有一条索状物，其色黄褐，按之如弓弦，可有压痛，或结节破溃后形成臁疮。

（二）分类

1. 肢体血栓性浅静脉炎 为临床最常见，尤以下肢多于上肢，主要累及肢体一条浅静脉，可沿着发病的静脉局部出现红肿、疼痛、灼热感，常可扪及结节或硬索状物，有明显压痛，站立时疼痛尤为明显，患者可伴有低热。当浅静脉炎累及周围组织时，可出现炎症性片状结节，则为浅静脉周围炎。患处炎症消退后，局部可遗留色素沉着或无痛性纤维硬结，一般需1~3个月后才能消失。

2. 胸腹壁浅静脉炎　多为单侧胸腹部出现一条索状硬物，长达10~20cm，皮肤发红、轻度刺痛。肢体活动时，局部可有牵掣痛，用手按压条索两端，皮肤上可现一条凹陷的浅沟，炎症消退后遗留皮肤色素沉着。一般无全身表现。

3. 游走性血栓性浅静脉炎　即浅静脉血栓性炎症呈游走性发作，多见于下肢。当一处炎性硬结消失后，其他部位的浅静脉又出现病变，具有游走、间歇、反复发作的特点。可伴有低热、全身不适等。若全身反应较重，应考虑全身性血管炎、结缔组织病、内脏疾病及深静脉病变等。

另外，下肢浅静脉曲张，或静脉某一段反复穿刺，或输入高渗糖及酸性药物后，浅静脉局部可出现红硬痛性肿物，或条索状肿物，有压痛，难以消退。

（三）辅助检查

静脉造影有助于了解静脉栓塞的部位及长度。急性期时，血常规检查白细胞总数增高。超声检查可见局部静脉曲张，管壁不均匀增厚，管径增宽明显等。

（四）鉴别诊断

1. 红丝疔　该病多发于四肢，因有红丝一条，迅速向上走窜，微痛不适，按之稍痛但无肿硬，可引起腋下或胯间瘰核肿大。多由四肢末端疔疮、手足癣糜烂或皮肤破损染毒后毒邪扩散，向上走窜所致，相当于西医学的急性淋巴管炎。经治疗后一般2~3日可消失。

2. 结节性红斑　该病多见于女性，与风湿病等有关。皮肤结节多发生于小腿，伸屈侧无明显区别，呈圆形、片状或斑块状，一般不溃烂。可有疼痛、发热、乏力、关节痛等症状，以及血沉及免疫指标异常等。

3. 结节性脉管炎　该病多见于中年女性，表现为小腿以下伸侧面多发性结节，足背亦常见，可双侧发病。结节多呈小圆形，表面红肿，后期可出现色素斑点，结节可以破溃。病程较长，反复发作，肢端动脉搏动可减弱或消失。

【治疗】

本病主要以中医治疗为主，配合外治，并同时积极治疗静脉曲张等原发疾病，可提高疗效、防止复发。

（一）辨证论治

1. 脉络湿热证

证候：病变筋脉红肿热痛，上下游走，肢体活动不利，喜冷恶热，或有条索状物；或微恶寒发热。舌质红，苔黄腻或厚腻，脉滑数。

治法：清热利湿，化瘀通络。

方药：二妙散合五神汤加减。发于上肢者加桑枝，发于下肢者加牛膝。如红肿消退，疼痛未减者加赤芍、泽兰、地龙、忍冬藤等通经活络。

2. 脉络瘀阻证

证候：患肢疼痛、肿胀、皮色红紫，活动后尤甚，小腿部挤压刺痛，或见条索状物，粘连不移，牵掣不适，或呈多个硬性结节，按之柔韧或似弓弦，皮色褐黑，胫踝水肿。舌质暗红或有瘀斑，脉沉涩。

治法：活血化瘀，行气散结。

方药：用活血通脉汤加鸡血藤、桃仁、忍冬藤。发于上肢者加桂枝，发于下肢者加牛膝。若胸腹壁有条索状物，固定不移，刺痛、胀痛，或牵掣痛者，可用复元活血汤。

（二）中医外治法

1. 早期可选用金黄散、玉露散等外敷。

2. 后期可用红灵丹油膏外敷；或鸡血藤、桂枝、红花等活血化瘀止痛中药煎水熏洗患肢，每日1次。

（三）其他疗法

可行局部封闭疗法，热敷及热疗、针灸疗法，必要时手术切除。

【预防与调护】

1. 急性期患者应卧床休息，适当抬高患肢至略高于心脏水平处，不宜在小腿下垫枕，防止小腿静脉受压。如下床活动则可穿弹力袜或用弹力绷带，以减轻下肢水肿。

2. 病变早期不宜久站、久坐，应避免用力排便。

3. 忌食辛辣、油腻、鱼腥发物，戒烟。

4. 注意患肢保暖，血瘀证者或有虚寒者应适当行肢体功能练习，促进静脉回流。

5. 静脉穿刺术后，局部立即用湿毛巾热敷，注射时注意严格消毒，以免外邪入侵。

第六节　冻　疮

PPT

【概述】

冻疮是指人体受寒邪侵袭，气血凝滞，从而引起局部性或全身性的损伤。其临床特点是局部肿胀、麻木、青紫，或起水疱，溃烂。严重者，体温下降，四肢僵硬，甚至死亡。本病相当于西医学的冻伤。

【病因病机】

本病可因寒冷外袭，尤其在潮湿刮风的情况下更易发生。或者因元气虚弱，不耐其寒，素体虚弱，外受寒邪，经络阻塞，气血凝滞而成。或暴冻着热，以致肌肤坏死，发生溃烂，甚至可损及筋骨。重者肌肤坏死，阳气绝于外，荣卫结涩，不复流通而死亡。

【诊断与鉴别诊断】

（一）临床表现

本病以儿童、妇女为多见。此外，平时手足多汗，或长期慢性病气血衰弱者，或在室外潮湿环境工作者，也易发病。有低温环境下停留较长时间的病史。

局部性冻疮，好发于手指、手背、足跟、耳廓、面颊等暴露部位，多呈对称性，常冬季发病，翌年春暖则好转或自愈，冬冷后又复发，反复发作，缠绵难愈。伤处皮肤红肿，或有硬结、紫斑，得温热时自觉痒痛。重者受冻部位皮肤灰白、暗红或紫色，并有大小不等的水疱或肿块，疼痛剧烈，或局部感觉消失。如果出现紫血疱，势将腐烂，溃后流水、流脓形成溃疡。严重者可导致肌肉、筋骨损伤。

（二）分型

根据冻疮的情况，可将其分为四度。

1. Ⅰ度（红斑性冻疮） 损伤在表皮层，皮肤红肿，遇热自觉瘙痒、疼痛，在5~7天后干燥脱皮，愈后不留瘢痕。

2. Ⅱ度（水疱性冻疮） 损伤达真皮层，皮肤红肿显著，且出现大小不等的水疱，疼痛较剧烈，对冷、热、针刺感觉不敏感。若无感染，2~3周后愈合，少有瘢痕；若并发感染，愈合后有瘢痕。

3. Ⅲ度（腐蚀性冻疮） 损伤皮肤全层，甚者深达皮下组织。创面由苍白变为黑褐色，皮肤温度极低，触之冰冷，痛觉迟钝或消失。一般呈干性坏疽，坏死皮肤周围红肿、疼痛，可出现血性水疱。若无感染，坏死组织干燥成痂，脱落后形成肉芽创面，愈合后形成瘢痕。

4. Ⅳ度（坏死性冻疮） 损伤深达肌肉、骨骼。表现类似Ⅲ度冻疮，局部组织发生坏死。分为干性坏疽和湿性坏疽，干性坏疽表现为坏死组织周围出现炎症反应，肢端坏死脱落后可致残；并发感染后成湿性坏疽，出现发热、寒战等全身症状，甚至合并内陷而危及生命。

全身性冻伤者，初起出现寒战、四肢发凉苍白、发绀、疲乏无力，继而体温逐渐降低，感觉迟钝，嗜睡，视物模糊，幻觉，呼吸变浅，昏迷，脉搏细弱，甚至呼吸、心跳停止而死亡。

（三）鉴别诊断

1. 类丹毒 多发生于接触鱼类和猪肉的手部，在手指和手背出现深红色的肿胀，痒痛并见，有游走性，一般2周左右自行消退，不会溃烂。

2. 多形红斑 多发生在手、足背面，手掌、足底和面部，皮疹为红斑，水疱，典型的为虹膜状红斑，常伴有发热、关节痛等症状。

【治疗】

本病因寒盛阳虚、气滞血凝而成，故治疗以温通散寒、补阳活脉为原则。局部性冻疮可采用中医辨证论治与外治相结合；全身性冻疮则应中西医结合救治。

（一）辨证论治

1. 寒凝血瘀证

证候：局部麻木冷痛，肤色青紫或暗红，肿胀结块，疼痛喜温，或感麻木，温热时局部瘙痒胀痛。舌淡而暗，苔白，脉沉或沉细。

治法：温阳散寒，活血通脉。

方药：桂枝加当归汤加姜黄、鹿角。可加黄芪、鸡血藤、丹参、红花以助活血通脉之功。

2. 寒凝血虚证

证候：患处麻木冷痛，暗红漫肿，或有水疱，感觉迟钝或消失；伴神疲乏力，形寒肢冷，面色少华。舌淡，苔薄白，脉细弱。

治法：温经散寒，养血活血。

方药：人参养荣汤合阳和汤加减。

3. 瘀滞化热证

证候：发热口渴，患处暗红微肿，疼痛喜冷，或红肿灼热，溃烂腐臭，脓水淋漓，筋骨暴露；伴大便秘结，小便黄赤。舌质红，苔黄，脉数。

治法：清热解毒，活血止痛。

方药：四妙勇安汤加减。若热毒症状明显者，加蒲公英、紫花地丁清热解毒；痛甚者，加延胡索、乳香、没药、丹参祛瘀止痛。

4. 阴盛阳衰证

证候：四肢厥逆，感觉麻木；伴恶寒蜷卧，昏昏欲睡，呼吸微弱。舌苔白，脉沉微细。

治法：回阳救逆、温通血脉。

方药：四逆加人参汤。

5. 气血两虚证

证候：疮口不敛；伴头晕目眩，少气懒言，面色苍白或萎黄。舌淡白，脉细弱或虚大无力。

治法：益气养血，祛瘀通脉。

方药：八珍汤合桂枝汤加减。

（二）中医外治法

1. Ⅰ、Ⅱ度冻疮　可用生姜辣椒酊（干姜、辣椒各60g，加入95%乙醇300mL浸泡10天即成）或10%胡椒乙醇浸液（取胡椒粉10g，加95%乙醇至100mL，浸7天后即成）外涂，每日数次；或用冻疮膏或阳和解凝膏外涂，每日2次。如有较大水疱应先抽出疱内液体后再涂药。局部糜烂或有溃疡时，宜用红油膏或黄连软膏外涂，每日1次。也可用温经活血的中药煎出液熏洗患处，每日2次。

2. Ⅲ、Ⅳ度冻疮　用碘伏消毒患处及周围皮肤，水疱需用注射针抽液，再以红油膏纱布包扎保暖；溃烂时用红油膏掺八二丹外敷；坏死组织分离时，可配合手术清创；腐脱新生时，用红油膏掺生肌散外敷。

（三）其他疗法

严重的全身性冻疮患者，必须立即采取急救措施。将患者迅速脱离寒冷的环境，首先脱去冰冻潮湿的衣服鞋袜，必要时还应施行人工呼吸和抗休克治疗等各种对症处理。对冻僵患者还要进行快速复温，即把患者浸放在40~42℃温水中20分钟或更长时间，一直到指（趾）甲床出现潮红，肛温恢复到32℃左右，神志清楚后10分钟左右，然后将患者移出擦干并继续保温。若为局部冻伤，可进行冻伤肢体的复温，把受冻部位的肢体放在40~42℃温水中30~60分钟，使受冻部位皮肤温度恢复到接近正常，皮肤颜色呈现红色或紫红色时即可。在复温过程中若患者对疼痛不能耐受，可用止痛剂或镇静剂。此外，应给予热饮料，如姜汤、糖水、茶水等，亦可少量饮酒及含酒精饮料，以促进血液循环，扩张周围血管。必要时静脉输入温溶液（不超过37℃），如葡萄糖、低分子右旋糖酐等，以纠正血循环障碍和血糖不足，维持水与电解质平衡，并供给热量。

【预防与调护】

1. 普及冻伤的预防知识，改善必要的防寒设备。

2. 增强体质，在日常生活中进行耐寒锻炼，如用冷水洗脸、洗足等。

3. 在寒冷环境中静止时间不宜过长，经常做适当运动，增进血液循环。对手、耳、鼻等暴露部位予以适当保护。保持服装鞋袜干燥、宽松。

4. 受冻后，在早期复温过程中，严禁用雪搓、用火烤、洗冷水浴或热烫等。

5. 冻疮瘙痒时，切忌用力搔抓，防止皮肤损伤而感染。

第七节 破伤风

PPT

【概述】

破伤风是指皮肉破伤后，风毒之邪乘虚侵入人体而引起发痉的一种急性疾病。《太平圣惠方》谓："损伤之处，中于风邪，故名破伤风也。"外伤所致者，称"金创痉"；产后发生者，称"产后痉"；新生儿断脐所致者，称"小儿脐风"或"脐风撮口"。本病的临床特征是皮肤先有破伤，风毒乘之，发病急骤，以痉为特征，其病多危急。临床上以外伤所致者最常见。

本病西医学亦称为破伤风。

【病因病机】

破伤风的发生必须具备创伤和感受风毒这两个因素。创伤后皮肉破损，卫外失固，风毒之邪从伤口侵袭人体，从外达里而发病。若外伤后失于调治，流血过多，营卫空虚，风毒侵袭后可迅速发病，且病情多危重。风为阳邪，善行数变，通过经脉入里传肝，外风引动内风，肝风内动，筋脉失养而出现牙关紧闭，角弓反张，四肢抽搐。如不及时控制，必然导致脏腑功能失调，气血失和，甚者脏腑衰竭，阴阳离决而死亡。

西医学认为，本病是由破伤风梭菌自创口侵入，在缺氧的伤口内大量繁殖并分泌外毒素所致。其外毒素有痉挛毒素和溶血毒素，其中痉挛毒素是引起破伤风症状的主要毒素，对脊髓、脑干处神经细胞有特殊的亲和力，通过阻止突触释放抑制冲动的传递介质，从而破坏上下神经元之间的正常抑制性冲动的传递，运动神经元因失去中枢抑制而兴奋性异常增高，致使随意肌紧张痉挛；溶血毒素能引起心肌损伤和局部组织坏死。

【诊断与鉴别诊断】

（一）临床表现

本病有皮肉破伤史，有一定的潜伏期，以发作时全身或局部肌肉呈强直性痉挛和阵发性抽搐为主要特征。间歇期全身肌肉仍持续性紧张收缩，可伴有发热，但神志始终清楚，多因并发症而死亡。

1. 潜伏期 长短不一，一般为6~10天，短者在24小时之内，长者可长达半月至2个月不等。新生儿破伤风一般在断脐后7天左右发病，俗称"七日风"。潜伏期越短，病情越严重，预后也越差，死亡率也越高。

2. 前驱期 常表现为头痛、头晕、乏力、多汗、烦躁不安、畏寒、低热，打呵欠，咬肌紧张酸胀，咀嚼无力，张口略感困难，一般持续1~2天；伤口多干陷无脓，周围皮色暗红，有牵制感和疼痛感。

3. 发作期 典型的发作症状是全身或局部肌肉强直性痉挛和阵发性抽搐。肌肉强直性痉挛首先从头面部开始，进而延及躯干、四肢。其顺序为咬肌→面肌→颈项肌→背腹肌→四肢肌群→膈肌→肋间肌。患者开始感到咀嚼不便，张口困难，继而牙关紧闭，口角向外上方牵引，前额皱纹，双眉举起，呈独特的"苦笑"面容；随后颈项强直，头向后仰，不能做点头动作；痉挛继续向背腹和四肢延伸，呈现不能坐起，头后仰不能前屈，腰部前凸的"角弓反张"；四肢肌肉收缩时，因屈肌比伸肌有力，肢体可出现屈膝、弯肘、半握拳等姿态；膀胱括约肌痉挛可引起排尿困难，甚至尿潴留；膈肌或肋间肌痉挛，可出现呼吸困难，甚至窒息。

阵发性抽搐是在肌肉持续性痉挛的基础上，可因任何轻微的刺激，如声、光、风、震动、饮水或被碰触身体等诱发，导致全身肌肉阵发性抽搐。每次抽搐发作可持续数秒钟、数分钟甚至数十分钟不等。患者面色苍白，口唇青紫，汗出淋漓，流涎，口吐白沫，牙齿有摩擦声，呼吸急促。最后，因长期肌肉痉挛和频繁抽搐消耗了大量的体力，水、电解质紊乱或酸中毒致全身衰竭而死亡，亦可死于窒息、心肌麻痹、心搏骤停、休克或吸入性肺炎等。

患病期间，患者神志始终清楚。病程一般为3~4周，自第2周后痉挛发作次数逐渐减少，间歇期延长，全身肌肉的持续收缩也逐渐减轻和缓解。

少数患者表现为局部破伤风，仅有受伤部位肌肉的持续性强直，可持续数周至数月，以后逐渐消退，预后较好。

（二）辅助检查

1. 脓液培养　可有破伤风梭菌生长。

2. 血常规　发作期白细胞总数和中性粒细胞比例升高，若合并肺部感染则白细胞总数在15×10^9/L以上，中性粒细胞达80%以上。

（三）鉴别诊断

本病与狂犬病、化脓性脑膜炎均可见肌肉抽搐、颈项强直、角弓反张，应注意相鉴别（表11-7-1）。

表11-7-1　破伤风、狂犬病、化脓性脑膜炎鉴别表

鉴别点	破伤风	狂犬病	化脓性脑膜炎
病史	有外伤史	有狗、猫等动物咬伤史	无明显外伤史
神志	清醒	清醒	嗜睡或昏迷
发热	无	无	有
阵发性抽搐	有	以吞咽肌抽搐为主	无
抽搐诱因	轻微的刺激	水声	无
犬吠声	无	有	无
咀嚼肌痉挛	有	很少	无
脑脊液	无改变	淋巴细胞增高	炎性改变
颅内压增高	无	无	有

【治疗】

破伤风是一种急性特异性感染，也是一种极为严重的疾病，故应以西医治疗为主，必要时配合中医辨证论治。西医治疗应尽快消除毒素来源、中和体内毒素，有效地控制和解除痉挛，保持呼吸道通畅，防止并发症的发生；中医治疗以息风、镇痉、解毒为原则。

（一）一般处理

首先应特别护理，予隔离治疗，应安置在安静的环境，并避免声、光、风等刺激。

（二）辨证论治

1. 风毒在表证

证候：轻度吞咽困难和牙关紧闭，全身拘急，或只限于破伤部位局部肌肉痉挛，抽搐较轻，间歇期较长。舌苔薄白，脉弦数。

治法：祛风镇痉。

方药：玉真散合五虎追风散加减。抽搐严重时加蜈蚣、地龙、葛根、钩藤；大便秘结者，加生大黄、枳实。

2. 风毒入里证

证候：发作频繁而间歇期短，全身肌肉痉挛、抽搐，牙关紧闭，角弓反张，四肢抽搐；伴高热，大汗淋漓，面色青紫，呼吸急促，痰涎壅盛，胸腹满闷，大便秘结，小便不通。舌质红或红绛，苔黄或黄糙，脉弦数。

治法：祛风止痉，清热解毒。

方药：木萸散加减。高热加黄芩、黄连、金银花、生石膏以清热泻火；伤津烦渴加沙参、生地、知母、麦冬、天花粉以滋阴生津；大便秘结加生大黄、枳实、芒硝以通便；小便短赤加淡竹叶、车前子、白茅根利水。

（三）中医外治法

1. 处理伤口　初起伤口结痂者，宜剪去痂壳，外敷玉真散；伤口溃烂，腐肉不尽者，宜外敷七三丹、红油膏；创面干净，脓尽新生，用生肌散、生肌白玉膏外敷。

2. 针刺疗法　牙关紧闭，取下关、颊车、合谷、内庭；角弓反张，取风池、风府、大椎、长强、承山、昆仑。采用泻法，留针15~20分钟，每日1次。

（四）其他疗法

1. 消除毒素来源（处理伤口）　有伤口者均需进行彻底清创，清除坏死组织和异物后，敞开伤口以利于引流，并用3%双氧水或1∶1000高锰酸钾溶液冲洗和湿敷。

2. 中和游离毒素　确诊后首次用破伤风抗毒素20000万~50000万单位（皮试后）静脉滴入（注意：对已经与神经结合的毒素无效），以后视病情变化，每天静脉滴注或肌内注射10000万~20000万单位，持续4~6天。新生儿破伤风可用20000万单位静脉滴注，亦可予脐周封闭注射。还可以肌内注射破伤风人体免疫球蛋白。

3. 控制和解除痉挛

（1）病情较轻者，可用镇静剂和安眠药物，可用安定（5mg口服或10mg静脉注射），10%水合氯醛（15mL口服或20~40mL直肠灌注），苯巴比妥（0.1~0.2mg肌内注射），以上3种药物可6小时交替应用1次。

（2）病情严重者，可用冬眠疗法，常用冬眠一号（氯丙嗪50mg，异丙嗪50mg，度冷丁100mg），每次1/3或1/2剂量，4~8小时肌内注射1次，病情好转后可间歇或逐渐减量。应用时要密切观察生命体征变化。若抽搐严重，可静脉注射硫喷妥钠；如不能控制痉挛，则考虑用肌肉松弛剂，如左旋筒箭毒碱、氯琥珀胆碱、氨酰胆碱等；如并发高热、昏迷，可加用肾上腺皮质激素，如氢化可的松、泼尼松等。

4. 支持疗法　给予高热量、高蛋白质、高维生素的营养补充，注意水、电解质及酸碱平衡的调整。

5. 抗生素　可用甲硝唑或青霉素。

【预防与调护】

1. 正确及时处理伤口，特别是污染的或较深的创口，应早期彻底清创；普及新法接生。

2. 注射破伤风类毒素，使人体产生自动免疫。基础注射分3次皮下注射，第一次0.5mL，间隔4~6周分别再注射0.5mL，又间隔6~12个月注射0.5mL；强化注射是在完成基础注射后每隔5~7年重复注射0.5mL，该方法能有效地预防破伤风。全程主动免疫者受伤后，仅肌内注射0.5mL类毒素，3~7日即可形成有效的免疫抗体，不需要注射破伤风抗毒素。

3. 对于污染创口，尤其是小而深的伤口，在伤后24小时内皮下注射破伤风抗毒素1500单位。若污染严重，1周后再注射1次。过敏者用人体破伤风免疫球蛋白250~500单位肌内注射。

4. 应将患者隔离于安静、光线柔和的病室，避免光、声、风、振动等刺激，一切必要的治疗和护理均应在相对安静的环境下进行。

5. 保持呼吸道通畅，呼吸困难或窒息时，应立即行气管切开。

6. 伤口换药器械应严格消毒，防止交叉感染，所用敷料应焚毁。

7. 专人监护，严密观察病情，防止意外损伤。

第八节 肠 痈

PPT

【概述】

发生于肠道的痈肿，称为肠痈。该病可发生于任何年龄，以青壮年居多，男性多于女性。其临床特点是转移性右下腹痛，伴恶心、呕吐、发热，右下腹局限性压痛及反跳痛。本病相当于西医学的阑尾炎。

【病因病机】

本病可因饮食不节，如暴饮暴食，嗜食生冷、油腻，损伤脾胃，导致肠道功能失调，糟粕积滞，湿热内生，积结肠道而成；或饱食后急剧奔走或跌仆损伤，致气血瘀滞，肠道运化失司，败血浊气壅遏而成；或寒温不适，外邪侵入肠中，经络受阻，郁久化热而成；或忧思抑郁，气机不畅影响肠道的正常活动，以致气血乖违，日久化热而成痈。

本病总的病因病机，不外乎湿阻、气滞、瘀凝、热壅，为湿热壅积，瘀滞不散，热盛肉腐而成痈。

【诊断与鉴别诊断】

（一）临床表现

1. 初期　腹痛多起于脐周或上腹部，数小时后，腹痛转移至右下腹部天枢穴附近，疼痛呈持续性、进行性加重，但也有一部分患者发病开始即出现右下腹痛。右下腹压痛拒按，压痛点多在麦氏点（右髂前上棘与脐连线的中外1/3交界处），也可随阑尾位置变异而改变，但压痛点始终在一个固定的位置上。两侧足三里、上巨虚穴附近（阑尾穴）可有压痛点，一般可伴有轻度发热，恶心，大便干结，小便微黄，舌苔厚腻，脉弦滑或弦滑数等。亦有开始腹痛较轻，身无寒热或微热，大便微溏，小便清长，苔薄白腻或微灰，脉迟紧或濡数，病程发展缓慢，或反复发作的慢性肠痈者。

2. **酿脓期** 若病情发展，腹痛加剧，局限性肌紧张，右下腹明显压痛、反跳痛，或右下腹可触及包块；伴见壮热不退，恶心呕吐，纳呆，口渴，便秘或腹泻。舌红苔黄腻，脉弦数或洪数。

3. **溃脓期** 腹痛扩展至全腹，肌紧张，全腹压痛、反跳痛；伴见恶心呕吐，大便秘结或似痢不爽；小便频数似淋，甚至可见腹部膨胀，兼见时有汗出，二目下陷，口干而臭。舌质红，苔黄糙，脉洪数或细数。

（二）辅助检查

1. **血常规** 初期，多数患者白细胞计数及中性粒细胞比例增高。在酿脓期和溃脓期，白细胞计数常升至（10~20）×10^9^/L。

1. **尿常规** 盲肠后位阑尾炎可刺激右侧输尿管，尿中可出现少量红细胞和白细胞。

3. **其他检查** 诊断性腹腔穿刺检查和B超检查对诊断有一定帮助。脓液细菌培养及药敏试验有助于确定致病菌种类，针对性地选用抗生素。

（三）鉴别诊断

1. **胃、十二指肠溃疡穿孔** 似急性阑尾炎的转移性腹痛，既往多有溃疡病史，突然上腹剧痛，迅速蔓延至全腹，上腹部压痛、板状腹，肠鸣音消失。常有肝浊音界消失，若立位X线平片发现腹腔游离气体更有助于诊断。

2. **急性肠系膜淋巴结炎** 多见于儿童，往往发生于上呼吸道感染后。腹痛与急性阑尾炎相似，但该病早期即出现发热，无转移性腹痛病史，局部压痛也较广泛，无反跳痛。

3. **宫外孕破裂** 右侧宫外孕破裂早期可有局部出血刺激腹膜症状，与急性阑尾炎的腹痛和压痛相似，但一旦出血量多，患者很快出现面色苍白、出冷汗、脉搏细速、血压下降，腹部检查可有移动性浊音。有停经史，妇科检查示阴道内有血液，阴道后穹窿穿刺有血。

4. **卵巢囊肿扭转** 可见突然右下腹痛剧烈，但局部压痛位置偏低，妇科双合诊检查可发现右侧囊性肿物。

【治疗】

六腑以通为用，通腑泄热是治疗肠痈的关键。本病内治以清热解毒、活血化瘀为主。外治可用药物外敷、灌肠，必要时给予手术治疗。

（一）辨证论治

1. **瘀滞证**
证候：转移性右下腹痛，阵发性加重，右下腹局限性压痛及肌紧张；伴恶心呕吐，轻度发热。苔白腻，脉弦滑或弦紧。
治法：行气活血，通腑泄热。
方药：大黄牡丹汤合红藤煎剂加减。

2. **湿热证**
证候：持续性腹痛，右下腹或全腹压痛、反跳痛，腹肌紧张，右下腹可触及包块；伴壮热，恶心呕吐，便秘或腹泻。舌红，苔黄腻，脉弦数或滑数。
治法：通腑泄热，利湿解毒。
方药：大黄牡丹汤合红藤煎剂加败酱草、天花粉。

3. 热毒证

证候：腹痛剧烈，全腹压痛、反跳痛，腹肌紧张；伴高热不退或恶寒发热，恶心呕吐，烦渴腹胀，便秘或似痢不爽。舌红绛而干，苔黄糙，脉洪数或细数。

治法：通腑排脓，养阴清热。

方药：大黄牡丹汤和透脓散加减。

（二）中医外治法

1. 贴敷疗法

（1）无论脓已成或未成，均可选用金黄散、玉露散、双柏散，用水或蜜调成糊状敷右下腹。

（2）大蒜糊剂（大蒜60g，芒硝30g，大黄30g）外敷，先将大蒜、芒硝放在一起捣烂如泥状，敷腹部最痛处，敷2小时后，除去外敷药，再将已研粉的大黄用醋调成糊状，敷6~8小时，此为1个疗程。可重复操作，敷药前局部皮肤应涂上一层凡士林，以防烧灼伤。如阑尾周围脓肿已形成，可先行脓肿穿刺抽脓，注入抗生素（2~3天抽脓1次），用金黄膏或玉露膏外敷。

2. 灌肠疗法　采用通里攻下、清热解毒等中药灌肠，如大黄牡丹汤、复方大柴胡汤等煎剂150~200mL，直肠内缓慢滴入（滴入管插入肛门内15cm以上，药液在30分钟左右滴完），使药液直达下段肠腔，加速吸收，以达到通腑泄热排毒的目的。

3. 针刺疗法　主穴取阑尾穴（双侧）。高热痛甚加曲池、内庭，肿块加天枢（双侧），泛恶呕吐加内关、中脘；腹胀不舒加大肠俞、次髎，均取泻法，每次留针0.5~1小时，每15分钟强刺激1次，每日2次。

（三）其他疗法

1. 手术疗法　西医治疗急性阑尾炎的原则是早期行手术治疗。

2. 一般疗法　对禁食或脱水或有水、电解质紊乱者，予静脉补液。阑尾穿孔并发弥漫性腹膜炎伴有肠麻痹者，应行胃肠减压，目的在于抽吸上消化道所分泌的液体，以减轻腹胀，并为灌入中药准备条件。腹膜炎体征明显或中毒症状较重者，可选用广谱抗生素。

【预防与调护】

1. 平素避免饮食不节和食后剧烈运动。
2. 纠正便秘，驱除肠道内寄生虫，预防肠道感染。
3. 病后忌食生冷、不易消化食物，宜从禁食或流质饮食、到半流质饮食，再过渡到普食。

👤 岗位情景模拟7

患者男，30岁，职员。右下腹转移性疼痛伴发热2天。患者2021年1月4日初诊，就诊前2天和同事聚餐后出现上腹部疼痛，1天后开始转移至右下腹，疼痛呈阵发性加剧，伴发热，恶心欲吐，纳差，大便较干，小便黄。查体：体温38.5℃，右下腹麦氏点压痛、反跳痛及肌紧张。舌暗红，苔白腻，脉弦紧。血常规：白细胞11×10^9/L，中性粒细胞81%；尿常规正常。

问题与思考

1. 对患者做出诊断。（包括中医疾病和证候诊断以及西医诊断）

2. 该病主要与何种疾病鉴别？（与一个最容易混淆的疾病鉴别即可）

3. 中医的主要内治法是什么？（包括治法、方药以及处方分析）

答案解析

> **岗位对接**
>
> 　　本章主要介绍了烧伤、毒蛇咬伤、瘿病、脱疽、青蛇毒、冻疮、破伤风、肠痈等疾病的病因病机、临床表现、诊断与鉴别诊断，以及治疗。通过本章的学习应掌握以上各种疾病的诊断和治疗，尤其需熟练掌握烧伤、毒蛇咬伤、冻疮的急救方法，能熟练运用九分法对烧伤面积进行估算以及运用三度四分法对烧伤深度进行判断。熟悉以上疾病的临床表现和病因病机，了解以上疾病的预防与调护，形成对外科疾病进行中医辨证论治的思维，为今后的临床打下牢固基础。

目标检测

答案解析

一、单项选择题

1. 利用中国九分法对烧伤面积进行估算，成人头颈的面积为体表面积的（　　）

　　A. 1%　　　　　　B. 2%　　　　　　C. 5%　　　　　　D. 7%　　　　　　E. 9%

2. 以下属于轻度烧伤的是（　　）

　　A. 总面积在10%以下的Ⅱ度烧伤　　　　　　B. 总面积在11%~30%的Ⅱ度烧伤

　　C. 儿童总面积在10%以下的Ⅱ度烧伤　　　　D. Ⅲ度烧伤面积在11%~20%之间

　　E. Ⅲ度烧伤面积超过50%

3. 毒蛇咬伤早期结扎的松紧度最好是（　　）

　　A. 能阻断动脉回流，但不阻断静脉血流

　　B. 能阻断淋巴液和静脉血回流而不影响动脉血流

　　C. 能阻断淋巴回流，但不阻断静脉血流

　　D. 能阻断动脉和淋巴回流，但不阻断静脉血流

　　E. 使患肢动脉搏动消失

4. 毒蛇咬伤后，可采用结扎法的时间是（　　）

　　A. 12小时以内　　B. 16小时以内　　C. 24小时以内　　D. 36小时以内　　E. 48小时以内

5. 毒蛇咬伤风毒证的患者宜用（　　）

　　A. 龙胆泻肝汤　　　　　　B. 活血祛风解毒汤　　　　　　C. 五味消毒饮

　　D. 黄连解毒汤　　　　　　E. 五虎追风散

6. 治疗肉瘿的主要方剂是（　　）

　　A. 四海舒郁丸　　　　　　B. 牛蒡解肌汤　　　　　　C. 柴胡疏肝散

　　D. 海藻玉壶汤　　　　　　E. 逍遥散

7. 颈前结喉处有弥漫性对称性肿块突起，可随吞咽上下移动，伴急躁、多汗、心悸、善饥等症状，应考虑为（　　）

　　A. 瘰疬　　　　B. 颈痈　　　　C. 瘿气　　　　D. 乳蛾　　　　E. 痄腮

8. 诊断甲亢，甲状腺摄^{131}I率，在24小时内应超过人体总量的（　　）

　　A. 25%　　　　B. 35%　　　　C. 50%　　　　D. 70%　　　　E. 90%

9. 脱疽的好发部位多见于（　　）

　　　A．小腿　　　　　B．下肢　　　　　C．上肢　　　　　D．双臂　　　　　E．双手

10．根据疾病的发展过程，脱疽一般分为（　　）

　　　A．2期　　　　　　B．3期　　　　　　C．4期　　　　　　D．5期　　　　　　E．6期

11．治疗脱疽血脉瘀阻证的主方是（　　）

　　　A．桃红四物汤　　B．桂枝汤　　　　C．阳和汤　　　　D．四妙勇安汤　　E．顾步汤

12．青蛇毒的好发部位多见于（　　）

　　　A．小腿　　　　　B．下肢　　　　　C．上肢　　　　　D．双臂　　　　　E．双手

13．冻疮发生后，症见局部红斑、肿胀、灼热、痛痒，其为（　　）

　　　A．Ⅰ度冻疮　　　B．浅Ⅱ度冻疮　　C．深Ⅱ度冻疮　　D．Ⅲ度冻疮　　　E．Ⅳ度冻疮

14．冻疮寒凝血瘀证宜服用（　　）

　　　A．麻黄汤　　　　B．小青龙汤　　　C．桂枝加当归汤　D．人参养荣汤　　E．八珍汤

15．严重冻疮患者复温的水温宜为（　　）

　　　A．10~20℃　　　B．20~30℃　　　C．30~35℃　　　D．40~42℃　　　E．42~45℃

16．破伤风是感受何种邪气所致（　　）

　　　A．风热　　　　　B．风寒　　　　　C．风毒　　　　　D．风湿　　　　　E．风燥

17．破伤风风毒入里证宜选用（　　）

　　　A．玉真散　　　　B．五虎追风散　　C．沙参麦冬汤　　D．木萸散　　　　E．玉屏风散

18．诊断肠痈，最具有诊断价值的体征是（　　）

　　　A．脐周压痛　　　　　　　　B．转移性右下腹痛　　　　　　C．大腿内侧放射性疼痛

　　　D．上腹剧痛　　　　　　　　E．右上腹剧烈绞痛并放射至右后肩背

二、简答题

　　1．该如何进行烧伤的现场急救？

　　2．肠痈如何进行辨证施治？

（王　娇）

书网融合……

　　　知识回顾　　　　　习题

中医外科常用方剂

（以笔画为序）

一画

一贯煎（《续名医类案》）

组成：北沙参、麦门冬、枸杞子、川楝子、当归、生地黄。

二画

二仙汤（经验方）

组成：仙茅、淫羊藿、当归、巴戟天、黄柏、知母。

二陈汤（《太平惠民和剂局方》）

组成：陈皮、半夏、茯苓、甘草。

二妙丸（《丹溪心法》）

组成：苍术、黄柏。

二陈汤合消疬丸（《医学心悟》）

组成：玄参、牡蛎、贝母、半夏、橘红、白茯苓、甘草。

十全大补汤（《医学发明》）

组成：当归、白术、茯苓、甘草、熟地黄、白芍、人参、川芎、黄芪、肉桂。

七三丹（经验方）

组成：熟石膏7份，升丹3份。

七宝美髯丹（邵应节方）

组成：制首乌、牛膝、补骨脂、茯苓、菟丝子、当归身、枸杞子。

八二丹（《外科正宗》）

组成：熟石膏8份，升丹2份。

八正散（《太平惠民和剂局方》）

组成：车前子、瞿麦、萹蓄、滑石、山栀子仁、甘草、木通、大黄。

八珍汤（《正体类要》）

组成：人参、白术、茯苓、甘草、当归、白芍、地黄、川芎。

人参养荣汤（《太平惠民和剂局方》）

组成：党参、白术、炙黄芪、炙甘草、陈皮、肉桂心、当归、熟地黄、五味子、茯苓、远志、白芍、大枣、生姜。

九一丹（《医宗金鉴》）

组成：熟石膏9份，升丹1份。

三画

三妙丸（《医学正传》）

组成：苍术、黄柏、牛膝。

土茯苓汤（经验方）

组成：茯苓、金银花、威灵仙、白鲜皮、甘草、苍耳子。

大分清饮（《景岳全书》）

组成：茯苓、泽泻、木通、猪苓、栀子、枳壳、车前子。

大补阴丸（《丹溪心法》）

组成：黄柏、知母、熟地黄、龟甲、猪脊髓。

大黄牡丹汤（《金匮要略》）

组成：大黄、牡丹皮、桃仁、冬瓜仁、芒硝。

小金丹（《外科全生集》）

组成：白胶香、草乌、五灵脂、地龙、木鳖、没药、当归身、乳香、麝香、墨炭（陈年锭子墨，略烧存性，研用）。

马齿苋合剂（经验方）

组成：马齿苋、紫草、败酱草、大青叶。

马应龙痔疮膏（经验方）

组成：麝香、牛黄、珍珠、炉甘石、硼砂、冰片。

四画

开郁散（《外科秘录》）

组成：柴胡、当归、白芍、白芥子、白术、全蝎、郁金、茯苓、香附、天葵子、炙甘草。

木萸散（经验方）

组成：木瓜、防风、吴茱萸、蝉蜕、全蝎、僵蚕、藁本、天麻、胆南星、蒺藜、朱砂、雄黄、桂枝、猪胆汁。

五神汤（《外科真诠》）

组成：茯苓、金银花、牛膝、车前子、紫花地丁。

五倍子汤（《疡科选粹》）

组成：五倍子、朴硝、桑寄生、莲房、荆芥。

五虎追风散（《晋南史全恩家传方》）

组成：蝉蜕、天麻、胆南星、僵蚕、全蝎（带尾）。

五味消毒饮（《医宗金鉴》）

组成：金银花、野菊花、紫花地丁、天葵子、蒲公英。

止痛如神汤（《三因极一病证方论》）。

组成：黄芪、当归、白芍药、干地黄、赤芍药、阿胶。

牛蒡解肌汤（《疡科心得集》）

组成：牛蒡子、薄荷、荆芥、山栀、连翘、石斛、丹皮、夏枯草、玄参。

化斑解毒汤（《外科正宗》）

组成：玄参、知母、石膏、人中黄、黄连、升麻、连翘、牛蒡子、甘草、淡竹叶。

六磨汤（《世医得效方》）

组成：槟榔、沉香、木香、乌药、大黄、枳壳。

六味地黄丸（《小儿药证直诀》）

组成：熟地黄、山茱萸、干山药、丹皮、白茯苓、泽泻。

五画

玉真散（《外科正宗》）

组成：生白附、防风、白芷、生南星、天麻、羌活。

玉露散（《小儿药证直诀》）

组成：寒水石、石膏、生甘草。

左归丸（《景岳全书》）

组成：熟地黄、山药、山茱萸、菟丝子、枸杞子、怀牛膝、鹿角胶、龟甲胶。

石韦散（《外台秘要》引《古今录验方》）

组成：石韦、瞿麦、滑石、车前子、冬葵子。

右归丸（《景岳全书》）

组成：熟地黄、附子（炮附片）、肉桂、山药、山茱萸、菟丝子、鹿角胶、枸杞子、当归、杜仲。

龙胆泻肝汤（《兰室秘藏》）

组成：龙胆草、黄芩、栀子、泽泻、木通、车前子、当归、生地黄、柴胡、生甘草。

四妙汤（《圣济总录》）

组成：紫草（嫩者）、升麻、炙甘草、糯米。

四物汤（《太平惠民和剂局方》）

组成：熟地黄、当归、白芍、川芎。

四逆汤（《伤寒论》）

组成：附子、干姜、炙甘草。

四妙勇安汤（《验方新编》）

组成：玄参、金银花、当归、甘草。

四物消风饮（《医宗金鉴》）

组成：生地黄、当归、荆芥、防风、赤芍、川芎、白鲜皮、蝉蜕、薄荷、独活、柴胡、红枣。

四海舒郁丸（《疡医大全》）

组成：青木香、陈皮、海蛤粉、海藻、昆布、海带、海螵蛸。

生肌散（《外科正宗》）

组成：寒水石、滑石、密陀僧、海螵蛸、淀粉、枯矾、龙骨、干胭脂。

生肌玉红膏（《外科正宗》）

组成：当归、白芷、白蜡、轻粉、甘草、紫草、血竭、麻油。

生脉散（《内外伤辨惑论》）

组成：人参、麦冬、五味子。

失笑散（《太平惠民和剂局方》）

组成：五灵脂、炒蒲黄。

仙方活命饮（《医宗金鉴》）

组成：穿山甲、皂角刺、当归尾、甘草、金银花、赤芍、乳香、没药、天花粉、陈皮、防风、贝母、白芷。

白玉膏（《疡医大全》）

组成：密陀僧、黄蜡、乳香、没药、白蜡、轻粉。

白驳丸（经验方）

组成：鸡血藤、首乌藤、当归、赤芍、红花、黑豆皮、防风、白蒺藜、陈皮、补骨脂。

瓜蒌牛蒡汤（《医宗金鉴》）

组成：瓜蒌仁、牛蒡子、天花粉、黄芩、陈皮、生栀子、连翘、皂角刺、金银花、生甘草、青皮、柴胡。

加味五苓散（《幼幼集成》）

组成：人参、炙黄芪、制苍术、茯苓、泽泻、猪苓、桂枝、楮实子、菊花、炒白术。

六画

托里消毒散（《医宗金鉴》）

组成：人参、川芎、当归、白芍、白术、金银花、茯苓、白芷、皂角刺、甘草、桔梗、黄芪。

芎归二术汤（《外科正宗》）

组成：白术、苍术、川芎、当归、人参、茯苓、薏苡仁、皂角刺、厚朴、防风、木瓜、木通、穿山甲、独活、金银花、甘草、精猪肉、土茯苓。

当归饮子（《外科正宗》）

组成：当归、川芎、白芍、生地、防风、荆芥、白蒺藜、何首乌、黄芪、甘草。

竹叶石膏汤（《伤寒论》）

组成：竹叶、石膏、麦冬、人参（或党参）、半夏、粳米、甘草。

竹叶黄芪汤（《医宗金鉴》）

组成：人参、黄芪、煅石膏、炙半夏、麦冬、白芍、川芎、当归、黄芩、生地黄、甘草、竹叶、生姜、灯心草。

血府逐瘀汤（《医林改错》）

组成：当归、生地、川芎、赤芍、桃仁、红花、桔梗、枳壳、柴胡、甘草、牛膝。

冲和膏（《仙传外科集验方》）

组成：炒紫荆皮、炒独活、炒赤芍药、白芷、石菖蒲。

安宫牛黄丸（《温病条辨》）

组成：牛黄、郁金、黄连、黄芩、雄黄、犀角（水牛角代）、山栀子、朱砂、冰片、麝香、珍珠。

阳和汤（《外科证治全生集》）

组成：麻黄、熟地黄、白芥子、炮姜炭、甘草、肉桂、鹿角胶。

阳和解凝膏（《外科全生集》）

组成：鲜牛蒡子根叶梗、鲜白凤仙梗、川芎、川附、桂枝、大黄、当归、肉桂、草乌、地龙、僵蚕、赤芍、白芷、白蔹、白及、没药、续断、防风、荆芥、五灵脂、木香、香橼、陈皮、苏合香油、麝香、菜油、黄丹。

防风通圣散（《黄帝素问宣明论方》）

组成：防风、荆芥、连翘、麻黄、薄荷、川芎、当归、白芍、白术、山栀、大黄、芒硝、石膏、黄芪、桔梗、甘草、滑石。

如意金黄散（《外科正宗》）

组成：姜黄、大黄、黄柏、苍术、厚朴、陈皮、甘草、生天南星、白芷、天花粉。

红藤煎剂（经验方）

组成：红藤、紫花地丁、乳香、没药、连翘、大黄、延胡索、丹皮、甘草、金银花。

七画

辛夷清肺饮（《外科正宗》）

组成：辛夷、黄芩、山栀、麦冬、百合、石膏、知母、升麻、枇杷叶、甘草。

沉香散（《太平圣惠方》）

组成：沉香、黄芪、陈橘皮、滑石、黄芩、榆白皮、瞿麦、韭子、炙甘草。

补中益气汤（《东垣十书》）

组成：黄芪、人参、炙甘草、当归身、橘皮、升麻、柴胡、白术。

附子理中汤（《三因极一病证方论》）

组成：附子、人参、干姜、白术、炙甘草。

益胃汤（《温病条辨》）

组成：沙参、麦冬、细生地、玉竹、冰糖。

八画

青黛散（经验方）

组成：青黛、石膏、滑石、黄柏。

青蒿鳖甲汤（《温病条辨》）

组成：青蒿、鳖甲、生地黄、知母、丹皮。

抵当汤（《伤寒论》）

组成：水蛭、虻虫、桃仁、大黄。

苦参汤（《疡科心得集》）

组成：苦参、蛇床子、白芷、金银花、野菊花、黄柏、地肤子、菖蒲。

枇杷清肺饮（《医宗金鉴》）

组成：枇杷叶、桑白皮、黄连、黄柏、人参、甘草。

知柏地黄丸（《医宗金鉴》）

组成：知母、黄柏、熟地黄、山药、山茱萸、茯苓、泽泻、牡丹皮。

金黄散（《医宗金鉴》）

组成：大黄、黄柏、姜黄、白芷、南星、陈皮、苍术、厚朴、甘草、天花粉。

金黄膏（经验方）

组成：凡士林、金黄散。

金匮肾气丸（《金匮要略》）

组成：熟地黄、山茱萸、山药、牡丹皮、白茯苓、泽泻、附子、肉桂。

金锁固精丸（《医方集解》）

组成：沙苑子、芡实、莲子、莲须、煅龙骨、煅牡蛎。

治疣汤（经验方）

组成：灵磁石、赭石、紫贝齿、生牡蛎、桃仁、山慈菇、白芍、地骨皮、黄柏。

参附汤（《世医得效方》）

组成：人参、炮附子。

参苓白术散（《太平惠民和剂局方》）

组成：白扁豆、人参（或党参）、白术、白茯苓、炙甘草、山药、莲子肉、桔梗、薏苡仁、缩砂仁。

九画

枯痔散（《仙拈集》）

组成：红砒、枯矾、乌梅，或加白灵药。

枸橘汤（《外科证治全生集》）

组成：枸橘、川楝子、秦艽、陈皮、防风、泽泻、赤芍、甘草。

香贝养荣汤（《医宗金鉴》）

组成：香附、贝母、人参、茯苓、陈皮、熟地黄、川芎、当归、白芍、白术、桔梗、甘草、生姜、大枣。

独活寄生汤（《备急千金要方》）

组成：独活、桑寄生、人参、茯苓、防风、川芎、杜仲、桂心、秦艽、牛膝、当归、细辛、地黄、白芍、甘草。

前列腺汤（《中医外科学》）

组成：丹参、泽兰、赤芍、桃仁、红花、乳香、没药、王不留行、青皮、川楝子、小茴香、白芷、败酱草、蒲公英。

活血通脉汤（经验方）

组成：当归、赤芍、土茯苓、桃仁、金银花、川芎。

活血散瘀汤（《外科正宗》）

组成：当归尾、赤芍、桃仁、大黄、川芎、苏木、丹皮、枳壳、瓜蒌仁、槟榔。

活血驱风解毒汤（经验方）

组成：当归、川芎、红花、威灵仙、白芷、防风、僵蚕、七叶一枝花、紫花地丁、半边莲。

济生肾气丸（《济生方》）

组成：熟地黄、炒山药、山茱萸、泽泻、茯苓、牡丹皮、官桂、炮附子、川牛膝、车前子。

神效瓜蒌散（《外科大成》）

组成：瓜蒌、当归、甘草、乳香、没药。

除湿胃苓汤（《医宗金鉴》）

组成：苍术、白术、厚朴、赤茯苓、猪苓、泽泻、滑石、木通、栀子、陈皮、防风、肉桂、灯心草、甘草。

十画

桂枝汤 (《伤寒论》)

组成：桂枝、芍药、生姜、甘草、大枣。

桂枝加当归汤 (经验方)

组成：桂枝、芍药、甘草、生姜、大枣、当归。

秦艽防风汤 (《兰室秘藏》)

组成：秦艽、防风、当归身、白术、炙甘草、泽泻、黄柏、大黄、橘皮、柴胡、升麻、桃仁、红花。

真武汤 (《伤寒论》)

组成：茯苓、白术、白芍、生姜、附子。

桃仁承气汤 (《伤寒论》)

组成：桃仁、大黄、桂枝、甘草、芒硝。

桃红四物汤 (《太平惠民和剂局方》)

组成：生地、当归、白芍、川芎、桃仁、红花。

顾步汤 (《外科真诠》)

组成：黄芪、当归、人参、甘草、金银花、石斛、蒲公英、菊花、紫花地丁。

柴胡清肝汤 (《医宗金鉴》)

组成：生地黄、当归、白芍、川芎、柴胡、黄芩、栀子、天花粉、防风、牛蒡子、连翘、甘草。

柴胡清肝汤 (《证治准绳》引《统旨》)

组成：柴胡、陈皮、川芎、芍药、枳壳、甘草、香附。

柴胡疏肝散 (《景岳全书》)

组成：柴胡、香附、枳壳、白芍、川芎、甘草。

逍遥散 (《太平惠民和剂局方》)

组成：柴胡、白芍、当归、白术、茯苓、炙甘草、生姜、薄荷。

逍遥蒌贝散 (经验方)

组成：柴胡、当归、白芍、茯苓、白术、瓜蒌、贝母、半夏、南星、生牡蛎、山慈菇。

透脓散 (《外科正宗》)

组成：当归、生黄芪、炒山甲、川芎、皂角刺。

脏连丸（《北京市中药成方选集》）

组成：黄连、黄芩、地黄、赤芍、当归、槐角、槐花、荆芥穗、地榆炭、阿胶。

凉血地黄汤（《外科大成》）

组成：细生地、当归尾、地榆、槐角、黄连、天花粉、生甘草、升麻、赤芍、枳壳、黄芩、荆芥。

益胃汤（《温病条辨》）

组成：沙参、麦冬、细生地、玉竹、冰糖。

消风散（《外科正宗》）

组成：当归、生地黄、防风、蝉蜕、知母、苦参、胡麻仁、荆芥、苍术、牛蒡子、石膏、甘草、木通。

消疬丸（《外科真诠》）

组成：玄参、煅牡蛎、川贝母。

海藻玉壶汤（《医宗金鉴》）

组成：海藻、陈皮、贝母、连翘、昆布、半夏、青皮、独活、川芎、当归、甘草、海带。

润肠汤（《脾胃论》）

组成：大黄、当归、羌活、桃仁、麻子仁。

通窍活血汤（《医林改错》）

组成：赤芍、川芎、桃仁、老葱、生姜、红枣、麝香。

十一画

黄芩清肺饮（《外科正宗》）

组成：川芎、当归、赤芍、防风、生地、干葛、天花粉、连翘、红花、黄芩、薄荷。

黄连解毒汤（《外台秘要》引崔氏方）

组成：黄连、黄芩、黄柏、栀子。

萆薢化毒汤（《疡科心得集》）

组成：萆薢、当归尾、丹皮、牛膝、防己、木瓜、薏苡仁、秦艽。

萆薢分清饮（《丹溪心法》）

组成：萆薢、益智仁、石菖蒲、乌药。

萆薢渗湿汤（《疡科心得集》）

组成：萆薢、薏苡仁、黄柏、茯苓、牡丹皮、泽泻、滑石、通草。

银翘散（《温病条辨》）

组成：金银花、连翘、牛蒡子、苦桔梗、薄荷、鲜竹叶、荆芥、淡豆豉、生甘草、鲜芦根。

银花甘草汤（《外科十法》）

组成：金银花、甘草。

麻黄桂枝各半汤（《伤寒论》）

组成：桂枝、芍药、生姜、炙甘草、麻黄、大枣、杏仁。

清骨散（《证治准绳》）

组成：银柴胡、鳖甲、炙甘草、秦艽、青蒿、地骨皮、胡黄连、知母。

清营汤（《温病条辨》）

组成：犀角（水牛角代）、生地黄、玄参、竹叶心、金银花、连翘、黄连、丹参、麦冬。

清暑汤（《外科全生集》）

组成：连翘、天花粉、赤芍药、甘草、滑石、车前子、金银花、泽泻、淡竹叶。

清瘟败毒饮（《疫疹一得》）

组成：生石膏、生地黄、犀角（水牛角代）、川黄连、生栀子、桔梗、黄芩、知母、赤芍药、玄参、连翘、竹叶、甘草、牡丹皮。

十二画

葱归溻肿汤（《医宗金鉴》）

组成：独活、白芷、葱头、当归、甘草。

脾约麻仁丸（《伤寒论》）

组成：麻子仁、芍药、枳实、大黄、厚朴、杏仁。

普济消毒饮（《东垣试效方》）

组成：黄芩、黄连、陈皮、生甘草、玄参、连翘、板蓝根、马勃、鼠黏子、薄荷、僵蚕、升麻、柴胡、桔梗。

滋阴除湿汤（《外科正宗》）

组成：生地黄、玄参、丹参、当归、茯苓、泽泻、地肤子、蛇床子。

滋阴清化汤（经验方）

组成：生石膏、桑白皮、白花蛇舌草、玄参、麦冬、天花粉、虎杖、生山楂、泽泻、白芷。

犀角地黄汤（《备急千金要方》）

组成：犀角屑（水牛角代）、生地黄、牡丹皮、芍药。

十三画

槐角丸（《太平惠民和剂局方》）

组成：槐角、地榆、当归、防风、黄芩、炒枳壳。

十五画

增液汤（《温病条辨》）

组成：玄参、莲心、麦冬、细生地。

十六画

橘核丸（《济生方》）

组成：橘核、海藻、昆布、海带、川楝子、桃仁、厚朴、木通、枳实、延胡索、桂心、木香。